KLAUS BLÄSIUS

Endoprothesenatlas KNIE

Unter Mitarbeit von
JOACHIM ROBBEN

MIT 304 ABBILDUNGEN IN 456 EINZELDARSTELLUNGEN

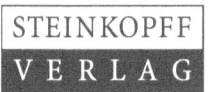

STEINKOPFF
VERLAG

Prof. Dr. med. Klaus Bläsius
Bethlehem Krankenhaus
Klinik für Orthopädie und Unfallchirurgie
Steinfeldstraße 5
52220 Stolberg

Joachim Robben
Facharzt für Orthopädie und Unfallchirurgie
Valencienner Straße 84
52355 Düren

ISBN 978-3-7985-1766-0 Steinkopff Verlag

Bibliografische Information Der Deutschen Nationalbibliothek
Die Deutsche Nationalbibliothek verzeichnet diese Publikation in der Deutschen Nationalbibliografie;
detaillierte bibliografische Daten sind im Internet über http://dnb.d-nb.de abrufbar.

Steinkopff Verlag
ein Unternehmen von Springer Science+Business Media

www.steinkopff.com

© Steinkopff Verlag 2008

Planung und Redaktion: Dr. med. Gertrud Volkert, Petra Elster
Herstellung: Klemens Schwind
Umschlaggestaltung: Erich Kirchner, Heidelberg
Satz: K + V Fotosatz GmbH, Beerfelden

SPIN 11889748   105/7231-5 4 3 2 1 0 – Gedruckt auf säurefreiem Papier

Jährlich werden in Deutschland 75 000 Knieendoprothesen implantiert. Der rasante operative und technische Fortschritt sowie die demographische Entwicklung wird zu einer Zunahme der Erstimplantationen und damit auch der Wechseloperationen führen. Schon heute liegen in großen Kliniken die Austauscheingriffe bei etwa 10%.

Der Operateur steht angesichts der großen Zahl ähnlicher Modelle und zahlreicher Varianten, die sich aus dem sog. Baukastenprinzip ergeben, vor dem Problem, anhand des Röntgenbildes das implantierte Modell sicher identifizieren zu müssen. Ein Vergleich der Röntgenbilder des Patienten mit den Abbildungen im Buch ermöglicht eine Identifizierung des Kunstgelenkes. Außerdem sind alle relevanten technischen Details sowie Hersteller- und Vertriebsadressen angegeben. So können dann die Kompatibilität von Einzelteilen abgeschätzt und ggf. über den Hersteller Ersatzimplantate, Ergänzungen und modellspezifisches Instrumentarium beschafft werden.

Die Endoprothesensysteme wurden zur besseren Übersicht in 4 Gruppen eingeteilt:
▌ Oberflächenendoprothese
▌ Achsknie
▌ Oberflächenhemiprothese
▌ Patello-femoraler Oberflächenersatz.

Der Abschnitt „Zum Buch" erläutert sowohl Konzept als auch Aufbau und ist quasi als „Gebrauchsanweisung" zu sehen.

Ich danke meinem ehemaligen Mitarbeiter Joachim Robben, der mich bei den Recherchen unterstützt und die notwendigen Informationen gesammelt hat. Dass daraus jetzt dieses umfangreiche Werk entstanden ist, dafür bin ich im Steinkopff Verlag Frau Dr. med. Gertrud Volkert, die sich unermüdlich für das Projekt eingesetzt hat, Frau Petra Elster, die die zahlreichen Details in eine gute Ordnung gebracht hat und Herrn Klemens Schwind, der das Buch in der Herstellung betreut hat, zu Dank verpflichtet.

Möge das Buch ein hilfreicher Wegweiser im orthopädischen und unfallchirurgischen Alltag sein.

Stolberg, im Juni 2008   Klaus Bläsius

Zum Buch

Bei dem Atlas handelt es sich um ein Arbeitsbuch zur Identifikation von implantierten Knieendoprothesen – besonders hilfreich, wenn eine Wechseloperation bevorsteht. Alle Operateure, die Knieendoprothesen einsetzen, finden in diesem Buch eine Zusammenstellung der gebräuchlichsten Endoprothesensysteme.

Zum Aufbau des Buches

▍ **Gliederung**
   – alphabetisch nach Hersteller
   – innerhalb der Hersteller alphabetisch und nach Prothesentypen

▍ **Prothesentypen**
   – Einteilung der Endoprothesentypen in 4 Gruppen
   – leichte Orientierung durch farbliche Unterscheidung der einzelnen Systeme:

   Oberflächenendoprothese

   Achsknie

   Oberflächenhemiprothese

   Patello-femoraler Oberflächenersatz

▍ **Übersichten**
   – Knieendoprothesen alphabetisch nach Hersteller
   – Knieendoprothesen (alphabetisch)
   – Hersteller- und Vertriebsadressen

Die Knieendoprothesen werden in einem einheitlichen Schema im übersichtlichen Doppelseitenkonzept vorgestellt:

linke Seite:

| Name der Knieendoprothese |
| Hersteller – Kontaktadresse |
| Vertrieb – Kontaktadresse |
| Knieprothesensystem |
| Erfinder |
| Jahr der Erstimplantierung |

Produktbild

Technische Details

Verankerung	zemen-tiert	zement-frei	Primär-verankerung Schrauben	Intramedulläre Stabveran-kerung	Material	Kompa-tibilität
Femurkomponente						
Tibiakomponente						
Patellakomponente						

Inlay	fest	mobile bearing	deep dished		posterior stabilized	

Bemerkungen	
Navigation	Gerät (Name) oder ▬ 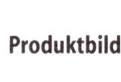 nicht möglich
Literatur	Nr. der Literaturstelle (Literatur am Ende des Buches)

rechte Seite:

Röntgenbild
der Knieendo-
prothese
ap und seitlich

Übersicht: Knieendoprothesen
alphabetisch nach Hersteller

Hersteller	Name der Knieendoprothese	Knieprothesensystem	Seite
aap Implantate AG	Mebio Knieprothese	Oberflächenendoprothese	2
Aesculap AG & Co. KG	Bikondyläre Knieendo-prothese Modell ES	Oberflächenendoprothese	4
Aesculap AG & Co. KG	Blauth Kniegelenkprothese	Achsknie, gekoppelt	6
Aesculap AG & Co. KG	Columbus Knieendo-prothesensystem	Oberflächenendoprothese	8
Aesculap AG & Co. KG	e.motion Knieprothesen-system	Oberflächenendoprothese	10
Aesculap AG & Co. KG	Unikondyläre Knieschlitten-prothese Modell Tübingen	Oberflächenhemiprothese	12
Aesculap AG & Co. KG	Univation – unikondyläre Knieendoprothese	Oberflächenhemiprothese	14
Biomet Orthopedics INC. USA	AGC CR	Oberflächenendoprothese	16
Biomet UK Ltd.	AGC Dual Articular 2000	Achsknie, ungekoppelt	18
Biomet UK Ltd.	AGC Dual Articular	Oberflächenendoprothese	20
Biomet Orthopedics INC. USA	AGC PS Cam & Groove	Oberflächenendoprothese	22
Biomet UK Ltd.	Oxford Phase 2	Oberflächenhemiprothese	24
Biomet UK Ltd.	Oxford Phase 3	Oberflächenhemiprothese	26
Biomet UK Ltd.	Oxford unikompartimentel-les Kniesystem	Oberflächenhemiprothese	28
Biomet Orthopedics INC. USA	Repicci II	Oberflächenhemiprothese	30
Biomet UK Ltd.	RHK Achsgekoppeltes Rotationskniesystem	Achsknie, gekoppelt	32
Biomet France	ROCC Bikondylärer Oberflächenersatz	Oberflächenendoprothese	34
Biomet Orthopedics INC. USA	Vanguard Kniesystem	Oberflächenendoprothese	36
Biomet UK Ltd.	Vanguard PFR Patellofemo-raler Oberflächenersatz	Patello-femoraler Oberflächenersatz	38
Peter Brehm GmbH	Schlittenprothese Modell Nürnberg	Oberflächenhemiprothese	40
Corin Germany GmbH	AMC MKII	Oberflächenendoprothese	42
Corin Germany GmbH	Rotaglide+	Oberflächenendoprothese	44
Corin Germany GmbH	Uniglide	Oberflächenhemiprothese	46

Hersteller	Name der Knieendoprothese	Knieprothesensystem	Seite
DePuy Orthopädie GmbH	Goeland Evolution	Oberflächenendoprothese	48
DePuy Orthopädie GmbH	Goeland 2	Oberflächenendoprothese	50
DePuy Orthopädie GmbH	LCS COMPLETE	Oberflächenendoprothese	52
DePuy Orthopädie GmbH	New Jersey LCS-Knie-prothesensystem	Oberflächenendoprothese	54
DePuy Orthopädie GmbH	New Jersey LCS-Knie-prothesensystem	Oberflächenendoprothese	56
DePuy Orthopädie GmbH	New Jersey LCS-Knie-prothesensystem	Achsknie, ungekoppelt	58
DePuy Orthopädie GmbH	New Jersey LCS-Knie-prothesensystem	Oberflächenhemiprothese	60
DePuy Orthopädie GmbH	P.F.C.-SIGMA-Kreuzband-erhalt	Oberflächenendoprothese	62
DePuy Orthopädie GmbH	P.F.C.-SIGMA-Kreuzband-substitution	Oberflächenendoprothese	64
DePuy Orthopädie GmbH	P.F.C.-SIGMA-PLUS (TC3)	Oberflächenendoprothese	66
DePuy Orthopädie GmbH	P.F.C.-SIGMA RP-F High Flex	Oberflächenendoprothese	68
DePuy Orthopädie GmbH	P.F.C.-SIGMA RP-Kreuz-banderhalt	Oberflächenendoprothese	70
DePuy Orthopädie GmbH	P.F.C.-SIGMA RP-Kreuz-bandsubstitution	Oberflächenendoprothese	72
DePuy Orthopädie GmbH	P.F.C.-SIGMA RP (TC3)	Achsknie, ungekoppelt	74
DePuy Orthopädie GmbH	P.F.C. UNI	Oberflächenhemiprothese	76
DePuy Orthopädie GmbH	PRESERVATION UNI Kniesystem	Oberflächenhemiprothese	78
DePuy Orthopädie GmbH	Robert Brigham Unicondylar	Oberflächenhemiprothese	80
DePuy Orthopädie GmbH	Uni Goeland	Oberflächenhemiprothese	82
ESKA Implants GmbH & Co. KG	GT-Gleitachsenendoprothese	Achsknie, ungekoppelt	84
ESKA Implants GmbH & Co. KG	GT-Schlitten-Endoprothese	Oberflächenendoprothese	86
ESKA Implants GmbH & Co. KG	Knie-Endoprothesensystem	Oberflächenendoprothese	88
ESKA Implants GmbH & Co. KG	Knie-Endoprothesensystem	Oberflächenendoprothese	90
ESKA Implants GmbH & Co. KG	Knie-Endoprothesensystem	Achsknie, ungekoppelt	92
ESKA Implants GmbH & Co. KG	Knie-Endoprothesensystem	Achsknie, gekoppelt	94
ESKA Implants GmbH & Co. KG	Knie-Endoprothesensystem	Oberflächenhemiprothese	96
ESKA Implants GmbH & Co. KG	Schlitten-Endoprothese „MC" (Multi-Combination) bikondylär, Fixed Plateau	Oberflächenendoprothese	98
ESKA Implants GmbH & Co. KG	Schlitten-Endoprothese „RP-00" (Rotations-Plateau) bikondylär, Mobile Bearing	Oberflächenendoprothese	100

Hersteller	Name der Knieendoprothese	Knieprothesensystem	Seite
ESKA Implants GmbH & Co. KG	Schlitten-Endoprothese „RP-99" (Rotations-Plateau) bikondylär, Mobile Bearing	Oberflächenendoprothese	102
ESKA Implants GmbH & Co. KG	Schlitten-Endoprothese „ST-00" Standard bikondylär, Fixed Plateau	Oberflächenendoprothese	104
ESKA Implants GmbH & Co. KG	Schlitten-Endoprothese „ST-99", Standard bikondylär, Fixed Plateau	Oberflächenendoprothese	106
ESKA Implants GmbH & Co. KG	Schlitten-Endoprothese „UC" (Unikondylär)	Oberflächenhemiprothese	108
ESKA Implants GmbH & Co. KG	Verkoppelte Gleit-Endoprothese „ST-99" (Standard)	Achsknie, gekoppelt	110
ESKA Implants GmbH & Co. KG	Verkoppelte Kegel-Endoprothese „ST-99" (Standard)	Achsknie, gekoppelt	112
ESKA Implants GmbH & Co. KG	Verkoppelte Pol-Endoprothese „MC" (Multi-Combining)	Achsknie, gekoppelt	114
ESKA Implants GmbH & Co. KG	Verkoppelte Pol-Endoprothese „Stieltyp Classic"	Achsknie, gekoppelt	116
Fehling Medical AG	Pro Genu	Oberflächenendoprothese	118
FINSBURY GmbH	DBK Dual Bearing Knee	Oberflächenendoprothese	120
Implant-Service Vertriebs-GmbH	SI-Knie	Oberflächenendoprothese	122
WALDEMAR LINK GmbH & Co. KG	Gemini MKII	Oberflächenendoprothese	124
WALDEMAR LINK GmbH & Co. KG	Knieprothese „Gemini"	Oberflächenendoprothese	126
WALDEMAR LINK GmbH & Co. KG	Knieprothese „Gemini"	Oberflächenendoprothese	128
WALDEMAR LINK GmbH & Co. KG	Knieprothese „Gemini"	Oberflächenendoprothese	130
WALDEMAR LINK GmbH & Co. KG	Knieprothese „Gemini"	Achsknie, ungekoppelt	132
WALDEMAR LINK GmbH & Co. KG	Knieprothese „Gemini"	Achsknie, ungekoppelt	134
WALDEMAR LINK GmbH & Co. KG	Schlittenprothese „Endo-Modell"	Oberflächenhemiprothese	136
WALDEMAR LINK GmbH & Co. KG	Schlittenprothese „Modell St. Georg"	Oberflächenhemiprothese	138
WALDEMAR LINK GmbH & Co. KG	Schlittenprothese „Modell Tönnis"	Oberflächenhemiprothese	140
WALDEMAR LINK GmbH & Co. KG	SKI-Knieprothese	Oberflächenendoprothese	142
WALDEMAR LINK GmbH & Co. KG	SKI-Knieprothese	Oberflächenendoprothese	144
WALDEMAR LINK GmbH & Co. KG	SKI-Knieprothese	Oberflächenendoprothese	146
WALDEMAR LINK GmbH & Co. KG	T.A.C.K. Kniegelenkprothese	Oberflächenendoprothese	148
WALDEMAR LINK GmbH & Co. KG	Totale Knieprothese „Endo-Modell"	Achsknie, gekoppelt	150

Hersteller	Name der Knieendoprothese	Knieprothesensystem	Seite
WALDEMAR LINK GmbH & Co. KG	Totale Knieprothese „Endo-Modell"	Achsknie, gekoppelt	152
WALDEMAR LINK GmbH & Co. KG	Totale Knieprothese „Modell St. Georg"	Achsknie, gekoppelt	154
WALDEMAR LINK GmbH & Co. KG	Totale Knieprothese „Modell Tillmann"	Achsknie, gekoppelt	156
WALDEMAR LINK GmbH & Co. KG	Totale Knieprothese „Modell Tillmann"	Achsknie, gekoppelt	158
WALDEMAR LINK GmbH & Co. KG	Totale Rotationsknieprothese „Endo-Modell"	Achsknie, ungekoppelt	160
WALDEMAR LINK GmbH & Co. KG	Totale Rotationsknieprothese „Endo-Modell"	Achsknie, ungekoppelt	162
WALDEMAR LINK GmbH & Co. KG	Totale Rotationsknieprothese „Endo-Modell"	Achsknie, gekoppelt	164
WALDEMAR LINK GmbH & Co. KG	Totale Rotationsknieprothese „Endo-Modell"	Achsknie, gekoppelt	166
Mathys AG Bettlach	balanSys	Oberflächenendoprothese	168
Mathys AG Bettlach	balanSys (mobile bearing)	Oberflächenendoprothese	170
Mathys AG Bettlach	balanSys UNI	Oberflächenhemiprothese	172
MEDACTA International SA	Cinetique	Oberflächenendoprothese	174
MEDACTA International SA	Evolis	Oberflächenendoprothese	176
OHST Medizintechnik AG	Solution EPP	Oberflächenendoprothese	178
Plus Orthopedics AG	TC-PLUS fixed	Oberflächenendoprothese	180
Plus Orthopedics AG	TC-PLUS mobile	Oberflächenendoprothese	182
Smith & Nephew Inc.	Genesis II CC	Oberflächenendoprothese	184
Smith & Nephew Inc.	Genesis CR	Oberflächenendoprothese	186
Smith & Nephew Inc.	Genesis II CR	Oberflächenendoprothese	188
Smith & Nephew Inc.	Genesis CS	Oberflächenendoprothese	190
Smith & Nephew Inc.	Genesis II CS	Oberflächenendoprothese	192
Smith & Nephew Inc.	Genesis LS	Oberflächenendoprothese	194
Smith & Nephew Inc.	Genesis II MB	Oberflächenendoprothese	196
Smith & Nephew Inc.	Genesis II MBX	Oberflächenendoprothese	198
Smith & Nephew Inc.	Genesis PLS-Revision	Oberflächenendoprothese	200
Smith & Nephew Inc.	Genesis PS	Oberflächenendoprothese	202
Smith & Nephew Inc.	Genesis Version Uni	Oberflächenhemiprothese	204
Smith & Nephew Inc.	Journey BCS	Oberflächenendoprothese	206
Smith & Nephew Inc.	Modular 1	Oberflächenhemiprothese	208
Smith & Nephew Inc.	Modular 2	Oberflächenhemiprothese	210

Hersteller	Name der Knieendoprothese	Knieprothesensystem	Seite
Smith & Nephew Inc.	Modular 3	Oberflächenhemiprothese	212
Smith & Nephew Inc.	Profix CC	Achsknie, ungekoppelt	214
Smith & Nephew Inc.	Profix CR	Oberflächenendoprothese	216
Smith & Nephew Inc.	Profix CRX	Oberflächenendoprothese	218
Smith & Nephew Inc.	Profix LS	Achsknie, ungekoppelt	220
Smith & Nephew Inc.	Profix MB	Oberflächenendoprothese	222
Smith & Nephew Inc.	Profix MBX	Oberflächenendoprothese	224
Smith & Nephew Inc.	Profix PS	Oberflächenendoprothese	226
Smith & Nephew Inc.	Tricon C	Oberflächenendoprothese	228
Smith & Nephew Inc.	Tricon LS	Oberflächenendoprothese	230
Smith & Nephew Inc.	Tricon M	Oberflächenendoprothese	232
Stryker GmbH & Co. KG	Duracon	Oberflächenendoprothese	234
Stryker GmbH & Co. KG	EIUS	Oberflächenhemiprothese	236
Stryker GmbH & Co. KG	Guepar 1,2	Achsknie, gekoppelt	238
Stryker GmbH & Co. KG	Interax	Oberflächenendoprothese	240
Stryker GmbH & Co. KG	Kinematic	Oberflächenendoprothese	242
Stryker GmbH & Co. KG	Kinemax	Oberflächenendoprothese	244
Stryker GmbH & Co. KG	Kinemax plus	Oberflächenendoprothese	246
Stryker GmbH & Co. KG	Scorpio Kniesystem	Oberflächenendoprothese	248
Stryker GmbH & Co. KG	Scorpio Kniesystem mobile bearing	Oberflächenendoprothese	250
Tornier S.A.S.	HLS 1	Oberflächenendoprothese	252
Tornier S.A.S.	HLS 2	Oberflächenendoprothese	254
Tornier S.A.S.	HLS CP	Oberflächenendoprothese	256
Tornier S.A.S.	HLS Noetos	Oberflächenendoprothese	258
Tornier S.A.S.	HLS Uni	Oberflächenhemiprothese	260
Zimmer Germany GmbH	Allegretto	Oberflächenhemiprothese	262
Zimmer Germany GmbH	APS-Knieprothese	Oberflächenendoprothese	264
Zimmer Germany GmbH	F/S Modular	Oberflächenendoprothese	266
Zimmer Germany GmbH	GSB-Knieprothese	Achsknie, gekoppelt	268
Zimmer Germany GmbH	Innex	Oberflächenendoprothese	270
Zimmer Germany GmbH	Insall/Burstein I PSK	Oberflächenendoprothese	272
Zimmer Germany GmbH	Insall/Burstein II PSK	Oberflächenendoprothese	274
Zimmer Germany GmbH	Insall/Burstein II CCK	Achsknie, ungekoppelt	276
Zimmer Germany GmbH	Miller/Galante I	Oberflächenendoprothese	278
Zimmer Germany GmbH	Miller/Galante II	Oberflächenendoprothese	280

Hersteller	Name der Knieendoprothese	Knieprothesensystem	Seite
Zimmer Germany GmbH	Miller/Galante Unikondylär	Oberflächenhemiprothese	282
Zimmer Germany GmbH	Natural Knee	Oberflächenendoprothese	284
Zimmer Germany GmbH	Natural Knee Primary Knee	Oberflächenendoprothese	286
Zimmer Germany GmbH	Natural Knee Unicondylar	Oberflächenhemiprothese	288
Zimmer Germany GmbH	Natural Knee Uni Knee	Oberflächenhemiprothese	290
Zimmer Germany GmbH	NexGen	Oberflächenendoprothese	292
Zimmer Germany GmbH	NexGen LCCK	Achsknie, ungekoppelt	294
Zimmer Germany GmbH	NexGen Rotating Hinge Knee	Achsknie, gekoppelt	296
Zimmer Germany GmbH	SAL (Omnia)	Oberflächenendoprothese	298
Zimmer Germany GmbH	Wallaby I	Oberflächenendoprothese	300
Zimmer Germany GmbH	Wallaby II	Oberflächenendoprothese	302
Zimmer Germany GmbH	Wallaby III	Achsknie, ungekoppelt	304

Übersicht: Knieendoprothesen (alphabetisch)

Übersicht: Hersteller- und Vertriebsadressen

Hersteller und Vertrieb	aap Implantate AG Lorenzweg 5 12099 Berlin Tel.: 030-75019-0 Fax: 030-75019-111 E-Mail: info@aap.de Internet: www.aap.de

Hersteller und Vertrieb	Aesculap AG & Co. KG Am Aesculap-Platz 78532 Tuttlingen Tel.: 07461-95-0 Fax: 07461-95-2600 E-Mail: information@aesculap.de Internet: www.aesculap.de

Hersteller	Biomet Orthopedics INC. USA Warsaw, Indiana E-Mail: biomet@biomet.com Internet: www.biomet.com Biomet UK Ltd Waterton Industrial Estate Bridgend, South Wales CF 31 3XA United Kingdom Tel.: 0044-1656-655 221 Fax: 0044-1656-645 454 E-Mail: info@biomet.co.uk Internet: www.biomet.co.uk Biomet France 58, Avenue De Lautagne – B. P. 75 F-26903 Valence Cedex 9 France www.biomet.fr
Vertrieb	Biomet Deutschland GmbH Gustav-Krone-Str. 2 D-14167 Berlin Tel.: 0049-30 84581 0 Fax: 0049-30 84581 110 E-Mail: info@biometdeutschland.de Internet: www.biometgermany.de

Hersteller und Vertrieb	Fa. Peter Brehm GmbH Peter Brehm GmbH Chirurgie Mechanik Am Mühlberg 30 91085 Weisendorf Tel.: 09135-7103-0 Fax: 09135-7103-16 E-Mail: rolandkostka@peterbrehm.de Internet: www.peter-brehm.de

Hersteller und Vertrieb	Corin Germany GmbH Am Felsbrunnen 8 66119 Saarbrücken Tel.: 0681-883997-0 Fax: 0681-883997-50 E-Mail: germany@coringroup.com Internet: www.coringermany.de

Hersteller und Vertrieb	DePuy Orthopädie GmbH Konrad-Zuse-Straße 19 66459 Kirkel-Limbach Tel.: 06841-1893-4 Fax: 06841-1893-633 E-Mail: info@depuy.de Internet: www.depuy.com

Hersteller und Vertrieb	ESKA Implants GmbH & Co. KG Grapengießerstraße 34 23556 Lübeck Tel.: 0451-890 00-0 Fax: 0451-890 00-40 E-Mail: office@eska-implants.de Internet: www.eska-implants.de

Hersteller und Vertrieb	Fehling Medical AG Frankenstraße 21 63791 Karlstein Tel.: 06188-9574-0 Fax: 06188-957445 E-Mail: michaela-ritter@fehling-instruments.de Internet: www.FehlingInstruments.de

Hersteller und Vertrieb	FINSBURY GmbH Karl-Heinz-Beckurts-Straße 13 52428 Jülich Tel.: 02461-690 325 Fax: 02461-690 329 E-Mail: germany@finsbury.org Internet: www.finsbury.org

Hersteller und Vertrieb	Implant-Service Vertriebs-GmbH Oehleckerring 14a 22419 Hamburg Tel.: 040-533 255-0 Fax: 040-533 255-33 E-Mail: is.nord@implant-service.de Internet: www.implant-service.de

Hersteller und Vertrieb	WALDEMAR LINK GmbH & Co. KG Barkhausenweg 10 22339 Hamburg Tel.: 040-5 39 95-0 Fax: 040-5 38 69-29 E-Mail: info@linkhh.de Internet: www.linkhh.de

Hersteller und Vertrieb	Mathys AG Bettlach Güterstraße 5 CH-2544 Bettlach, Schweiz Tel.: 0041-32-644 1 644 Fax: 0041-32-644 1 161 E-Mail: info@mathysmedical.com Internet: www.mathysmedical.com

Hersteller und Vertrieb	MEDACTA International SA Strada Regina CH-6874 Castel San Pietro, Schweiz Tel.: 0041-91-696 60 60 Fax: 0041-91-696 60 66 E-Mail: info@medacta.ch Internet: www.medacta.ch

Hersteller	OHST Medizintechnik AG Grünauer Fenn 3 14712 Rathenow Tel.: 03385-5420-0 Fax: 03385-5420-99 E-Mail: info@ohst.de Internet: www.ohst.de
Vertrieb	Endoplant GmbH Mainstraße 2 45768 Marl Tel.: 02365-9181-0 Fax: 02365-9181-10 E-Mail: info@endoplus.de Internet: www.endoplus.de

Hersteller	Plus Orthopedics AG Erlenstraße 4a CH-6343 Rotkreuz Tel.: +41 (0)41-7984111 Fax: +41 (0)41-7984100 E-Mail: info@plusorthopedics.com Internet: www.plusorthopedics.com
Vertrieb	Plus Orthopedics GmbH Mainstraße 2 45768 Marl Tel.: 02365-9181-0 Fax: 02365-9181-10 E-Mail: info@endoplus.de Internet: www.endoplus.de

Hersteller	Smith & Nephew Inc. 1450 Brooks Road Memphis, TN 38116, USA Tel.: 001-901-3962121 Fax: 001-901-3996990 E-Mail: Information.Center@smith-nephew.com Internet: www.smith-nephew.com
Vertrieb	Smith & Nephew GmbH Osterbrooksweg 71 22869 Schenefeld Tel.: 040-839003-0 Fax: 040-8307026 E-Mail: Info.Hamburg@smith-nephew.com Internet: www.smith-nephew.com

Hersteller und Vertrieb	Stryker GmbH & Co. KG Dr.-Homer-Stryker-Platz 1 47228 Duisburg Tel.: 02065-837-0 Fax: 02065-837-837 E-Mail: info.duisburg@stryker.com Internet: www.stryker.de

Hersteller	Tornier S.A.S. 161, rue Lavoisier Montbonnot F-38334 Saint-Ismier Cedex Tel.: 0033-476 61 35 00 Fax: 0033-476 61 35 33 E-Mail: marketing@tornier.fr Internet: www.tornier.com
Vertrieb	Tornier GmbH Industriestr. 48 51399 Burscheid Tel.: 02174-78 88 0 Fax: 02174-78 88 88 E-Mail: info@tornier.de Internet: www.tornier.de

Hersteller und Vertrieb	Zimmer Germany GmbH Merzhauser Straße 112 79100 Freiburg Tel.: 0761-4584-01 Fax: 0761-4584-120 E-Mail: kontakt.de@zimmer.com Internet: www.zimmergermany.de

Mebio Knieprothese

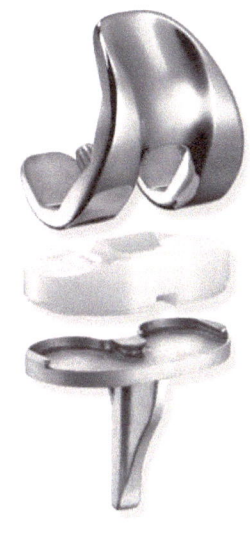

Hersteller	aap Implantate AG Lorenzweg 5 12099 Berlin Tel.: 030-75019-0 Fax: 030-75019-111 E-Mail: info@aap.de Internet: www.aap.de

Vertrieb	aap Implantate AG

Knieprothesensystem	Oberflächenendoprothese

Erfinder	–

implantiert seit	1996

Verankerung	zemen-tiert	zement-frei	Primär-verankerung Schrauben	Intramedulläre Stabveran-kerung	Material	Kompa-tibilität
Femurkomponente	x	–	–	–	CoCrMo	–
Tibiakomponente	x	–	–	–	CoCrMo	–
Patellakomponente	x	–	–	–	UHMWPE	–

Inlay	fest	x	mobile bearing	–	deep dished	–	posterior stabilized	–	UHMWPE

Bemerkungen	– vergleichbar mit der Knieprothese der Firma Scandimed (in Deutschland nicht vertreten)

Navigation	–

Literatur	153

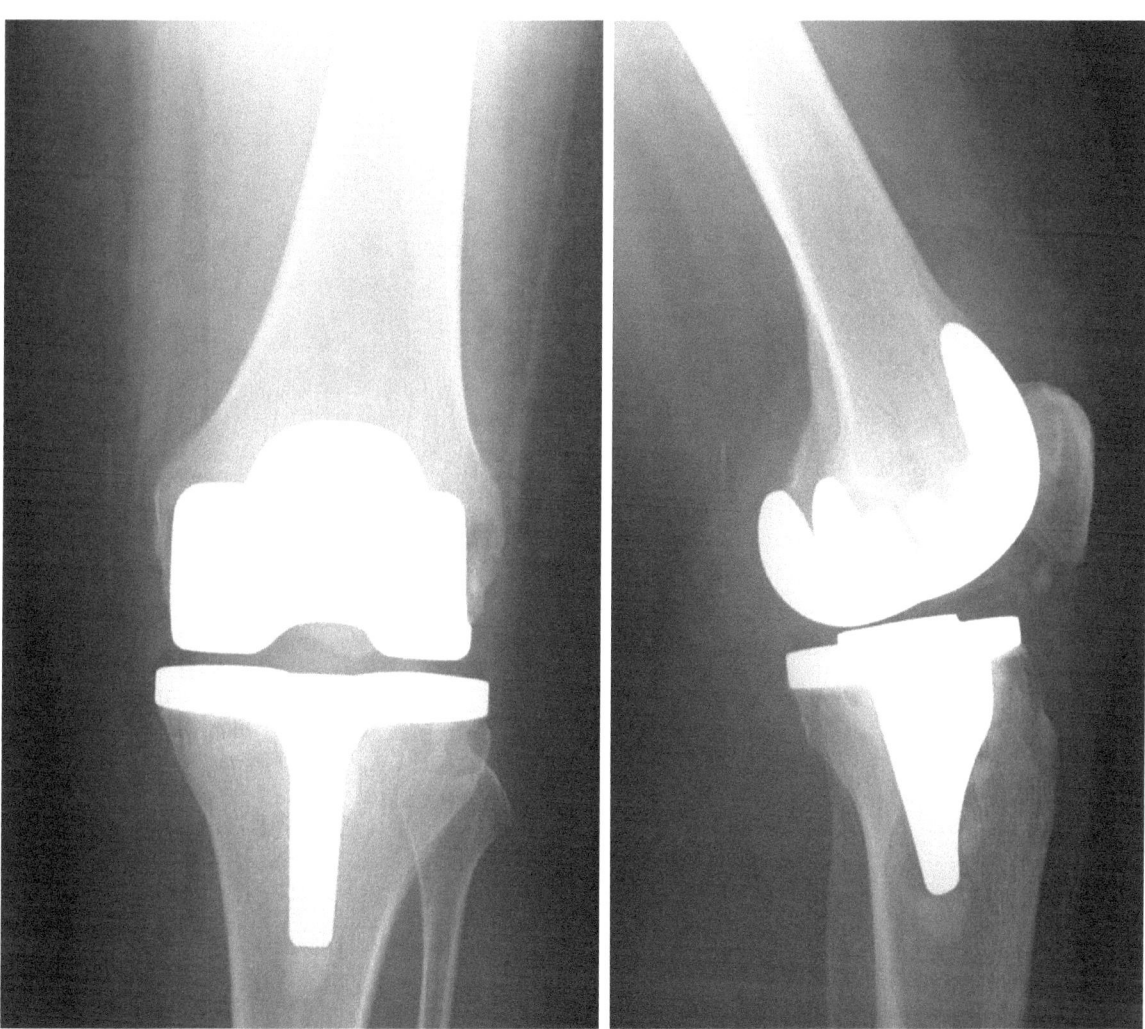

Bikondyläre Knieendoprothese Modell ES

Hersteller	Aesculap AG & Co. KG Am Aesculap-Platz 78532 Tuttlingen Tel.: 07461-95-0 Fax: 07461-95-2600 E-Mail: information@aesculap.de Internet: www.aesculap.de

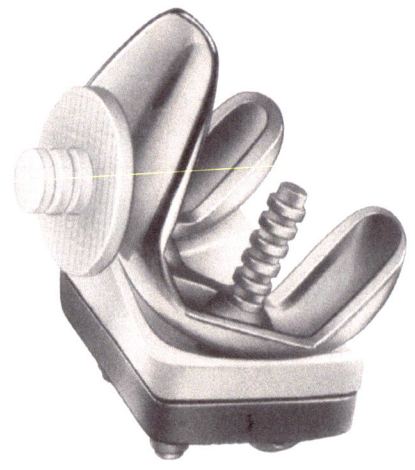

Vertrieb	Produktion eingestellt

Knieprothesensystem	Oberflächenendoprothese

Erfinder	Eichler, Stallforth

implantiert seit	1983

Verankerung	zemen-tiert	zement-frei	Primär-verankerung Schrauben	Intramedulläre Stabveran-kerung	Material	Kompa-tibilität
Femurkomponente	x	-	-	-	CoCrMo	-
Tibiakomponente	x	-	-	-	CoCrMo	-
Patellakomponente	x	-	-	-	PE	-

Inlay	fest	x	mobile bearing	-	deep dished	-	posterior stabilized	-	PE

Bemerkungen	– Erhalt beider Kreuzbänder

Navigation	-

Literatur	38

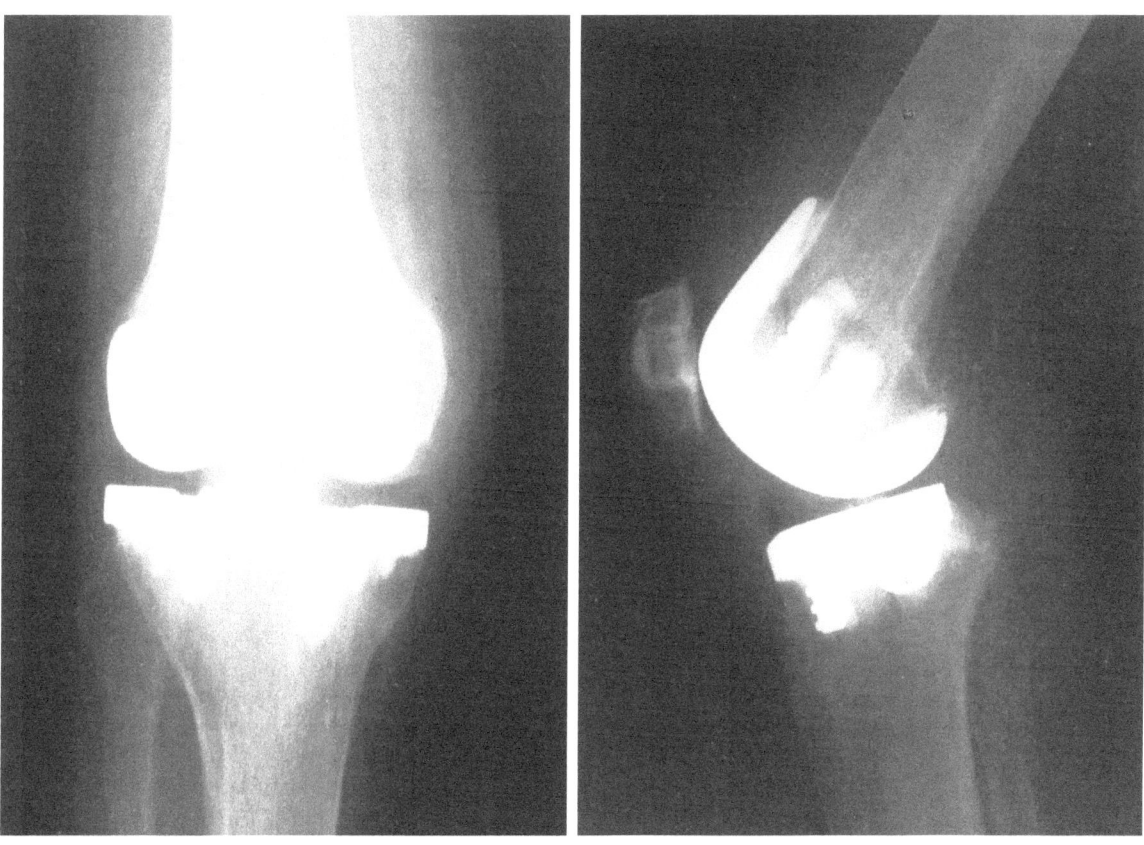

Blauth Kniegelenkprothese

Hersteller	Aesculap AG & Co. KG Am Aesculap-Platz 78532 Tuttlingen Tel.: 07461-95-0 Fax: 07461-95-2600 E-Mail: information@aesculap.de Internet: www.aesculap.de

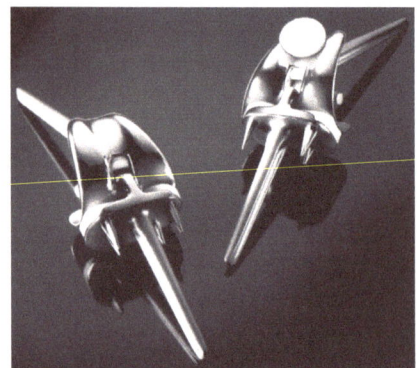

Vertrieb	Aesculap AG & Co. KG

Knieprothesensystem	Achsknie, gekoppelt

Erfinder	Blauth

implantiert seit	1972

Verankerung	zemen-tiert	zement-frei	Primär-verankerung Schrauben	Intramedulläre Stabveran-kerung	Material	Kompa-tibilität
Femurkomponente	x	–	–	x	CoCrMo oder Titan	–
Tibiakomponente	x	–	–	x	CoCrMo oder Titan +UHMWPE	–
Patellakomponente	x	–	–	–	UHMWPE	–

Inlay	fest	–	mobile bearing	–	deep dished	–	posterior stabilized	–	UHMWPE

Bemerkungen	– Modifikation seit 1985 mit Patellaschild

Navigation	–

Literatur	17, 18, 77

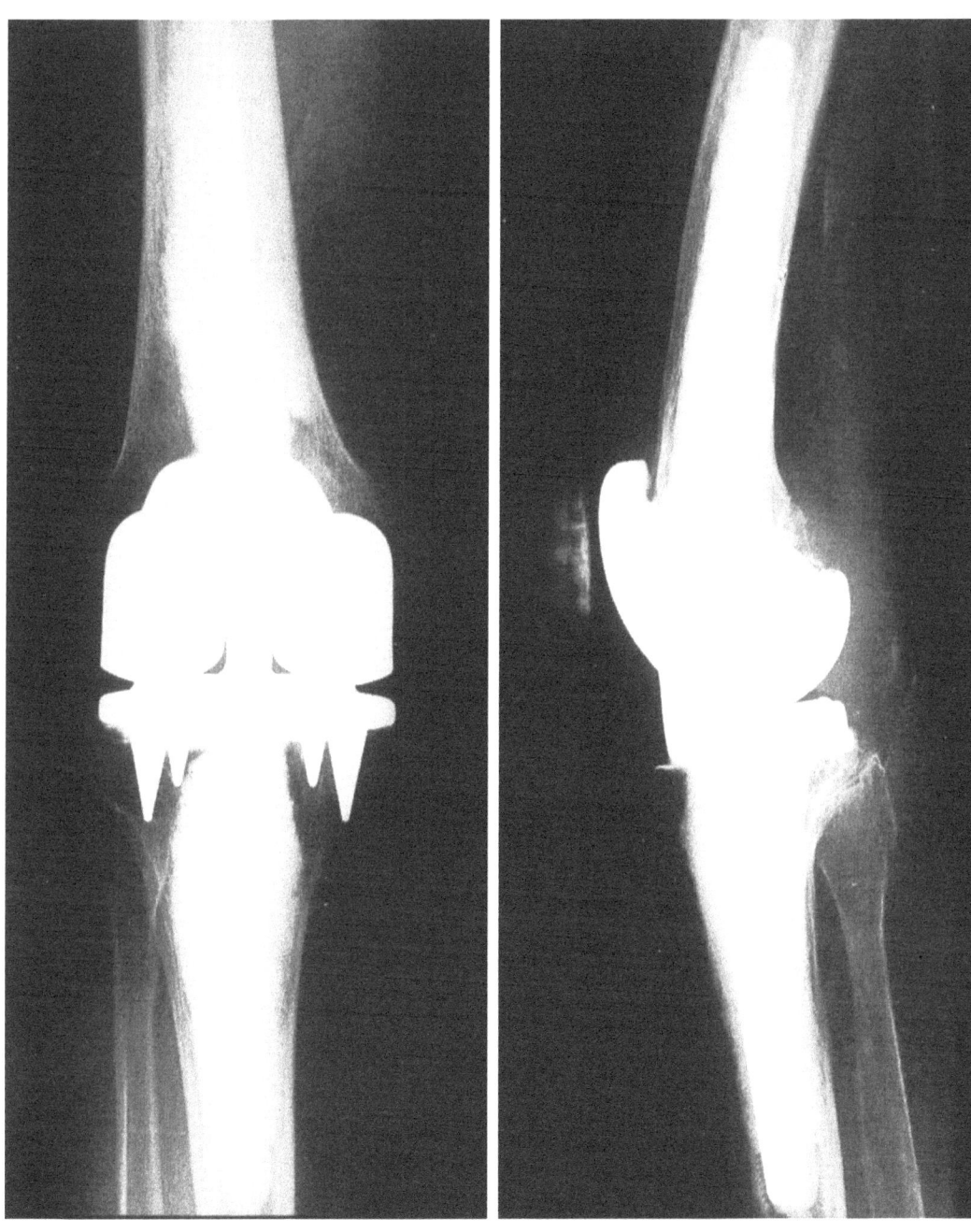

Columbus Knieendoprothesensystem

Hersteller	Aesculap AG & Co. KG Am Aesculap-Platz 78532 Tuttlingen Tel.: 07461-95-0 Fax: 07461-95-2600 E-Mail: information@aesculap.de Internet: www.aesculap.de

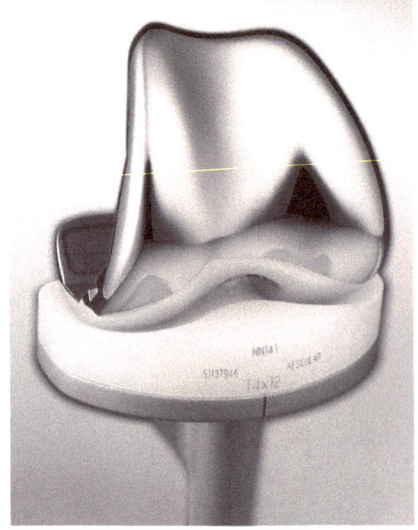

Vertrieb	Aesculap AG & Co. KG

Knieprothesensystem	Oberflächenendoprothese

Erfinder	Stulberg

implantiert seit	2002

Verankerung	zemen-tiert	zement-frei	Primär-verankerung Schrauben	Intramedulläre Stabveran-kerung	Material	Kompa-tibilität
Femurkomponente	x	x	–	–	CoCrMo	–
Tibiakomponente	x	x	–	x	CoCrMo	–
Patellakomponente	x	–	–	–	UHMWPE	–

Inlay	fest	x	mobile bearing	x	deep dished	x	posterior stabilized	x	UHMWPE

Bemerkungen	– Oberflächenbeschichtung bei zementfreien Prothesen:
	  Plasmapore-Reintitanoberfläche (ISO 5832-II)
	– Oberflächenbeschichtung bei Prothesen der Allergievariante:
	  ZrN-Komposit-Beschichtung (ZrN-CrN-CrCN-Zr)

Navigation	Orthopilot

Literatur	–

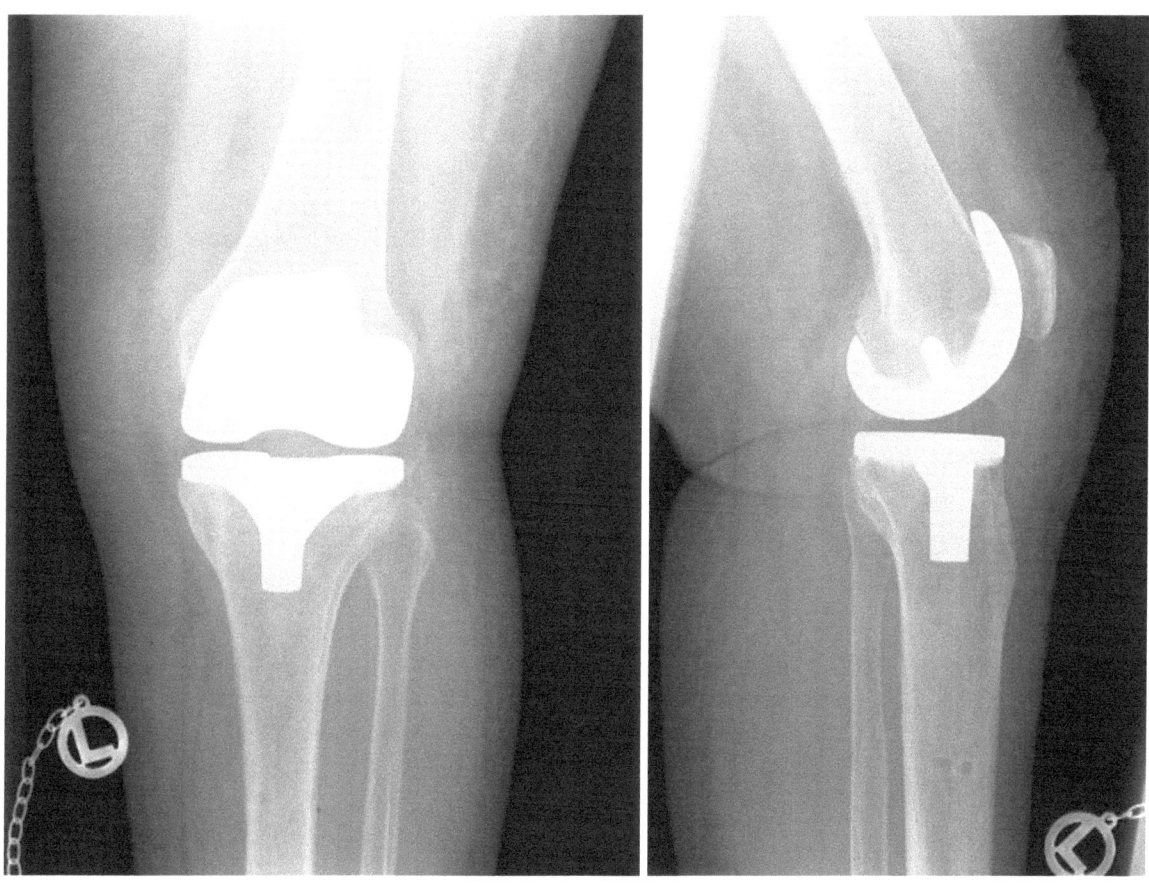

e.motion Knieprothesensystem

Hersteller	Aesculap AG & Co. KG Am Aesculap-Platz 78532 Tuttlingen Tel.: 07461-95-0 Fax: 07461-95-2600 E-Mail: information@aesculap.de Internet: www.aesculap.de

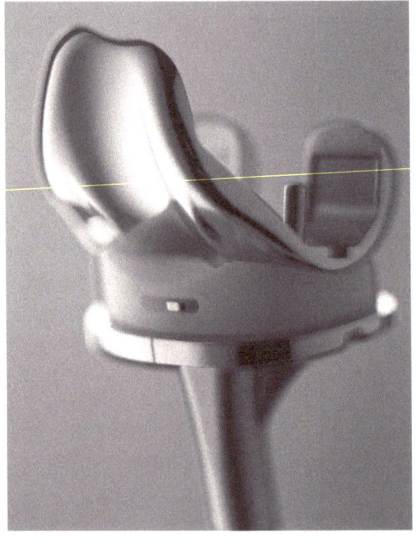

Vertrieb	Aesculap AG & Co. KG

Knieprothesensystem	Oberflächenendoprothese

Erfinder	Jenny, Saragaglia, Miehlke

implantiert seit	2002

Verankerung	zemen-tiert	zement-frei	Primär-verankerung Schrauben	Intramedulläre Stabveran-kerung	Material	Kompa-tibilität
Femurkomponente	x	x	–	x	CoCrMo	–
Tibiakomponente	x	x	–	x	CoCrMo	–
Patellakomponente	x	–	–	–	UHMWPE	–

Inlay	fest	–	mobile bearing	x	deep dished	x	posterior stabilized	x	UHMWPE

Bemerkungen	– Bioaktive Oberflächenbeschichtung bei zementfreien Prothesen: Plasmapore-µCaP-Reintitanoberfläche mit 20 µm Schicht Dicalcium-phosphat-Dihydrat $CaHPO_4 \times H_2O$ (ISO 5832-II) – Oberflächenbeschichtung bei Prothesen der Allergievariante: ZrN-Komposit-Beschichtung (ZrN-CrN-CrCN-Zr)

Navigation	Orthopilot

Literatur	–

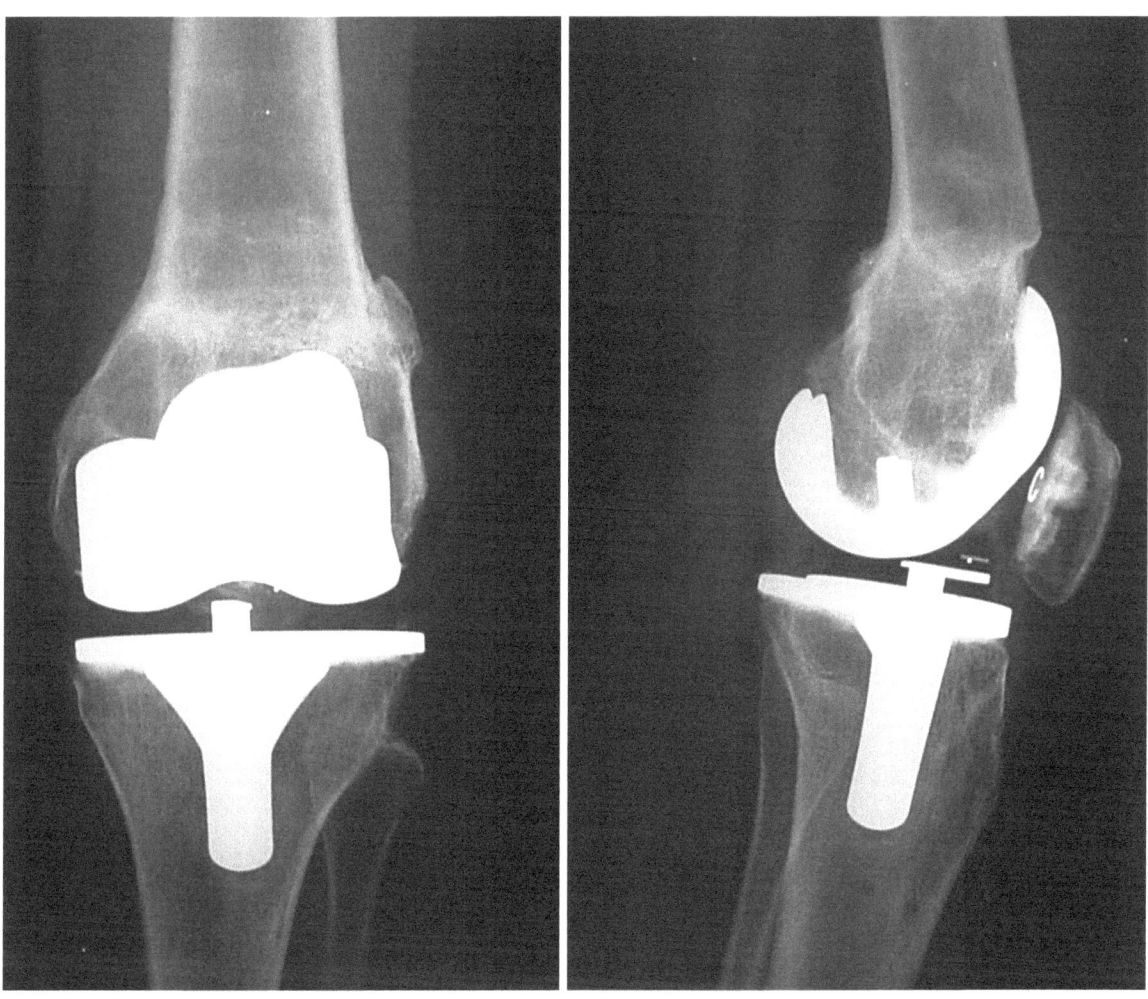

Unikondyläre Knieschlittenprothese
Modell Tübingen

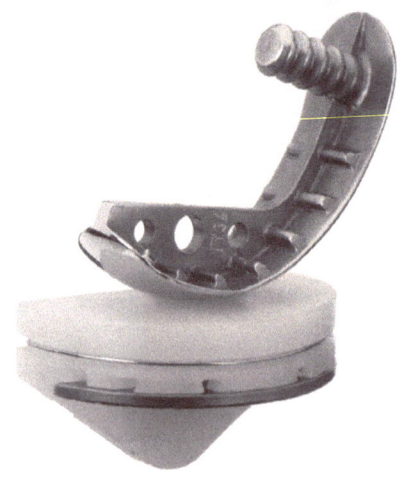

Hersteller	Aesculap AG & Co. KG Am Aesculap-Platz 78532 Tuttlingen Tel.: 07461-95-0 Fax: 07461-95-2600 E-Mail: information@aesculap.de Internet: www.aesculap.de
Vertrieb	Produktion eingestellt
Knieprothesensystem	Oberflächenhemiprothese
Erfinder	Weller
implantiert seit	1983

Verankerung	zemen-tiert	zement-frei	Primär-verankerung Schrauben	Intramedulläre Stabveran-kerung	Material	Kompa-tibilität
Femurkomponente	x	–	–	–	CoCrMo	–
Tibiakomponente	x	–	–	–	Reintitan + PE	–
Patellakomponente	–	–	–	–	–	–

Inlay	fest	–	mobile bearing	–	deep dished	–	posterior stabilized	–	PE

Bemerkungen	Modifikationen: – Femurkomponente: durchgehender Quersteg – Tibiakomponente: aufsteckbare Verstärkungsplateaus
Navigation	–
Literatur	17

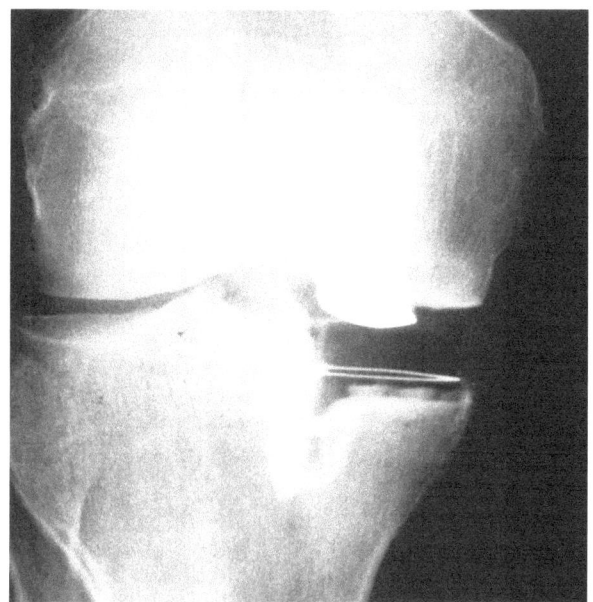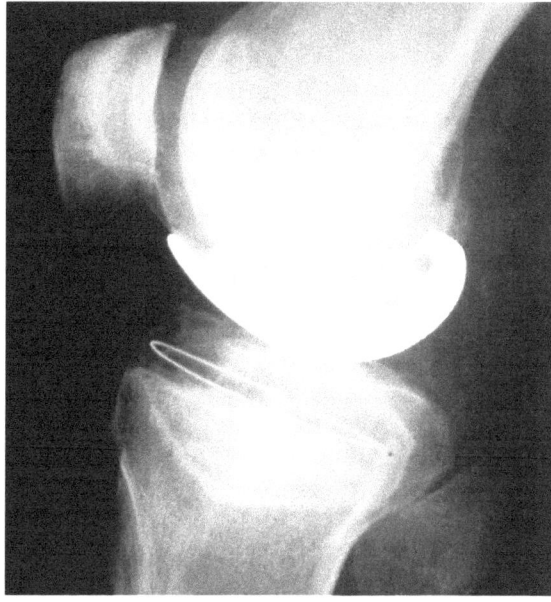

Univation – unikondyläre Knieendoprothese

Hersteller	Aesculap AG & Co. KG Am Aesculap-Platz 78532 Tuttlingen Tel.: 07461-95-0 Fax: 07461-95-2600 E-Mail: information@aesculap.de Internet: www.aesculap.de

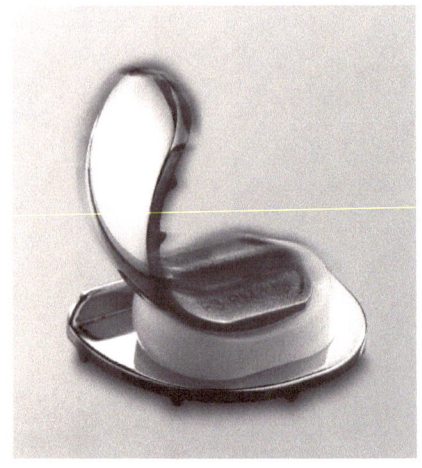

Vertrieb	Aesculap AG & Co. KG

Knieprothesensystem	Oberflächenhemiprothese

Erfinder	Jannson, Jenny

implantiert seit	2007

Verankerung	zemen-tiert	zement-frei	Primär-verankerung Schrauben	Intramedulläre Stabveran-kerung	Material	Kompa-tibilität
Femurkomponente	x	x	–	–	CoCrMo	–
Tibiakomponente	x	x	–	–	CoCrMo	–
Patellakomponente	–	–	–	–	UHMWPE	–

Inlay	fest	x	mobile bearing	x	deep dished	–	posterior stabilized	–	UHMWPE

Bemerkungen	– Bioaktive Oberflächenbeschichtung bei zementfreien Prothesen: Plasmapore-µCaP-Reintitanoberfläche mit 20 µm Schicht Dicalcium-phosphat-Dihydrat $CaHPO_4 \times H_2O$ (ISO 5832-II) – Oberflächenbeschichtung bei Prothesen der Allergievariante: ZrN-Komposit-Beschichtung (ZrN-CrN-CrCN-Zr)

Navigation	Orthopilot

Literatur	–

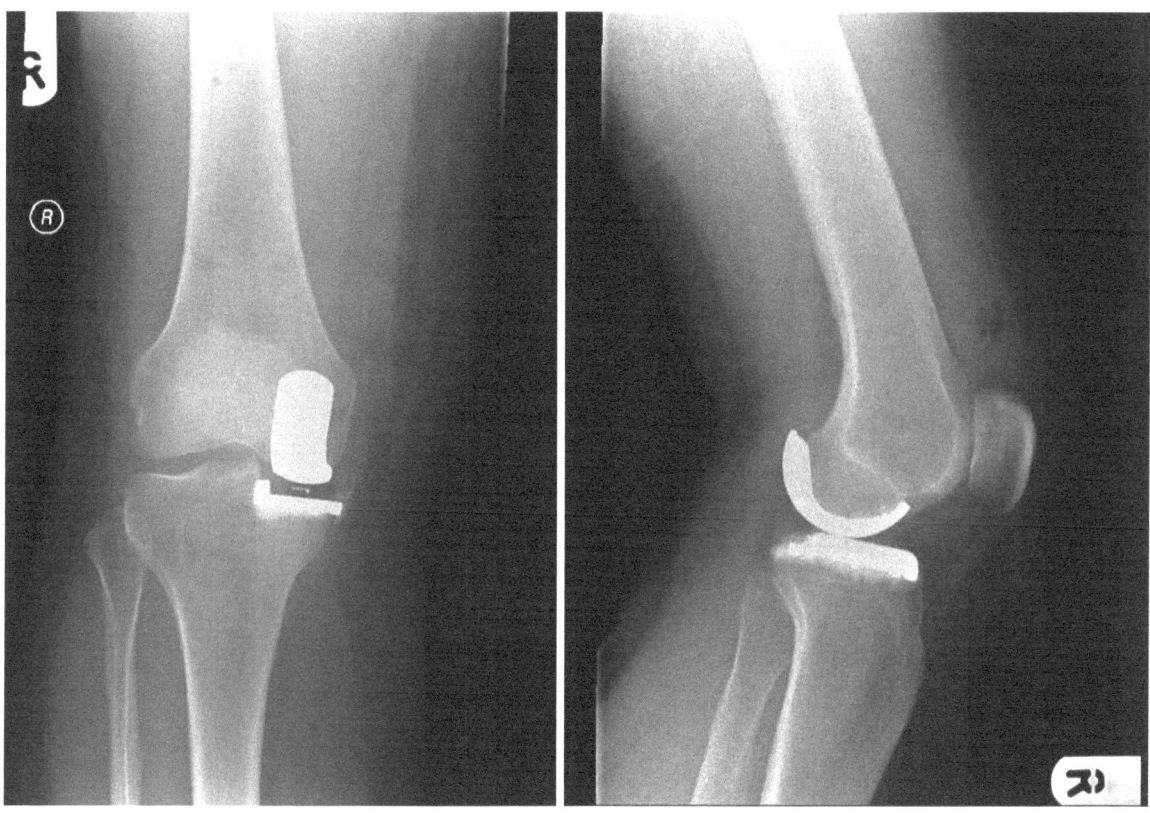

	AGC CR

Hersteller	Biomet Orthopedics INC. USA Warsaw, Indiana E-Mail: biomet@biomet.com Internet: www.biomet.com Biomet UK Ltd (Adresse s. Seite XXI)
Vertrieb	Biomet Deutschland GmbH Gustav-Krone-Str. 2, 14167 Berlin Tel.: 0049-30 84581 0 Fax: 0049-30 84581 110 E-Mail: info@biometdeutschland.de Internet: www.biometgermany.de

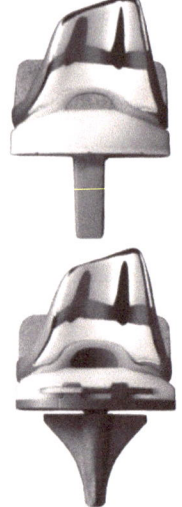

Knieprothesensystem	Oberflächenendoprothese
Erfinder	Ritter
implantiert seit	1983

Verankerung	**zemen-tiert**	**zement-frei**	**Primär-verankerung Schrauben**	**Intramedulläre Stabveran-kerung**	**Material**	**Kompa-tibilität**
Femurkomponente	x	x	–	–	CoCr	–
Tibiakomponente	x	x	x	x	CoCr, UHMWPE	–
Patellakomponente	x	–	–	–	UHMWPE	firmeneigene Systeme

Inlay	fest	x	mobile bearing	–	deep dished	–	posterior stabilized	–	UHMWPE

Bemerkungen	– als Titan Niob Nitrid beschichtet – Erhalt des hinteren Kreuzbandes – Material: zementfrei mit Titanbeschichtung
Navigation	BrainLAB, Praxim
Literatur	4, 10, 11, 15, 30, 31, 33, 40, 44, 46, 47, 50, 78, 81, 89, 96, 109, 110, 111, 113, 119, 126, 127, 130, 131, 136, 147, 148, 149, 150, 152, 161, 163, 164, 171, 172, 187, 192, 195

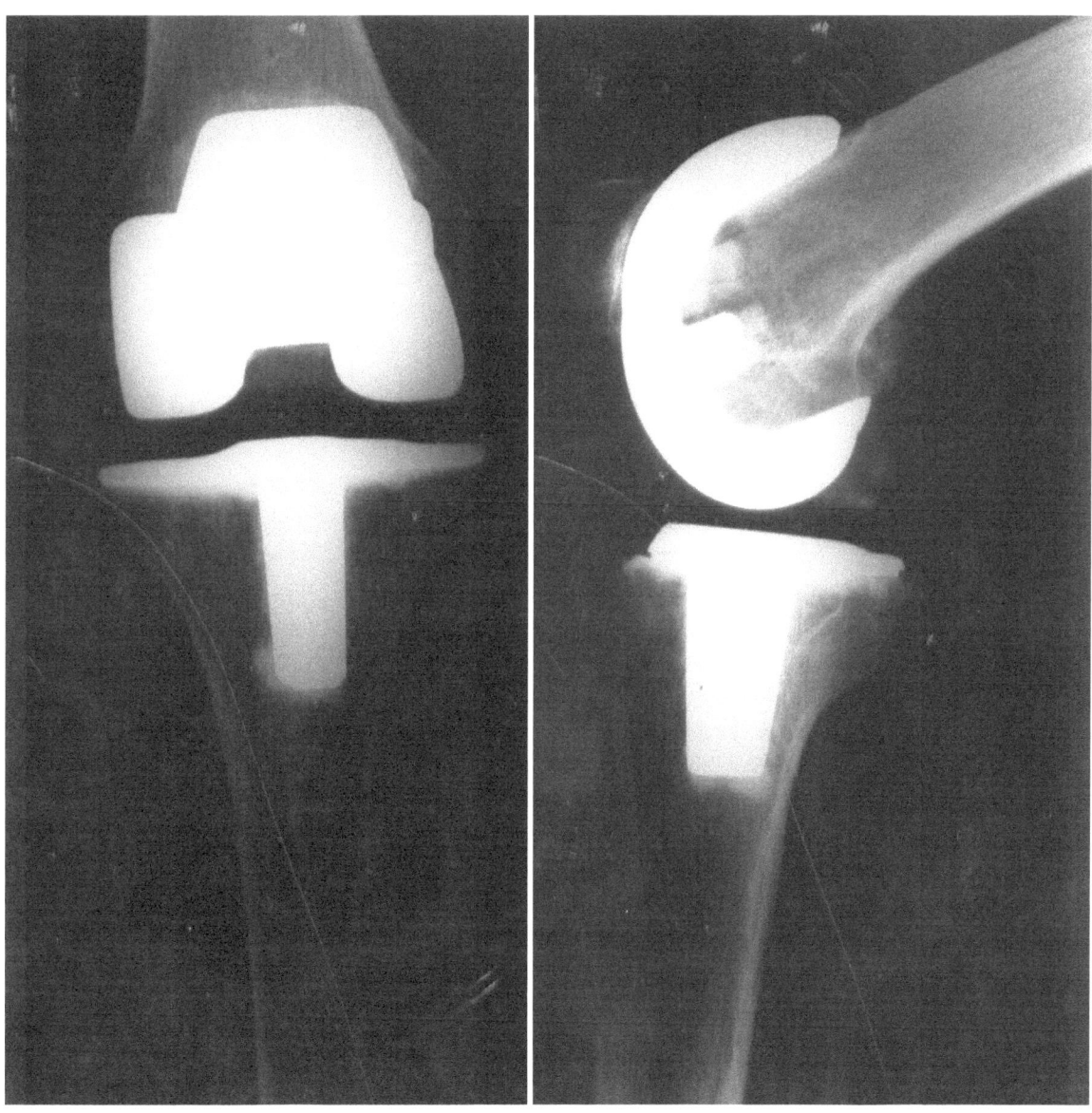

AGC Dual Articular 2000

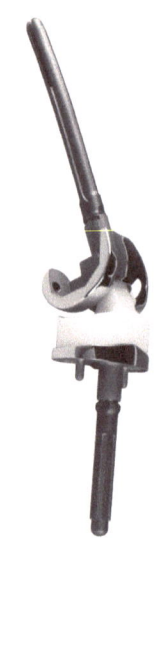

Hersteller	Biomet UK Ltd Waterton Industrial Estate Bridgend, South Wales CF 31 3XA United Kingdom Tel.: 0044-1656-655 221 Fax: 0044-1656-645 454 E-Mail: info@biomet.co.uk Internet: www.biomet.co.uk
Vertrieb	Biomet Deutschland GmbH Gustav-Krone-Straße 2, 14167 Berlin Tel.: 0049-30 84581 0 Fax: 0049-30 84581 110 E-Mail: info@biometdeutschland.de Internet: www.biometgermany.de
Knieprothesensystem	Achsknie, ungekoppelt
Erfinder	Walker
implantiert seit	1991

Verankerung	zemen-tiert	zement-frei	Primär-verankerung Schrauben	Intramedulläre Stabveran-kerung	Material	Kompa-tibilität
Femurkomponente	x	–	–	x	CoCr	–
Tibiakomponente	x	–	–	x	CoCr, UHMWPE	–
Patellakomponente	x	–	–	–	UHMWPE	firmeneigene Systeme

Inlay	fest	–	mobile bearing	x	deep dished	–	posterior stabilized	x	UHMWPE

Bemerkungen	– Material: zementfrei mit Titanbeschichtung – eine Weiterentwicklung von Dual Articular Bihelikalemobile Artikulation – modulare Inlays, Augmente und Schäfte – intramedulläre Stabverankerungen und Wedges verfügbar – Defektausgleich bis 61 mm
Navigation	–
Literatur	10, 26, 80, 150, 151, 169

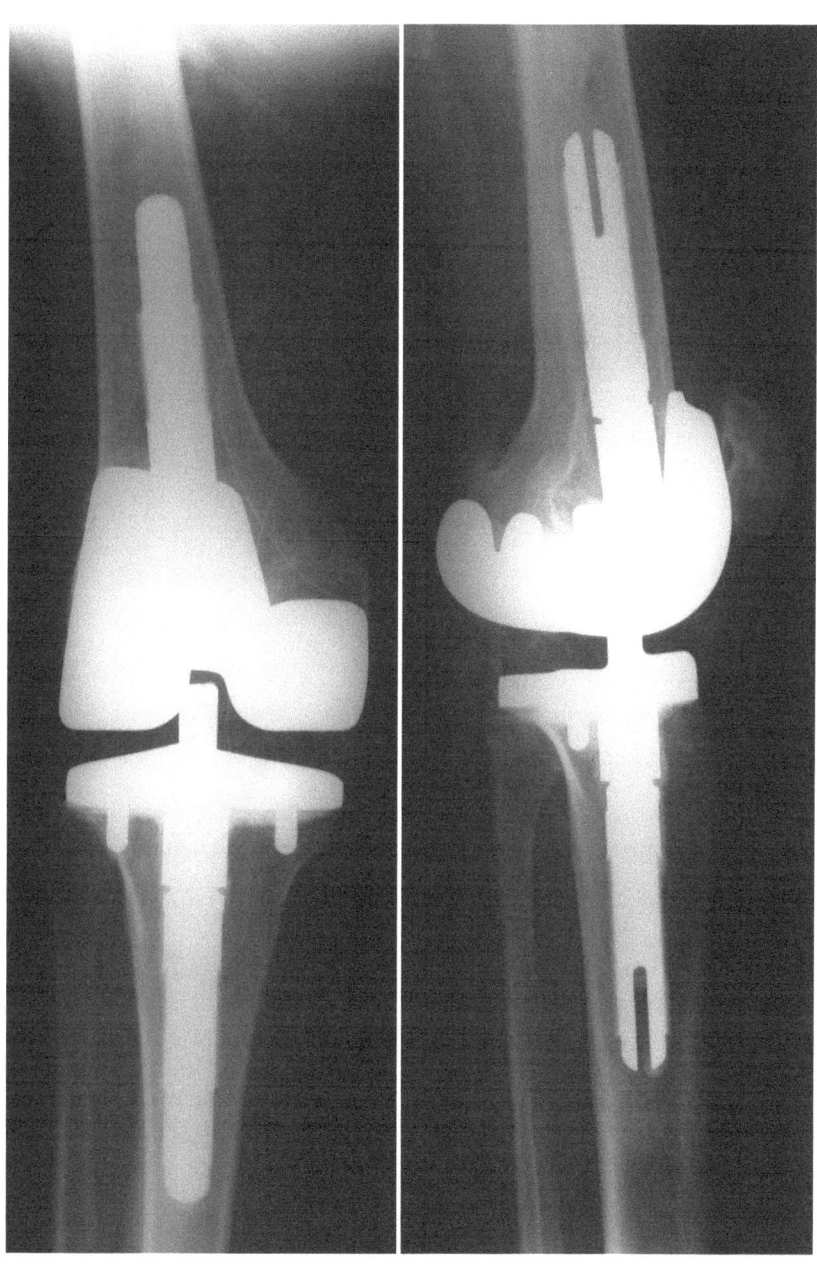

AGC Dual Articular

Hersteller	Biomet UK Ltd Waterton Industrial Estate Bridgend, South Wales CF 31 3XA United Kingdom Tel.: 0044-1656-655 221 Fax: 0044-1656-645 454 E-Mail: info@biomet.co.uk Internet: www.biomet.co.uk

Vertrieb	Biomet Deutschland GmbH Gustav-Krone-Straße 2 14167 Berlin Tel.: 030-84581-0, Fax: 030-84581-110 E-Mail: info@biometdeutschland.de Internet: www.biometgermany.de

Knieprothesensystem	Oberflächenendoprothese

Erfinder	Walker

implantiert seit	1991

Verankerung	zemen-tiert	zement-frei	Primär-verankerung Schrauben	Intramedulläre Stabveran-kerung	Material	Kompa-tibilität
Femurkomponente	x	x	–	x	CoCrMo	–
Tibiakomponente	x	x	–	x	CoCrMo/ Titan	–
Patellakomponente	x	–	–	–	UHMWPE	firmeneigene Systeme

Inlay	fest	–	mobile bearing	x	deep dished	–	posterior stabilized	x	UHMWPE

Bemerkungen	– teilgeführt

Navigation	–

Literatur	10, 26, 80, 89, 150, 151, 169

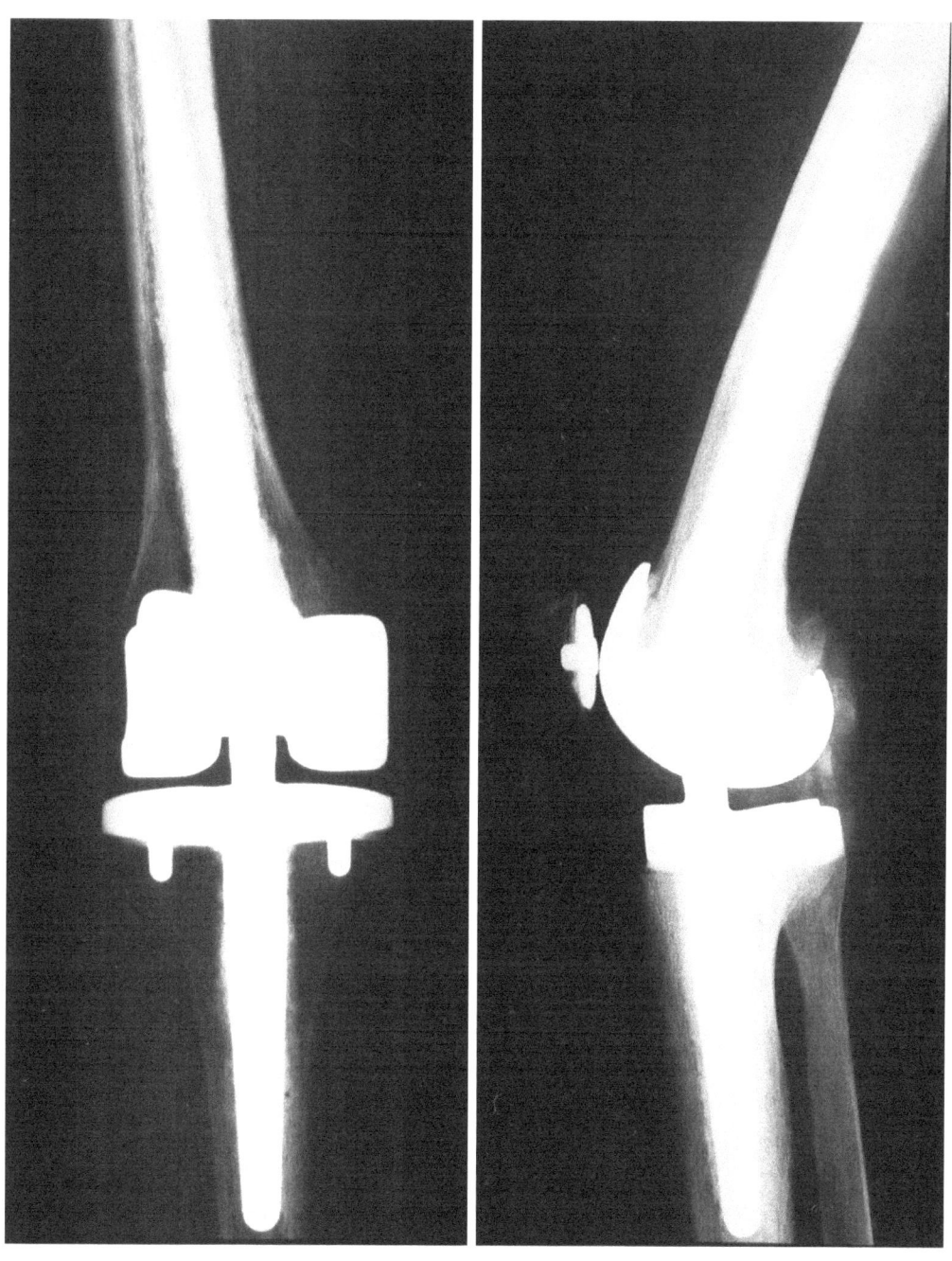

AGC PS Cam & Groove

Hersteller	Biomet Orthopedics INC. USA Warsaw, Indiana E-Mail: biomet@biomet.com Internet: www.biomet.com Biomet UK Ltd (Adresse s. Seite XXI)

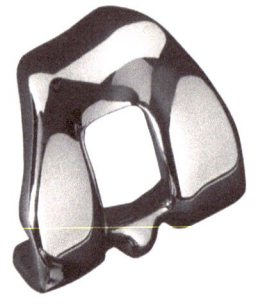

Vertrieb	Biomet Deutschland GmbH Gustav-Krone-Str. 2, 14167 Berlin Tel.: 0049-30 84581 0 Fax: 0049-30 84581 110 E-Mail: info@biometdeutschland.de Internet: www.biometgermany.de

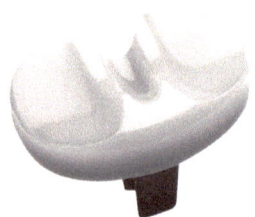

Knieprothesensystem	Oberflächenendoprothese

Erfinder	Ritter

implantiert seit	1983

Verankerung	zemen-tiert	zement-frei	Primär-verankerung Schrauben	Intramedulläre Stabveran-kerung	Material	Kompa-tibilität
Femurkomponente	x	x	–	–	CoCr	–
Tibiakomponente	x	x	x	x	CoCr, UHMWPE	–
Patellakomponente	x	–	–	–	UHMWPE	firmeneigene Systeme

Inlay	fest	x	mobile bearing	–	deep dished	–	posterior stabilized	x	UHMWPE

Bemerkungen	– hinterer Kreuzbandersatz – zementfrei mit Titanbeschichtung – Tibiakomponente als Monoblocktechnologie verfügbar – als Titan Niob Nitrid beschichtet verfügbar

Navigation	BrainLAB, Praxim

Literatur	4, 10, 11, 15, 30, 31, 33, 40, 44, 46, 47, 50, 78, 81, 89, 96, 109, 110, 111, 113, 119, 126, 127, 130, 131, 136, 147, 148, 149, 150, 152, 161, 163, 164, 171, 172, 187, 192, 195

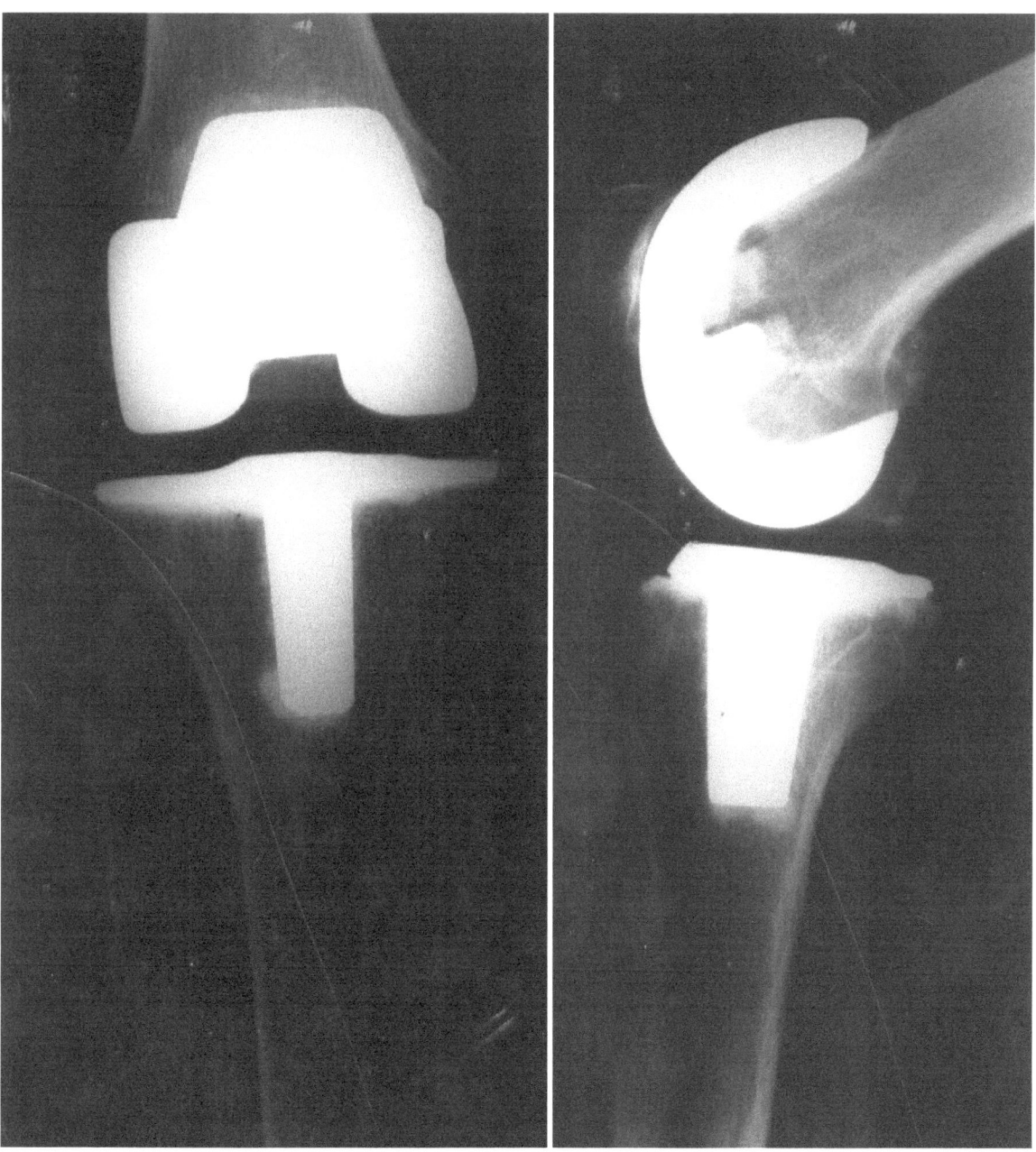

Oxford Phase 2

Hersteller	Biomet UK Ltd Waterton Industrial Estate Bridgend, South Wales CF 31 3XA United Kingdom Tel.: 0044-1656-655 221 Fax: 0044-1656-645 454 E-Mail: info@biomet.co.uk Internet: www.biomet.co.uk
Vertrieb	Biomet Deutschland GmbH Gustav-Krone-Straße 2, 14167 Berlin Tel.: 030-84581-0 Fax: 030-84581-110 E-Mail: info@biometdeutschland.de Internet: www.biometgermany.de

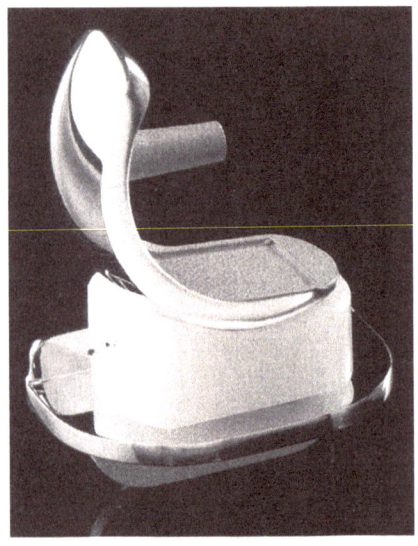

Knieprothesensystem	Oberflächenhemiprothese
Erfinder	Goodfellow, Murray, O'Connor
implantiert seit	1987

Verankerung	zemen-tiert	zement-frei	Primär-verankerung Schrauben	Intramedulläre Stabveran-kerung	Material	Kompa-tibilität
Femurkomponente	x	–	–	–	CoCr	Femur M Oxford Phase I, III, Vanguard M
Tibiakomponente	x	–	–	–	CoCr	Tibia Phase I, III
Patellakomponente	–	–	–	–	–	–

Inlay	fest	–	mobile bearing	x	deep dished	x	posterior stabilized	–	UHMWPE

Bemerkungen	– Unikompartimentelles Kniesystem mit mobilem ArCom – Sphärische Femur/Inlay Artikulation
Navigation	–
Literatur	6, 12, 13, 28, 39, 52, 54, 55–60, 72, 85, 93, 96, 99, 102, 108, 114, 115, 116, 121–123, 128, 129, 132, 138–142, 145, 148, 154, 155, 162, 168, 170, 176, 183, 190, 191, 194

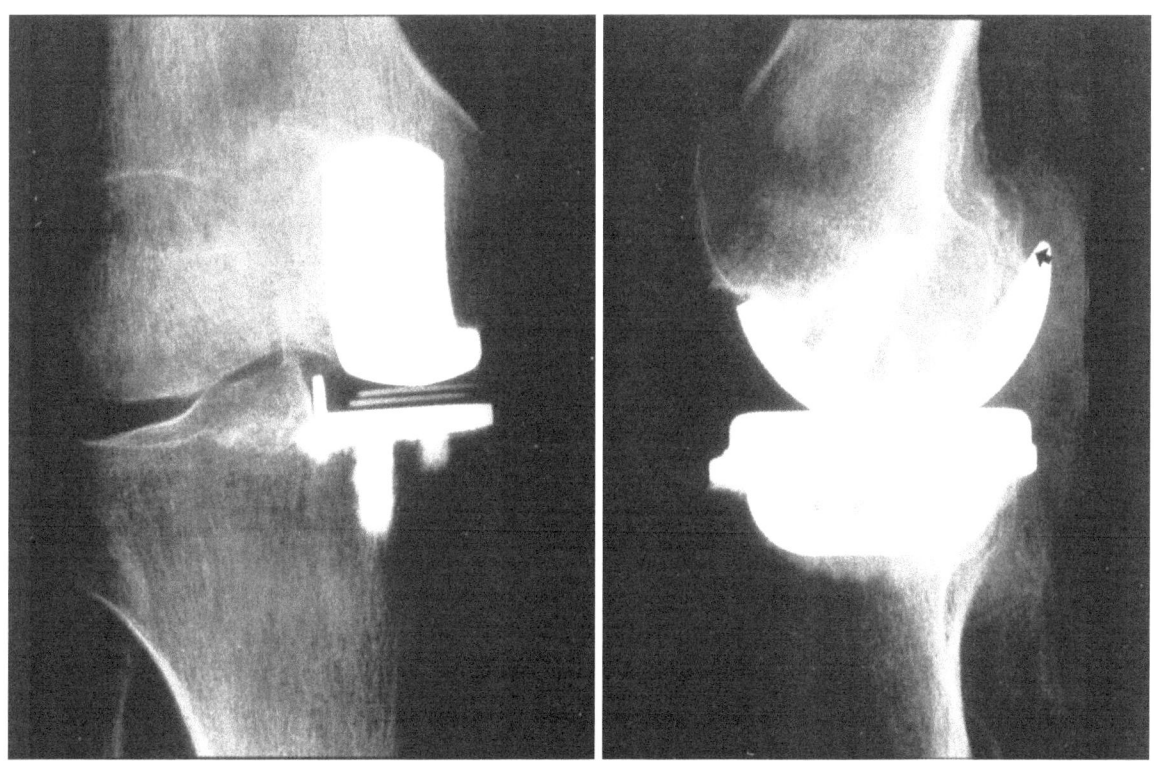

Oxford Phase 3 (Oxford unikompartimentelles Kniesystem)

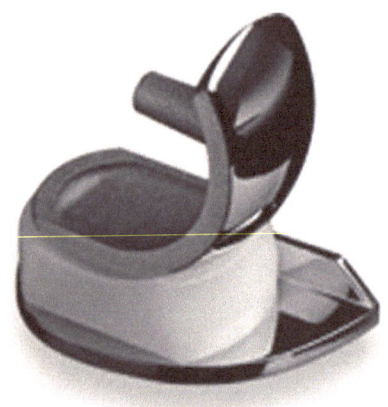

Hersteller	Biomet UK Ltd Waterton Industrial Estate Bridgend, South Wales CF 31 3XA United Kingdom Tel.: 0044-1656-655 221 Fax: 0044-1656-645 454 E-Mail: info@biomet.co.uk Internet: www.biomet.co.uk

Vertrieb	Biomet Deutschland GmbH Gustav-Krone-Straße 2, 14167 Berlin Tel.: 030-84581-0, Fax: 030-84581-110 E-Mail: info@biometdeutschland.de Internet: www.biometgermany.de

Knieprothesensystem	Oberflächenhemiprothese

Erfinder	Goodfellow, Murray, O'Connor

implantiert seit	1988 (1978)

Verankerung	zemen- tiert	zement- frei	Primär- verankerung Schrauben	Intramedulläre Stabveran- kerung	Material	Kompa- tibilität
Femurkomponente	x	–	–	–	CoCrMo	Vanguard M
Tibiakomponente	x	–	–	–	CoCrMo	–
Patellakomponente	–	–	–	–	–	–

Inlay	fest	–	mobile bearing	x	deep dished	x	posterior stabilized	–	UHMWPE

Bemerkungen	– minimalinvasiver Zugang – völlig kongruentes mobiles ArCom PE Inlay – sphärisches Femurdesign

Navigation	–

Literatur	6, 58

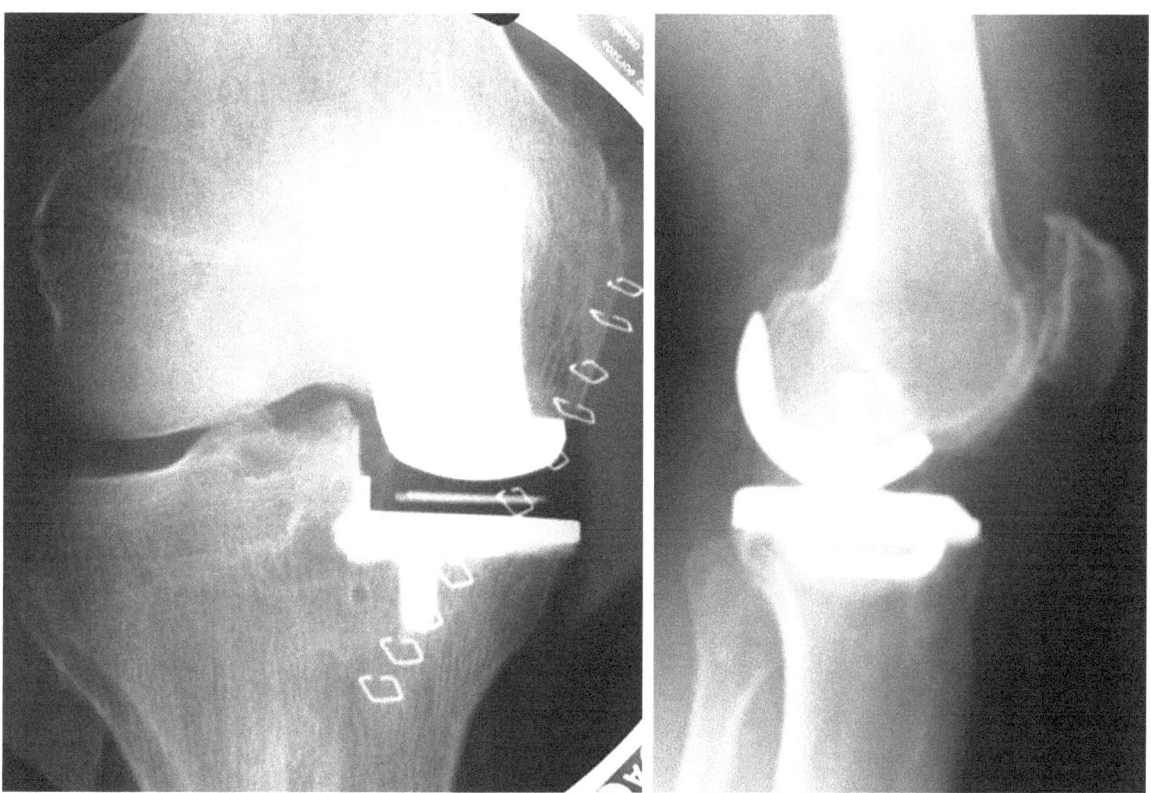

Oxford unikompartimentelles Kniesystem (Oxford Phase 3)

Hersteller	Biomet UK Ltd Waterton Industrial Estate Bridgend, South Wales CF 31 3XA United Kingdom Tel.: 0044-1656-655 221 Fax: 0044-1656-645 454 E-Mail: info@biomet.co.uk Internet: www.biomet.co.uk

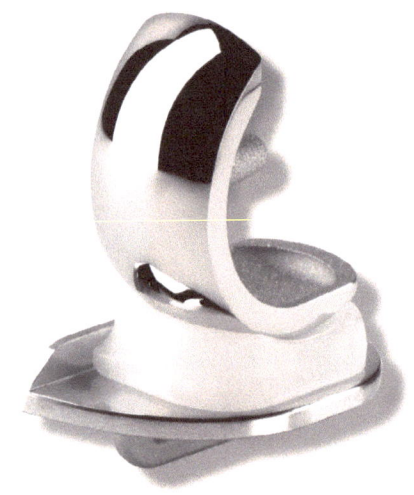

Vertrieb	Biomet Deutschland GmbH Gustav-Krone-Str. 2, 14167 Berlin Tel.: 0049-30 84581 0 Fax: 0049-30 84581 110 E-Mail: info@biometdeutschland.de Internet: www.biometgermany.de
Knieprothesensystem	Oberflächenhemiprothese
Erfinder	Goodfellow, Murray, O'Connor
implantiert seit	2004 (1976)

Verankerung	zemen-tiert	zement-frei	Primär-verankerung Schrauben	Intramedulläre Stabveran-kerung	Material	Kompa-tibilität
Femurkomponente	x	x	–	–	CoCr	Femur M Oxford Phase I, III Vanguard M
Tibiakomponente	x	x	–	–	CoCr	Tibia Phase I, III
Patellakomponente	–	–	–	–	–	–

Inlay	fest	–	mobile bearing	x	deep dished	x	posterior-stabilized	–	UHMWPE

Bemerkungen	– minimalinvasiver Zugang – völlig kongruentes mobiles anatomisches ArCom® PE Inlay – sphärisches Femurdesign – Material: zementfrei, Ti-HA-Beschichtung
Navigation	BrainLAB, Praxim
Literatur	6, 12, 13, 28, 39, 52, 54, 55–60, 72, 85, 93, 96, 99, 102, 108, 114, 115, 116, 121–123, 128, 129, 132, 138–142, 145, 148, 154, 155, 162, 168, 170, 176, 183, 190, 191, 194

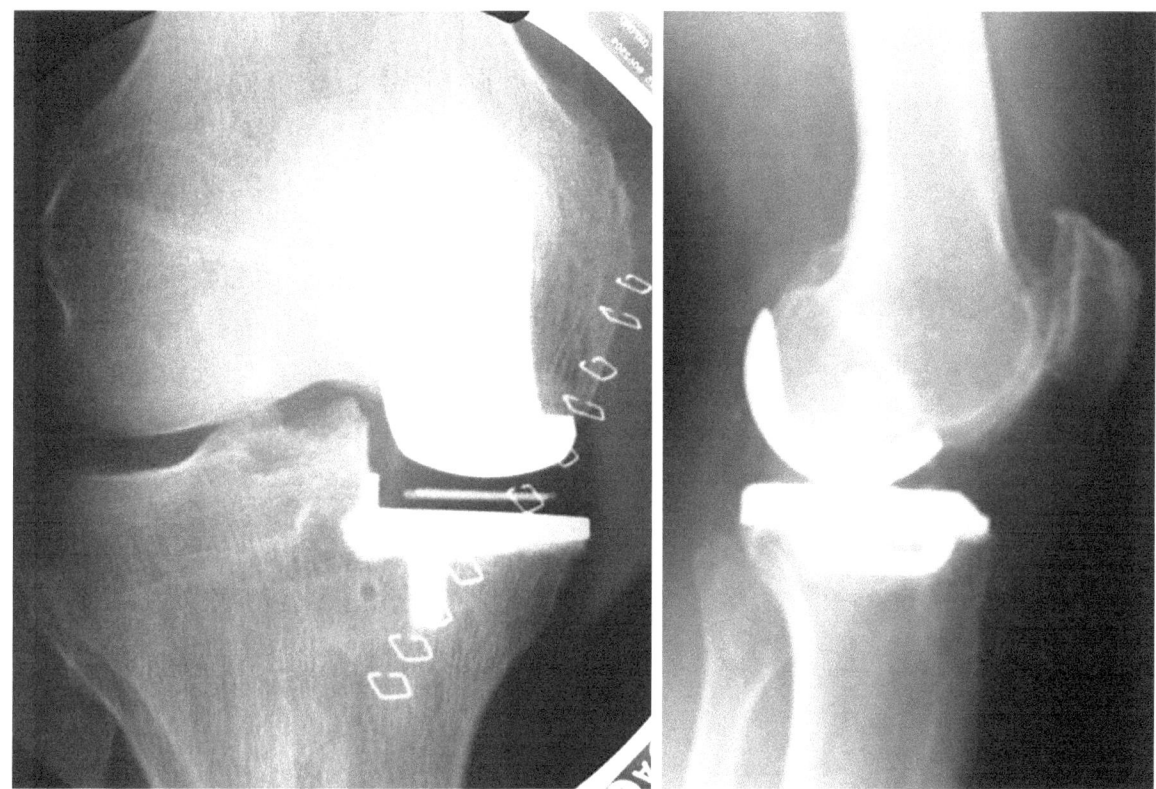

Repicci II

Hersteller	Biomet Orthopedics INC. USA Warsaw, Indiana E-Mail: biomet@biomet.com Internet: www.biomet.com

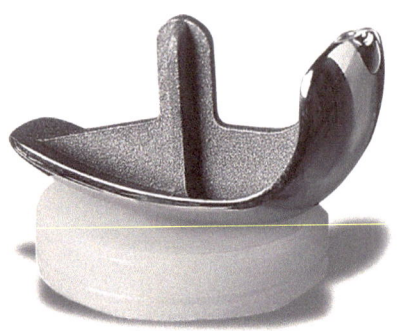

Vertrieb	Biomet Deutschland GmbH Gustav-Krone-Straße 2 14167 Berlin Tel.: 030-84581-0 Fax: 030-84581-110 E-Mail: info@biometdeutschland.de Internet: www.biometgermany.de

Knieprothesensystem	Oberflächenhemiprothese

Erfinder	Repicci

implantiert seit	1990

Verankerung	zemen-tiert	zement-frei	Primär-verankerung Schrauben	Intramedulläre Stabveran-kerung	Material	Kompa-tibilität
Femurkomponente	x	–	–	–	CoCr	–
Tibiakomponente	x	–	–	–	PE/CoCr (metal back)	–
Patellakomponente	–	–	–	–	–	–

Inlay	fest	x	mobile bearing	–	deep dished	–	posterior stabilized	–	UHMWPE

Bemerkungen	– Unikompartimentelles Kniesystem mit fixem ArCom® UHMWPE Inlay – MIS Zugang

Navigation	–

Literatur	–

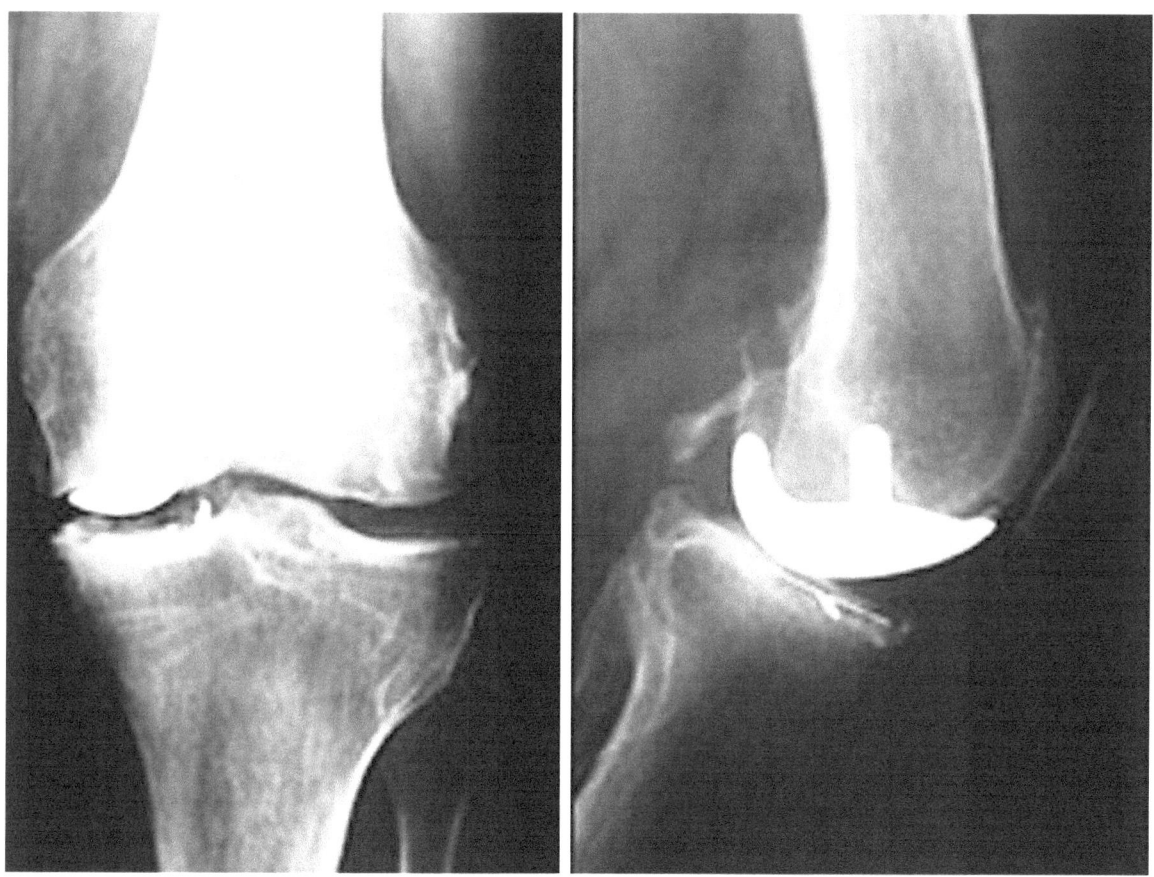

RHK Achsgekoppeltes Rotationskniesystem

Hersteller	Biomet UK Ltd Waterton Industrial Estate Bridgend, South Wales CF 31 3XA United Kingdom Tel.: 0044-1656-655 221 Fax: 0044-1656-645 454 E-Mail: info@biomet.co.uk Internet: www.biomet.co.uk

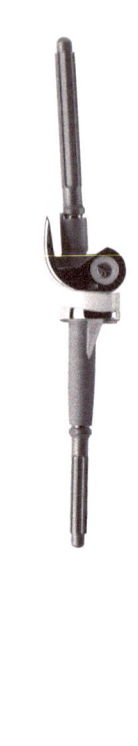

Vertrieb	Biomet Deutschland GmbH Gustav-Krone-Str. 2, 14167 Berlin Tel.: 0049-30 84581 0 Fax: 0049-30 84581 110 E-Mail: info@biometdeutschland.de Internet: www.biometgermany.de

Knieprothesensystem	Achsknie, gekoppelt

Erfinder	Carter

implantiert seit	1998

Verankerung	zemen-tiert	zement-frei	Primär-verankerung Schrauben	Intramedulläre Stabveran-kerung	Material	Kompa-tibilität
Femurkomponente	x	x	–	x	CoCr	–
Tibiakomponente	x	x	–	x	CoCr, UHMWPE	–
Patellakomponente	x	–	–	–	UHMWPE	firmeneigene Systeme

Inlay	fest	–	mobile bearing	x	deep dished	x	posterior stabilized	x	UHMWPE

Bemerkungen	– „Rotationslinie" (Firmenbezeichnung) – modulare Inlays, Augmente und Schäfte. Tibia mit OSS Femurkomponenten kombinierbar – Material: zementfrei mit Titanbeschichtung

Navigation	–

Literatur	37, 53, 75

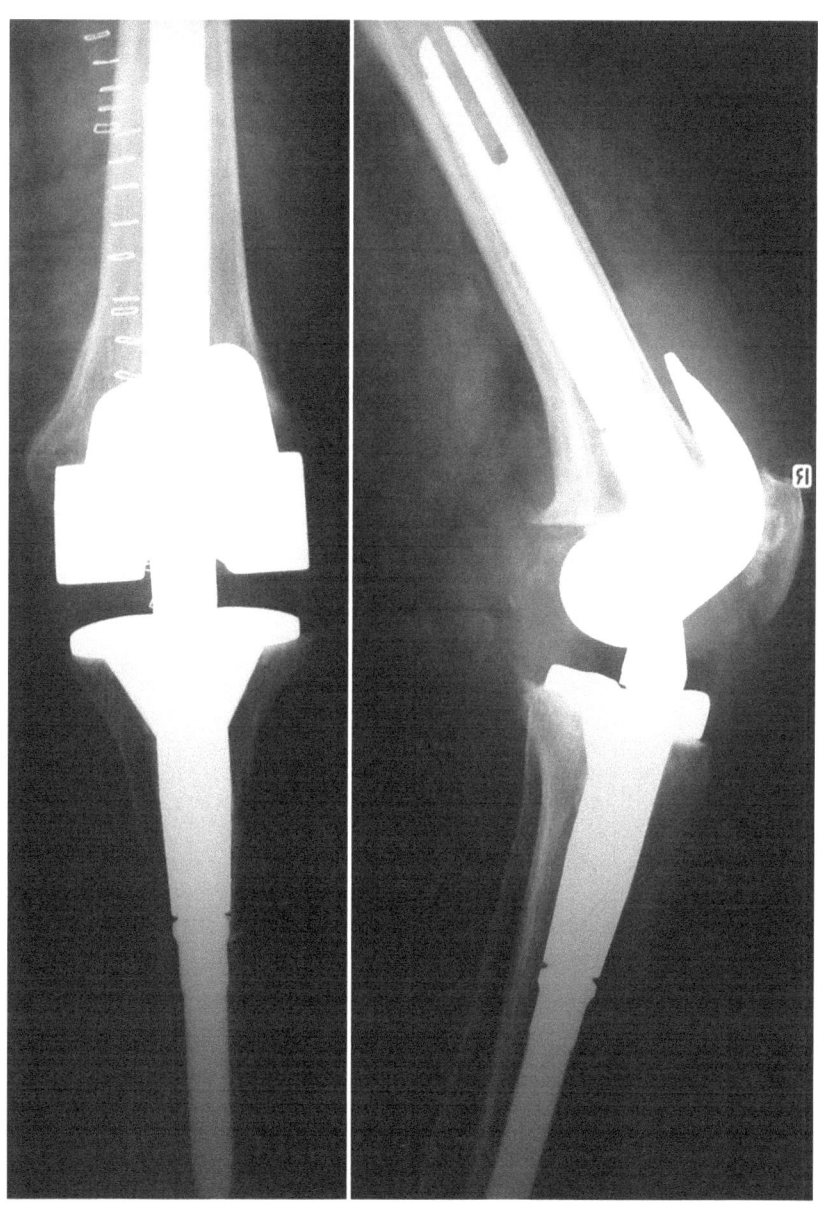

ROCC Bikondylärer Oberflächenersatz

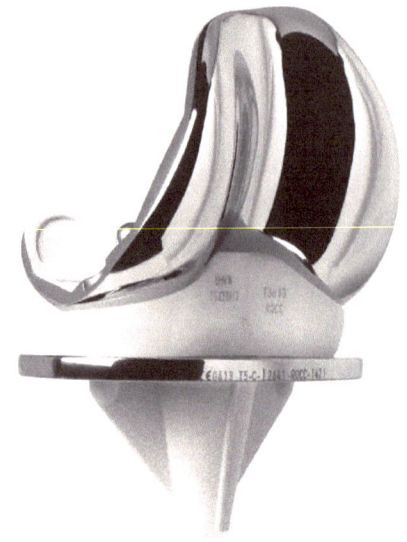

Hersteller	Biomet France 58, Avenue De Lautagne – B.P. 75 F-26903 Valence Cedex 9 France www.biomet.fr

Vertrieb	Biomet Deutschland GmbH Gustav-Krone-Str. 2, 14167 Berlin Tel.: 0049-30 84581 0 Fax: 0049-30 84581 110 E-Mail: info@biometdeutschland.de Internet: www.biometgermany.de

Knieprothesensystem	Oberflächenendoprothese

Erfinder	Bercovy

implantiert seit	1997

Verankerung	zemen-tiert	zement-frei	Primär-verankerung Schrauben	Intramedulläre Stabveran-kerung	Material	Kompa-tibilität
Femurkomponente	x	x	–	–	CoCr	–
Tibiakomponente	x	x	–	–	CoCr, UHMWPE	–
Patellakomponente	x	x	–	–	UHMWPE CoCr+ UHMWPE	–

Inlay	fest	–	mobile bearing	x	deep dished	x	posterior stabilized	x	UHMWPE

Bemerkungen	– zementfreie Komponenten mit HA-Beschichtung – Material: zementfrei mit Titanbeschichtung

Navigation	Praxim

Literatur	–

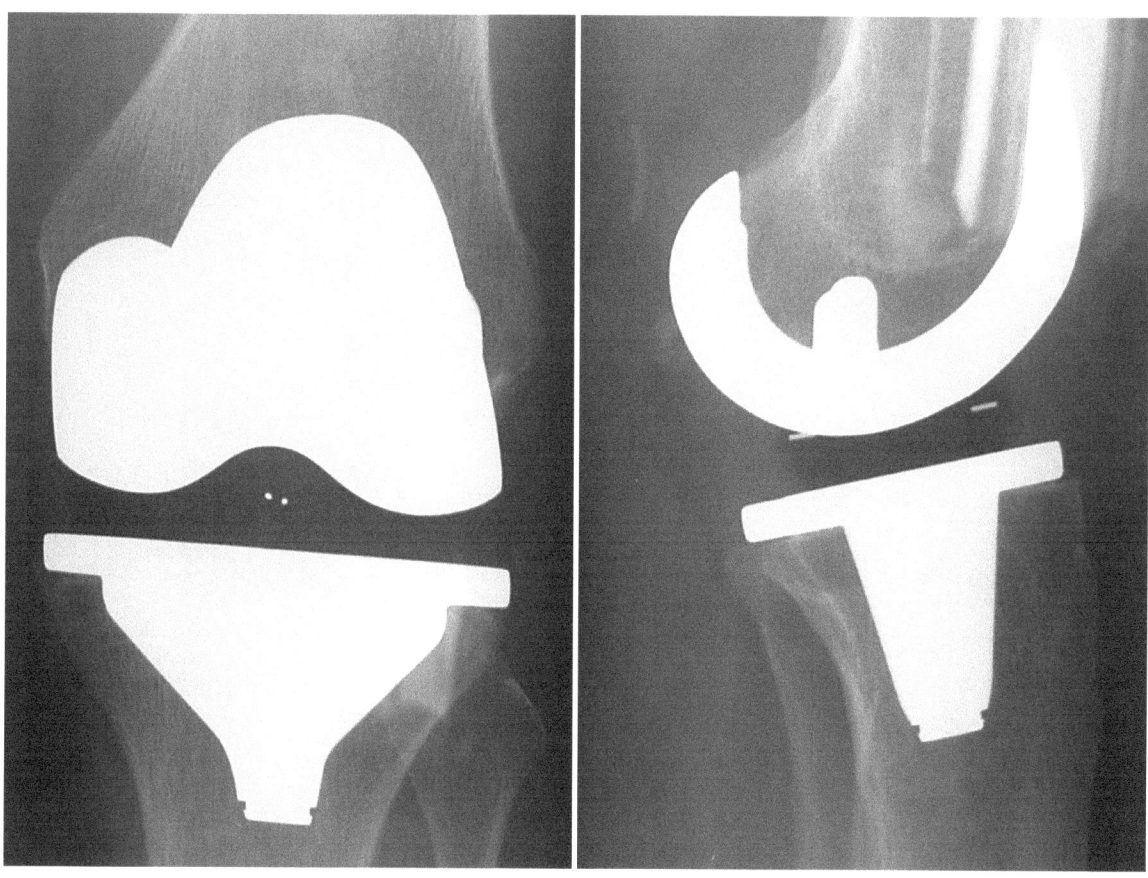

Vanguard Kniesystem (Performance Ascent Kniesystem)

Hersteller	Biomet Orthopedics INC. USA Warsaw, Indiana E-Mail: biomet@biomet.com Internet: www.biomet.com Biomet UK Ltd (Adresse s. Seite XXI) BIOMET Spain Orthopaedics, S.L.

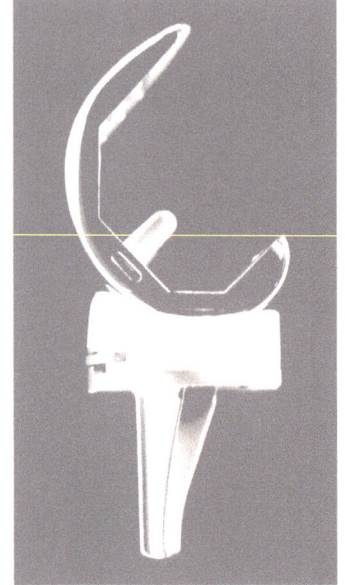

Vertrieb	Biomet Deutschland GmbH Gustav-Krone-Str. 2, 14167 Berlin Tel.: 0049-30 84581 0 Fax: 0049-30 84581 110 E-Mail: info@biometdeutschland.de Internet: www.biometgermany.de

Knieprothesensystem	Oberflächenendoprothese

Erfinder	Basset, McPherson, Donaldson, Finn, Lombardi, Jacoss, Jessun, Vanghu, Mooresville, Makoto Kondo, Yoshinori Kadoya, Kouichi Kanekasu und Ingenieure

implantiert seit	2003 (1986)

Verankerung	zemen-tiert	zement-frei	Primär-verankerung Schrauben	Intramedulläre Stabveran-kerung	Material	Kompa-tibilität
Femurkomponente	x	x	–	x	CoCr	–
Tibiakomponente	x	x	x	x	CoCr	
Patellakomponente	x	–	–	–	UHMWPE	firmeneigene Systeme

Inlay	fest	x	mobile bearing	x	deep dished	x	posterior stabilized	x	UHMWPE

Bemerkungen	– intrameduläre Schäfte und Wedges verfügbar – Allergiekomponente verfügbar

Navigation	BrainLAB, Praxim

Literatur	9, 49, 103, 125, 144, 156

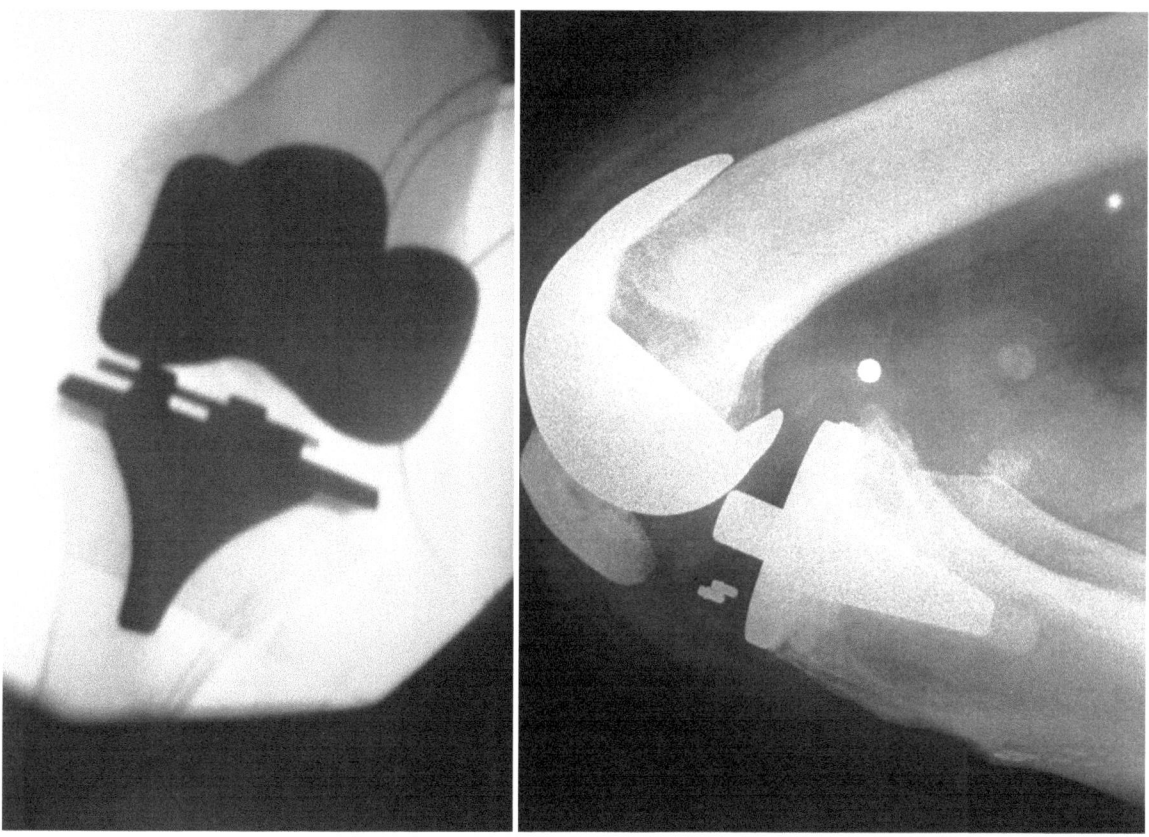

Vanguard PFR Patellofemoraler Oberflächenersatz

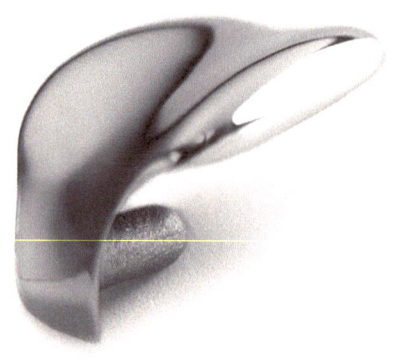

Hersteller	Biomet UK Ltd Waterton Industrial Estate Bridgend, South Wales CF 31 3XA United Kingdom Tel.: 0044-1656-655 221 Fax: 0044-1656-645 454 E-Mail: info@biomet.co.uk Internet: www.biomet.co.uk
Vertrieb	Biomet Deutschland GmbH Gustav-Krone-Str. 2, 14167 Berlin Tel.: 0049-30 84581 0 Fax: 0049-30 84581 110 E-Mail: info@biometdeutschland.de Internet: www.biometgermany.de
Knieprothesensystem	Patello-femoraler Oberflächenersatz
Erfinder	Walter, Abendschein
implantiert seit	2001

Verankerung	zemen-tiert	zement-frei	Primär-verankerung Schrauben	Intramedulläre Stabveran-kerung	Material	Kompa-tibilität
Femurkomponente	x	–	–	–	CoCr	–
Tibiakomponente	–	–	–	–	–	–
Patellakomponente	x	–	–	–	UHMWPE	firmeneigene Systeme

Inlay	fest	–	mobile bearing	–	deep dished	–	posterior stabilized	–	–

Bemerkungen	– Material: Titanbeschichtungsvariante als Sonderanfertigung
Navigation	–
Literatur	1, 2, 10, 14, 111, 147, 177

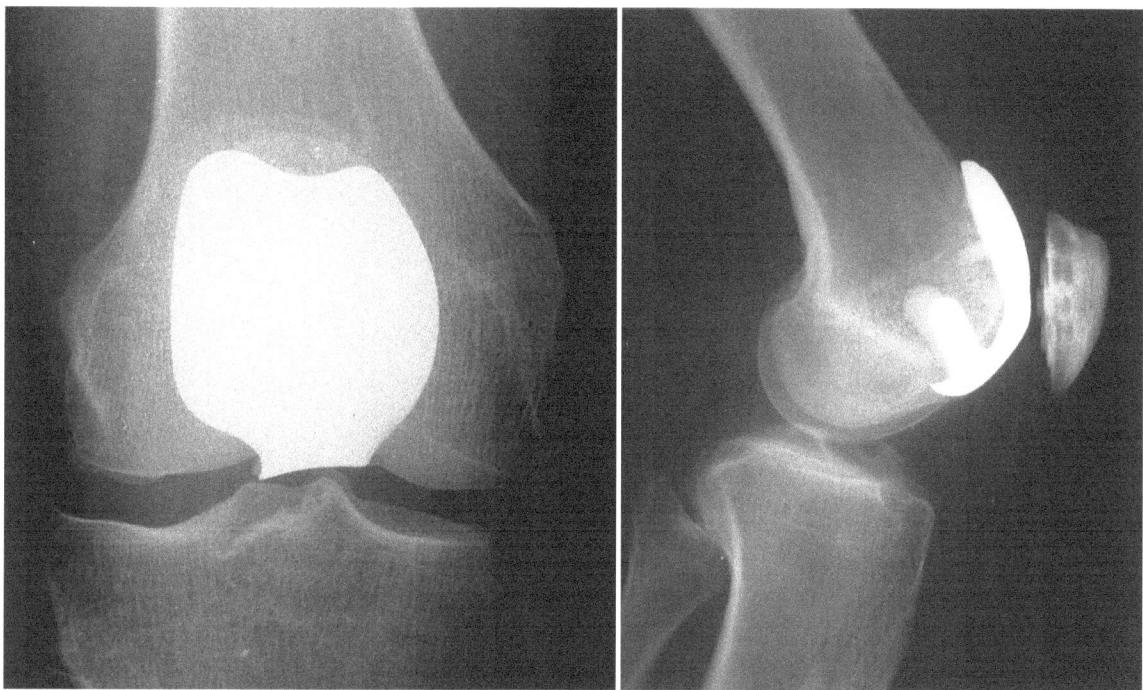

Schlittenprothese Modell Nürnberg

Hersteller	Fa. Peter Brehm GmbH Peter Brehm GmbH Chirurgie Mechanik Am Mühlberg 30 91085 Weisendorf Tel.: 09135-7103-0 Fax: 09135-7103-16 E-Mail: rolandkostka@peterbrehm.de Internet: www.peter-brehm.de

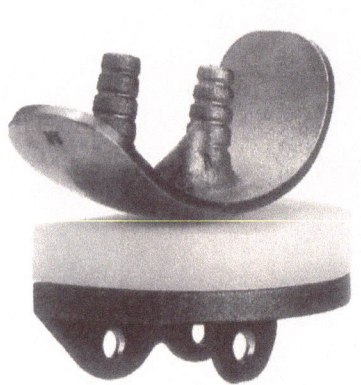

Vertrieb	Fa. Peter Brehm GmbH

Knieprothesensystem	Oberflächenhemiprothese

Erfinder	Stuhler

implantiert seit	1988

Verankerung	zementiert	zementfrei	Primärverankerung Schrauben	Intramedulläre Stabverankerung	Material	Kompatibilität
Femurkomponente	x	x	–	–	Titan	–
Tibiakomponente	x	x	–	–	Titan + UHMWPE	–
Patellakomponente	–	–	–	–	–	–

Inlay	fest	x	mobile bearing	–	deep dished	–	posterior stabilized	–	UHMWPE

Bemerkungen	–

Navigation	–

Literatur	–

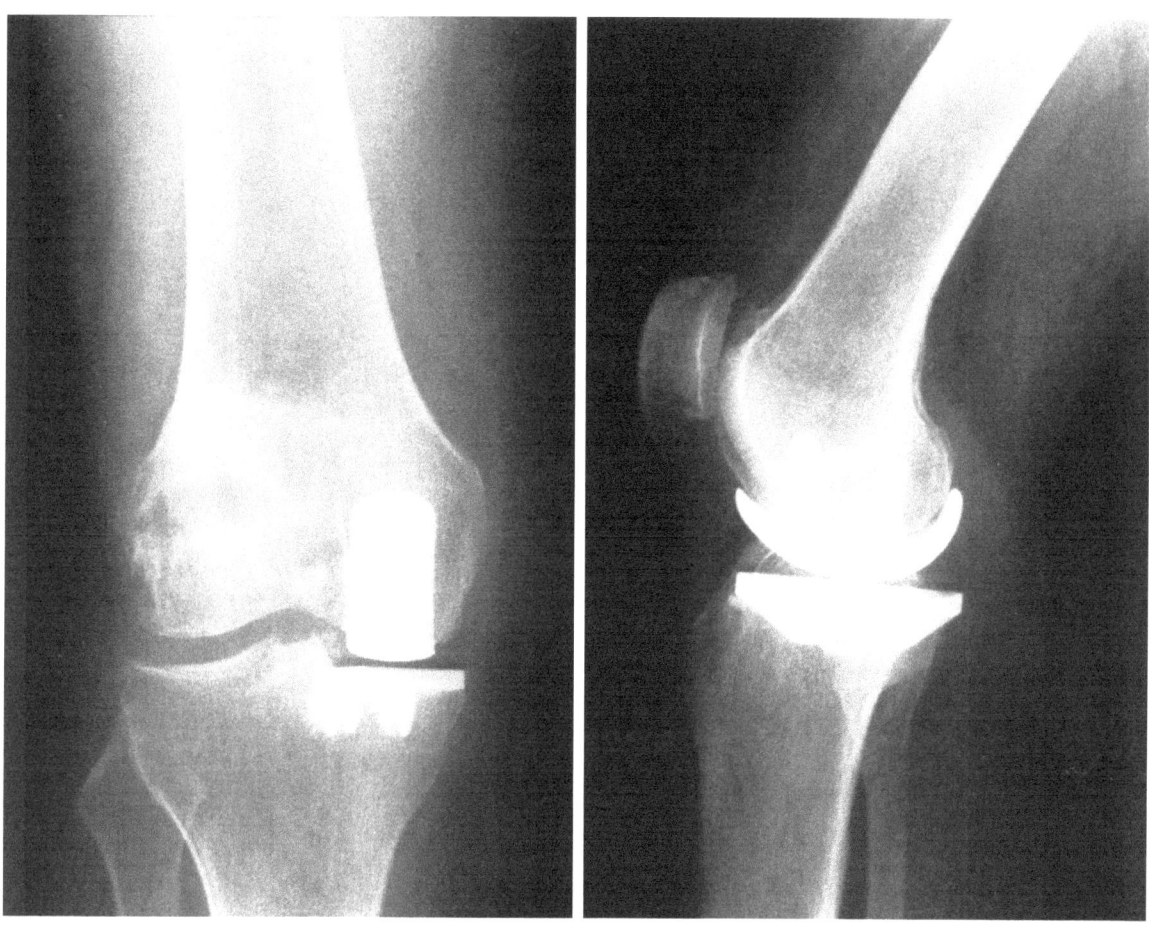

AMC MKII

Hersteller	Corin Germany GmbH Am Felsbrunnen 8 66119 Saarbrücken Tel.: 0681-883997-0 Fax: 0681-883997-50 E-Mail: germany@coringroup.com Internet: www.coringermany.de

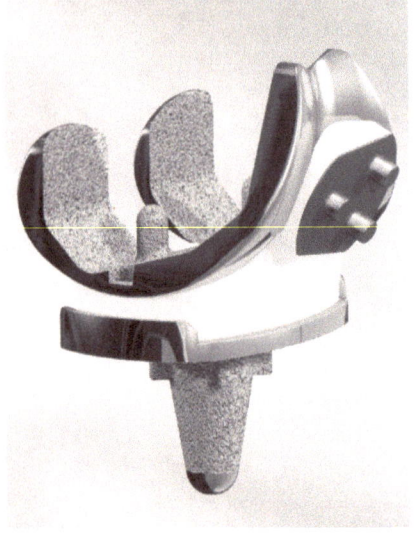

Vertrieb	Corin Germany GmbH

Knieprothesensystem	Oberflächenendoprothese

Erfinder	Alphanorm Medizintechnik

implantiert seit	1994

Verankerung	zemen-tiert	zement-frei	Primär-verankerung Schrauben	Intramedulläre Stabveran-kerung	Material	Kompa-tibilität
Femurkomponente	x	x	–	–	Titan/ CoCrMo	–
Tibiakomponente	x	x	–	–	Titan/ CoCrMo	–
Patellakomponente	x	x	–	–	Titan/ CoCrMo UHMWPE	–

Inlay	fest	–	mobile bearing	x	deep dished	–	posterior stabilized	–	UHMWPE

Bemerkungen	– ungekoppelt mit Rotating Plattform – als SC Variante teilgekoppelt

Navigation	System KAPPA Knie

Literatur	–

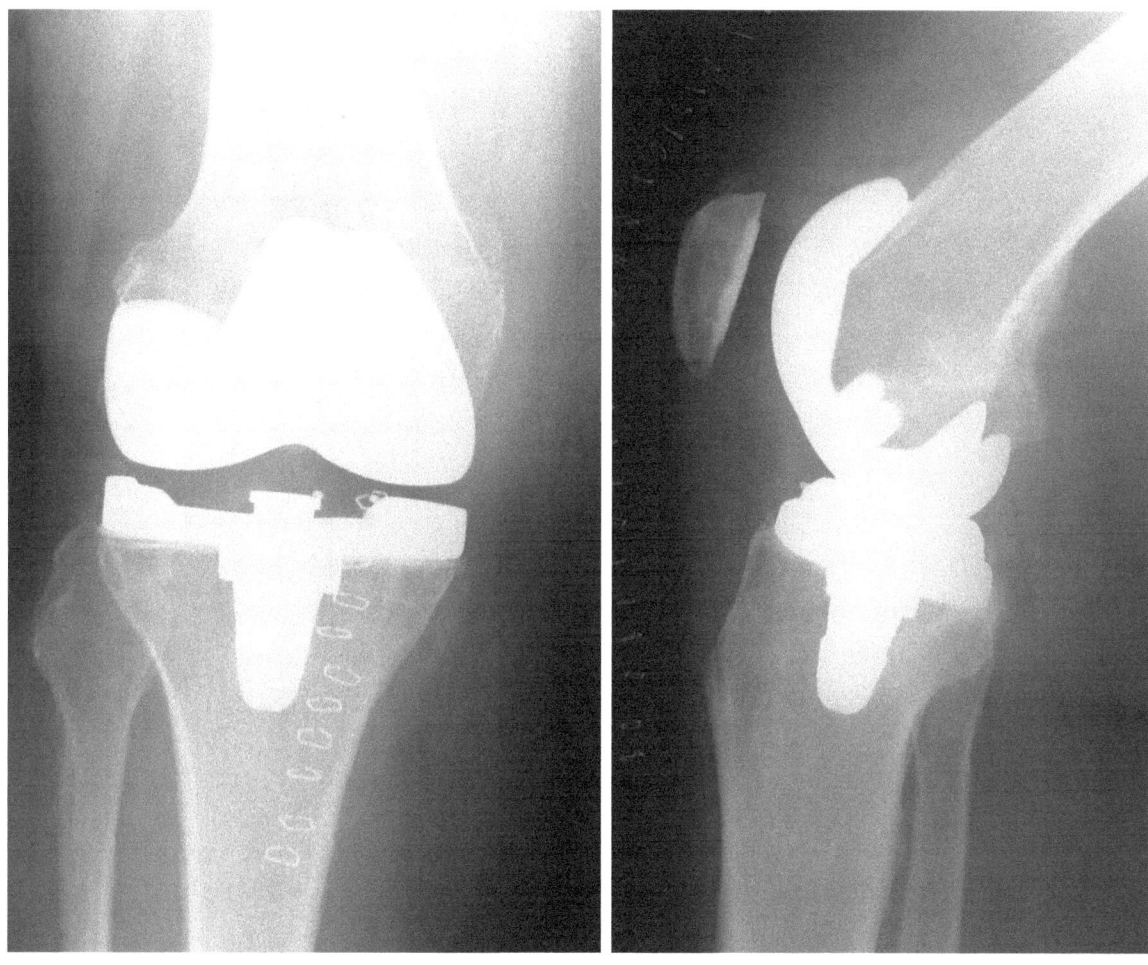

Rotaglide +

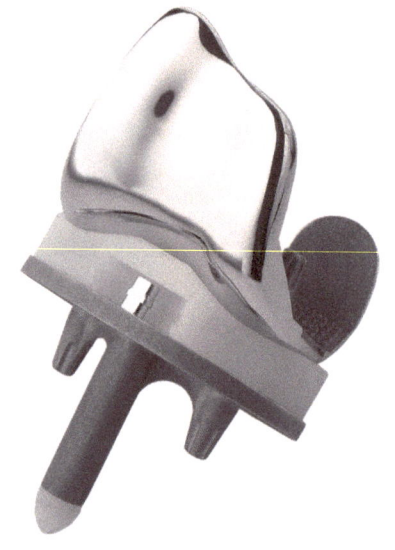

Hersteller	Corin Germany GmbH Am Felsbrunnen 8 66119 Saarbrücken Tel.: 0681-883997-0 Fax: 0681-883997-50 E-Mail: germany@coringroup.com Internet: www.coringermany.de

Vertrieb	Corin Germany GmbH

Knieprothesensystem	Oberflächenendoprothese

Erfinder	Polyzoides, Solihull

implantiert seit	1989

Verankerung	zemen-tiert	zement-frei	Primär-verankerung Schrauben	Intramedulläre Stabveran-kerung	Material	Kompa-tibilität
Femurkomponente	x	x	–	x	CoCrMo	–
Tibiakomponente	x	x	–	x	CoCrMo	–
Patellakomponente	x	x	–	–	UHMWPE	–

Inlay	fest	x	mobile bearing	x	deep dished	–	posterior stabilized	–	UHMWPE

Bemerkungen	– frühere Bezeichnung RTK

Navigation	System KAPPA Knie

Literatur	135

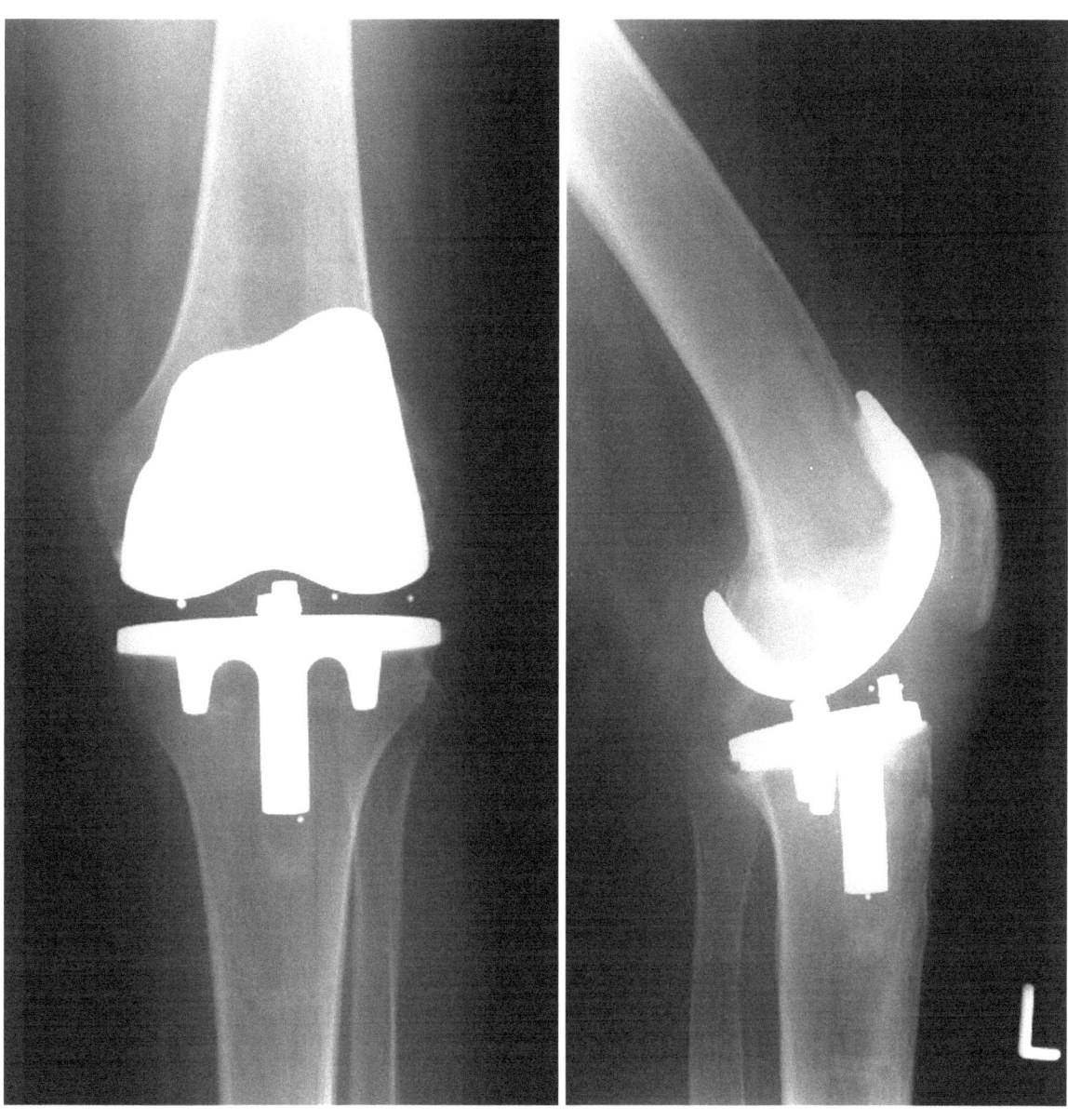

Uniglide

Hersteller	Corin Germany GmbH Am Felsbrunnen 8 66119 Saarbrücken Tel.: 0681-883997-0 Fax: 0681-883997-50 E-Mail: germany@coringroup.com Internet: www.coringermany.de

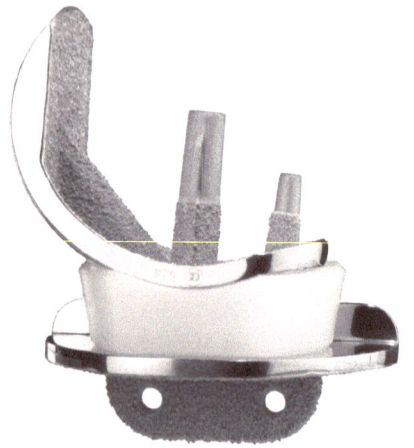

Vertrieb	Corin Germany GmbH
Knieprothesensystem	Oberflächenhemiprothese
Erfinder	Bontemps
implantiert seit	1994

Verankerung	zemen-tiert	zement-frei	Primär-verankerung Schrauben	Intramedulläre Stabveran-kerung	Material	Kompa-tibilität
Femurkomponente	x	x	–	–	CoCr/TiN	–
Tibiakomponente	x	x	–	–	CoCr/TiN	–
Patellakomponente	–	–	–	–	–	–

Inlay	fest	x	mobile bearing	x	deep dished	–	posterior stabilized	–	PE

Bemerkungen	– früher AMC Uniglide
Navigation	System KAPPA Knie
Literatur	–

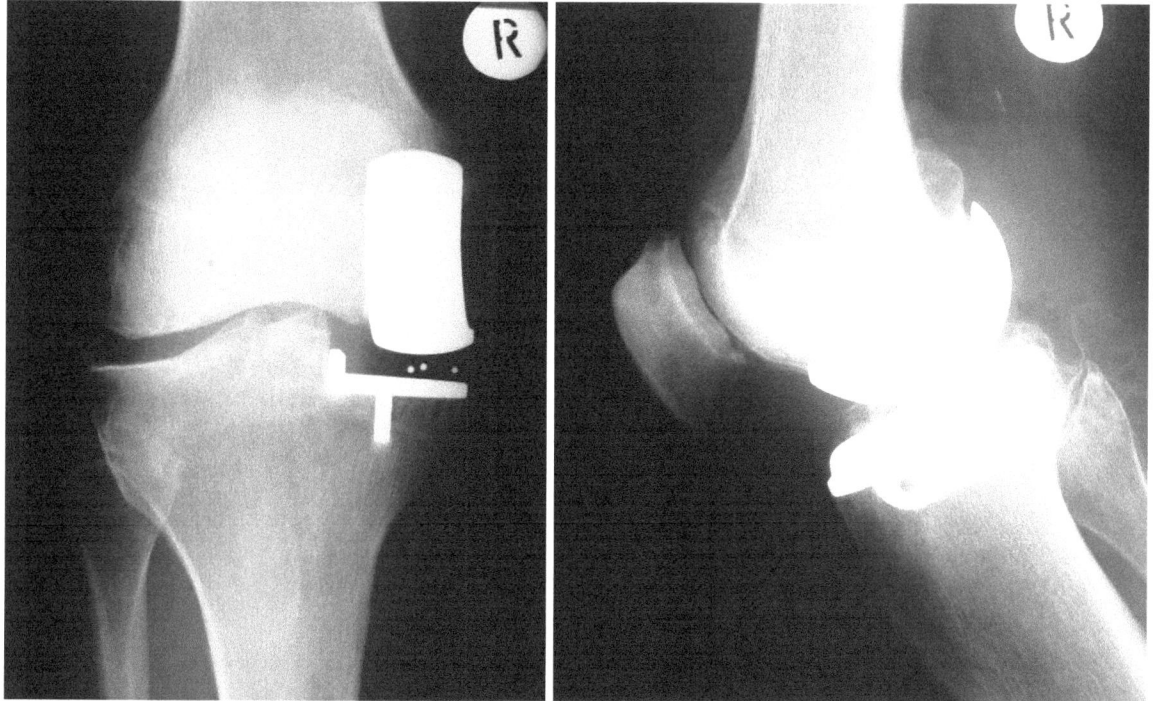

Goeland Evolution

Hersteller	DePuy Orthopädie GmbH
	Konrad-Zuse-Straße 19
	66459 Kirkel-Limbach
	Tel.: 06841-1893-4
	Fax: 06841-1893-633
	E-Mail: info@depuy.de
	Internet: www.depuy.com

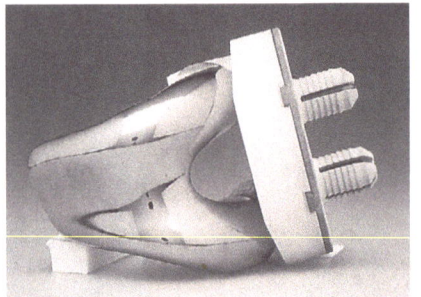

Vertrieb	DePuy Orthopädie GmbH

Knieprothesensystem	Oberflächenendoprothese

Erfinder	Groupe Goeland/Landos

implantiert seit	1992

Verankerung	zemen-tiert	zement-frei	Primär-verankerung Schrauben	Intramedulläre Stabveran-kerung	Material	Kompa-tibilität
Femurkomponente	x	x	–	–	Titan	–
Tibiakomponente	x	x	–	–	Titan	Goeland 2
Patellakomponente	x	–	–	–	PE	Goeland 2

Inlay	fest	x	mobile bearing	–	deep dished	–	posterior stabilized	–	PE

Bemerkungen	– Erhalt beider Kreuzbänder

Navigation	–

Literatur	–

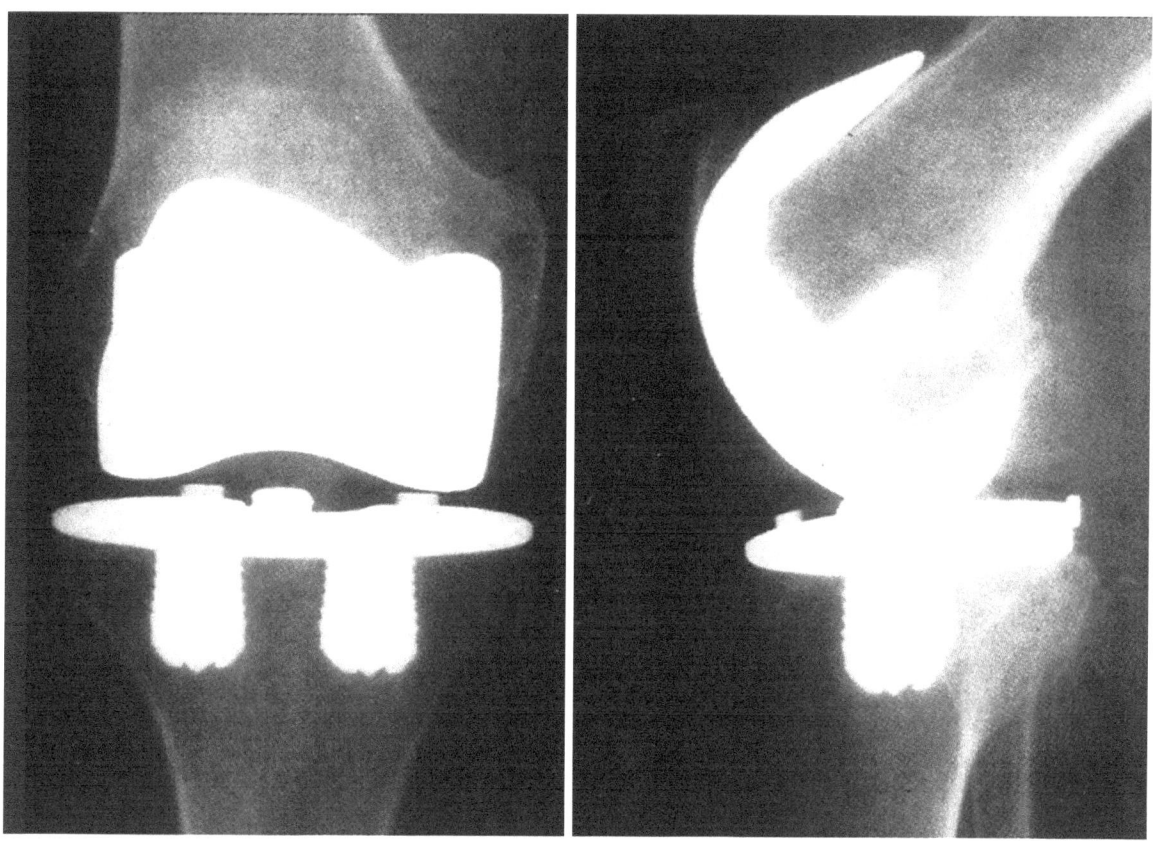

Goeland 2

Hersteller	DePuy Orthopädie GmbH Konrad-Zuse-Straße 19 66459 Kirkel-Limbach Tel.: 06841-1893-4 Fax: 06841-1893-633 E-Mail: info@depuy.de Internet: www.depuy.com

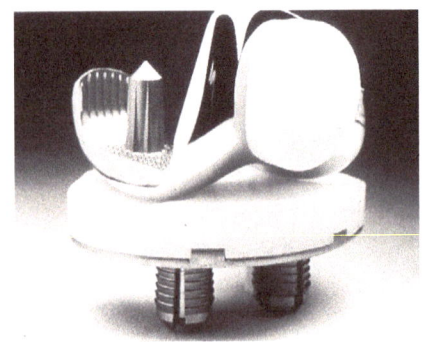

Vertrieb	DePuy Orthopädie GmbH

Knieprothesensystem	Oberflächenendoprothese

Erfinder	Groupe Goeland/Landos

implantiert seit	1992

Verankerung	zemen-tiert	zement-frei	Primär-verankerung Schrauben	Intramedulläre Stabveran-kerung	Material	Kompa-tibilität
Femurkomponente	x	x	–	–	CoCrMo	–
Tibiakomponente	x	x	–	–	Titan	Evolution
Patellakomponente	x	–	–	–	PE	Evolution

Inlay	fest	x	mobile bearing	–	deep dished	–	posterior stabilized	–	PE

Bemerkungen	– Erhalt beider Kreuzbänder

Navigation	–

Literatur	–

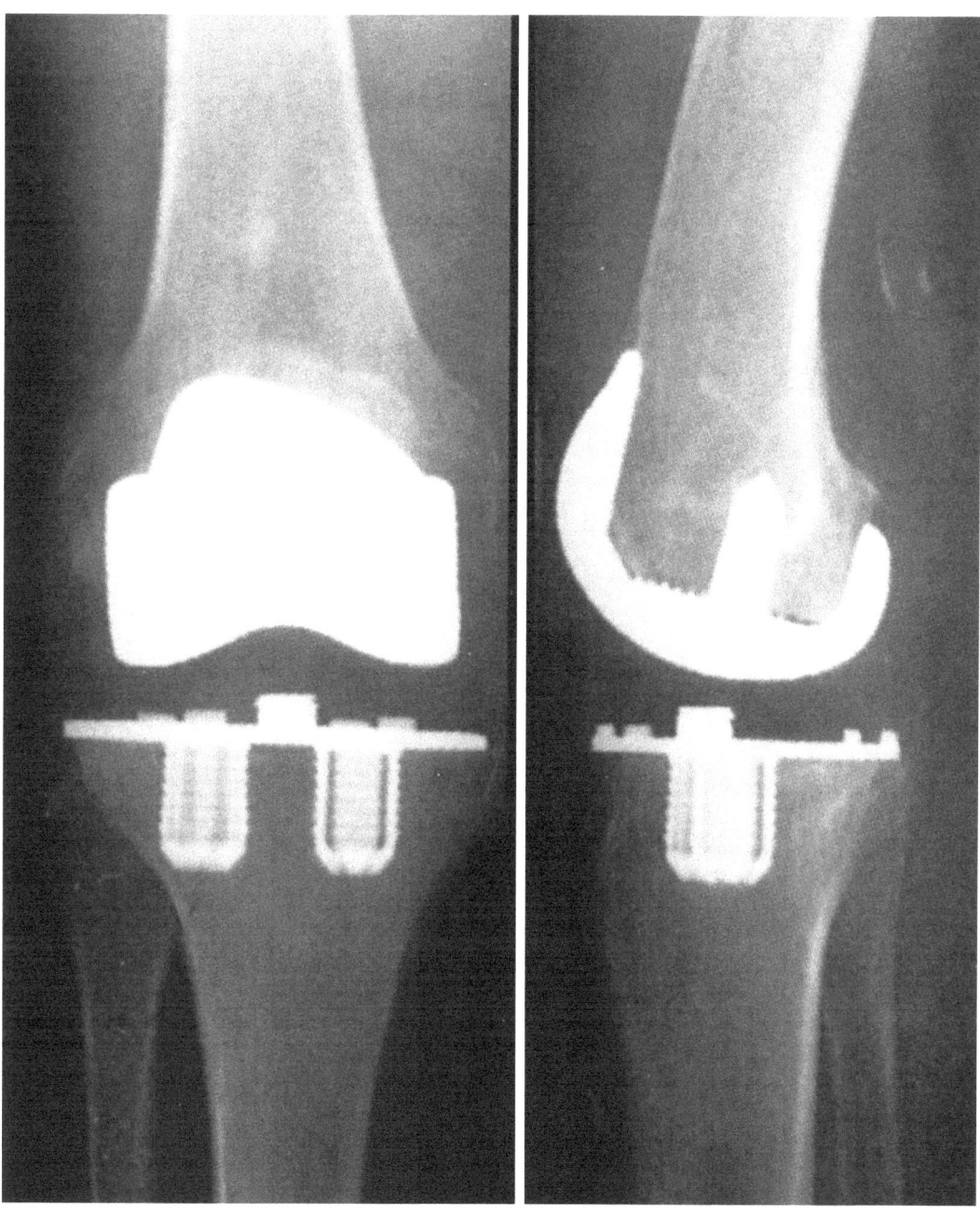

LCS COMPLETE

Hersteller	DePuy Orthopädie GmbH Konrad-Zuse-Straße 19 66459 Kirkel-Limbach Tel.: 06841-1893-4 Fax: 06841-1893-633 E-Mail: info@depuy.de Internet: www.depuy.com

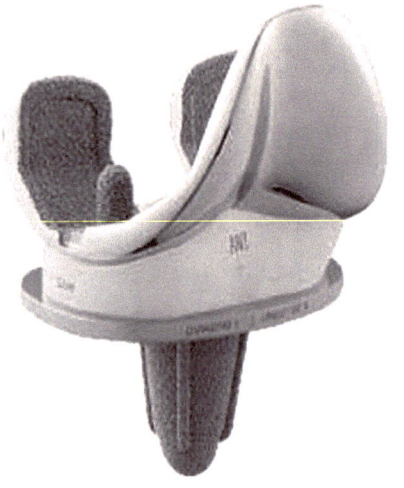

Vertrieb	DePuy Orthopädie GmbH

Knieprothesensystem	Oberflächenendoprothese

Erfinder	Buechel, Pappas

implantiert seit	2001

Verankerung	zemen-tiert	zement-frei	Primär-verankerung Schrauben	Intramedulläre Stabveran-kerung	Material	Kompa-tibilität
Femurkomponente	x	x	–	–	CoCr	mit ande-ren LCS Modulen
Tibiakomponente	x	x	–	–	CoCr	mit ande-ren LCS Modulen
Patellakomponente	x	x	–	–	UHMWPE	–

Inlay	fest	–	mobile bearing	x	deep dished	–	posterior stabilized	–	UHMWPE

Bemerkungen	– Baukastensystem – Variante: Erhalt des hinteren Kreuzbandes – Revisionsversion vorhanden

Navigation	BrainLAB

Literatur	–

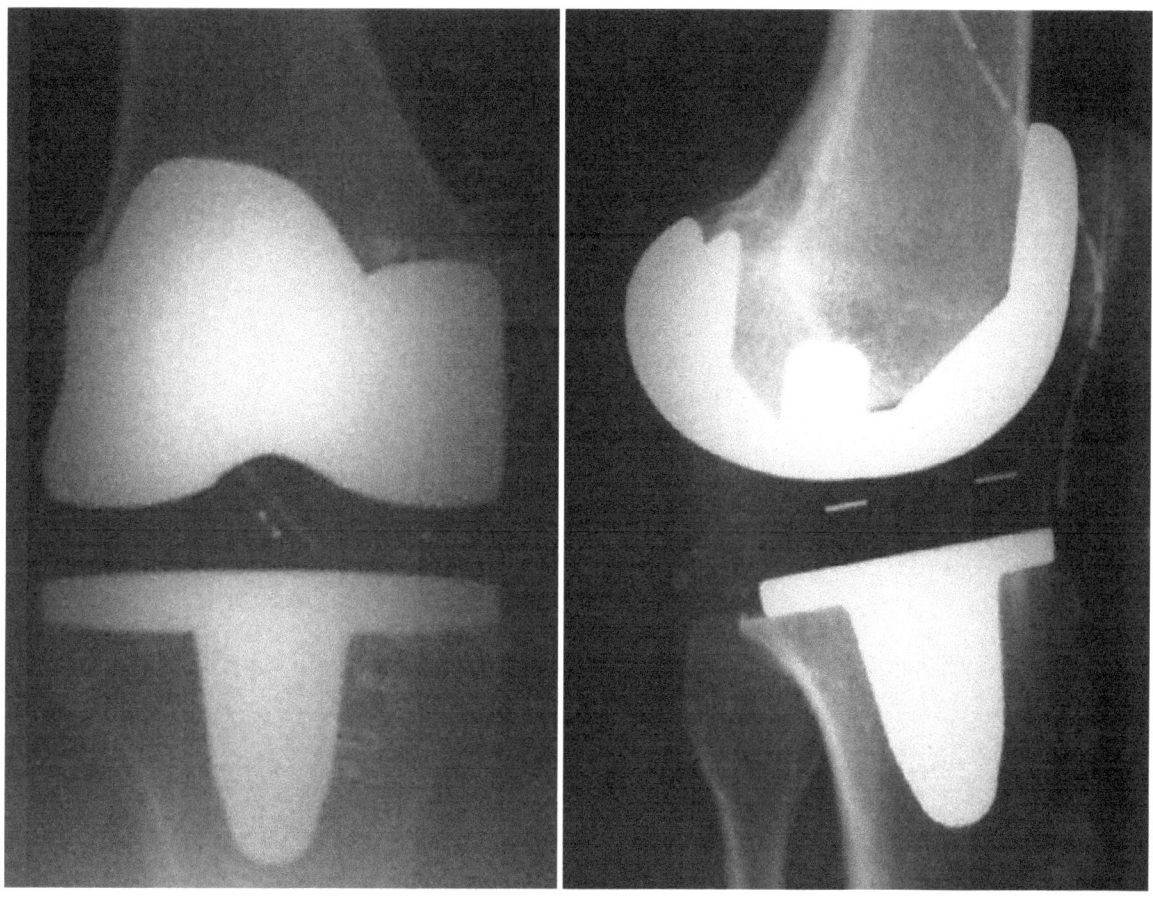

New Jersey LCS-Knieprothesensystem

Hersteller	DePuy Orthopädie GmbH Konrad-Zuse-Straße 19 66459 Kirkel-Limbach Tel.: 06841-1893-4 Fax: 06841-1893-633 E-Mail: info@depuy.de Internet: www.depuy.com

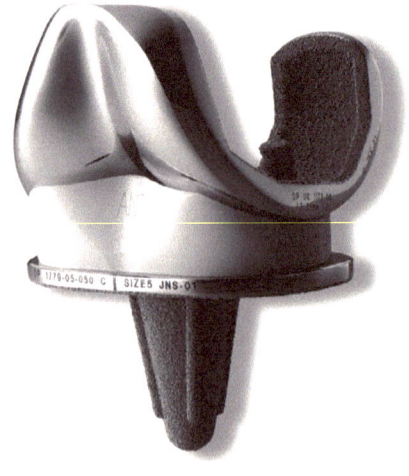

Vertrieb	DePuy Orthopädie GmbH

Knieprothesensystem	Oberflächenendoprothese

Erfinder	Buechel, Pappas

implantiert seit	1977

Verankerung	zemen-tiert	zement-frei	Primär-verankerung Schrauben	Intramedulläre Stabveran-kerung	Material	Kompa-tibilität
Femurkomponente	x	x	–	–	CoCr	begrenzt mit ande-ren LCS Modulen
Tibiakomponente	x	x	–	–	CoCr	
Patellakomponente	x	x	–	–	UHMWPE	–

Inlay	fest	–	mobile bearing	x	deep dished	–	posterior stabilized	–	UHMWPE

Bemerkungen	– Baukastensystem – Kreuzbandverlust – rotierende Plattform – Revisionsversion vorhanden

Navigation	BrainLAB

Literatur	16, 23, 24, 25, 94

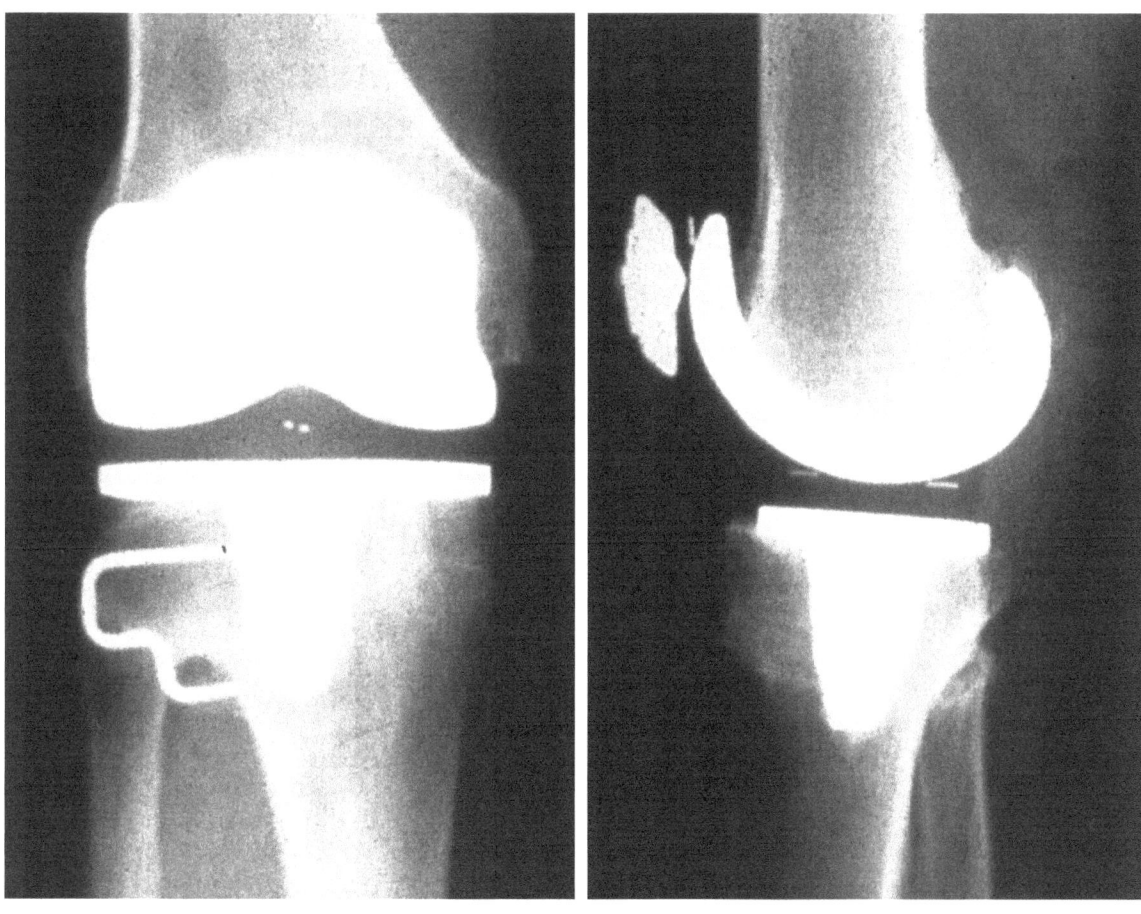

New Jersey LCS-Knieprothesensystem

Hersteller	DePuy Orthopädie GmbH Konrad-Zuse-Straße 19 66459 Kirkel-Limbach Tel.: 06841-1893-4 Fax: 06841-1893-633 E-Mail: info@depuy.de Internet: www.depuy.com

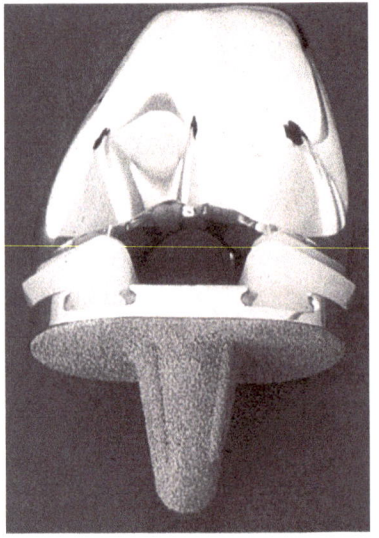

Vertrieb	DePuy Orthopädie GmbH

Knieprothesensystem	Oberflächenendoprothese

Erfinder	Buechel, Pappas

implantiert seit	1977

Verankerung	zemen-tiert	zement-frei	Primär-verankerung Schrauben	Intramedulläre Stabveran-kerung	Material	Kompa-tibilität
Femurkomponente	x	x	–	–	CoCr	begrenzt mit ande-ren LCS Modulen
Tibiakomponente	x	x	–	–	CoCr	
Patellakomponente	x	x	–	–	CoCr + UHMWPE	–

Inlay	fest	–	mobile bearing	x	deep dished	–	posterior stabilized	–	UHMWPE

Bemerkungen	– Baukastensystem – UHMWPE Meniskallager für die Tibiakomponente – wahlweise Erhalt des hinteren Kreuzbandes oder beider Kreuzbänder

Navigation	BrainLAB

Literatur	16, 23, 24, 25, 94

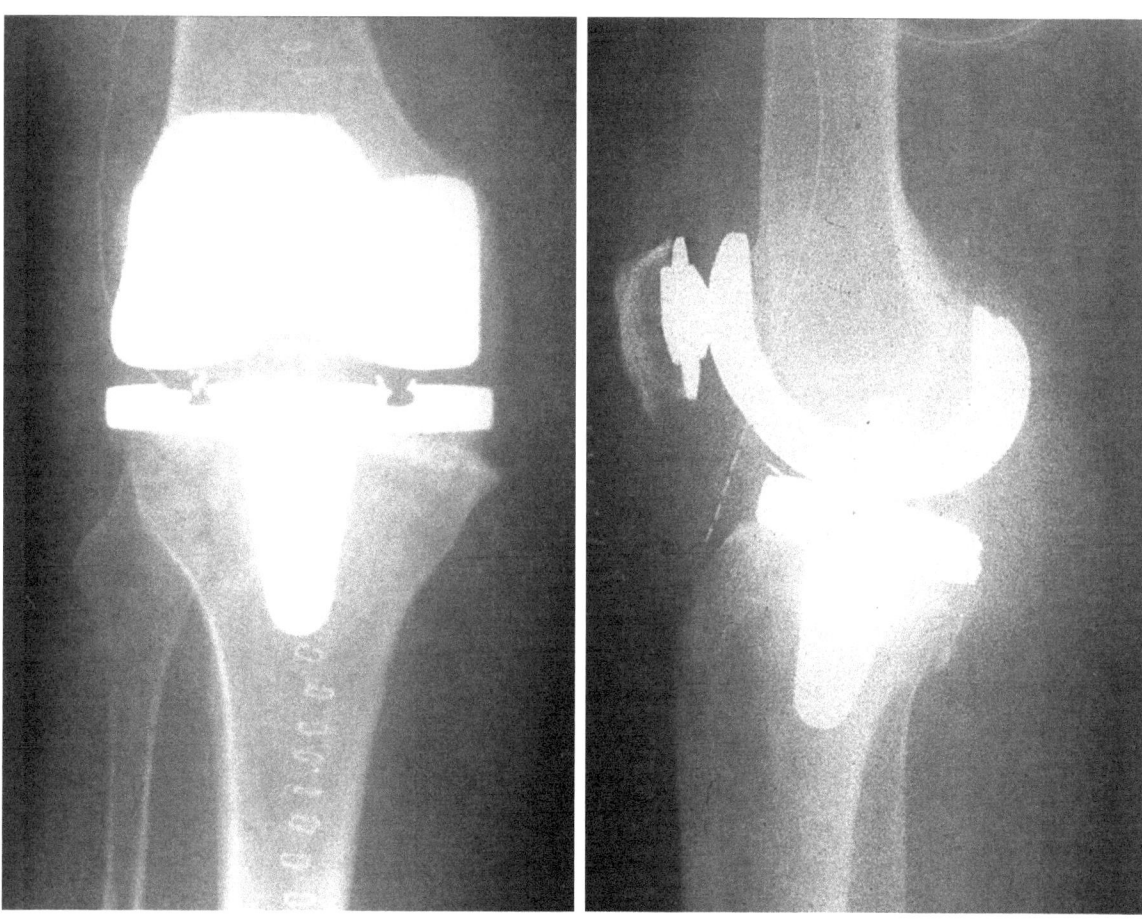

New Jersey LCS-Knieprothesensystem

Hersteller	DePuy Orthopädie GmbH Konrad-Zuse-Straße 19 66459 Kirkel-Limbach Tel.: 06841-1893-4 Fax: 06841-1893-633 E-Mail: info@depuy.de Internet: www.depuy.com
Vertrieb	DePuy Orthopädie GmbH
Knieprothesensystem	Achsknie, ungekoppelt
Erfinder	Buechel, Pappas
implantiert seit	1977

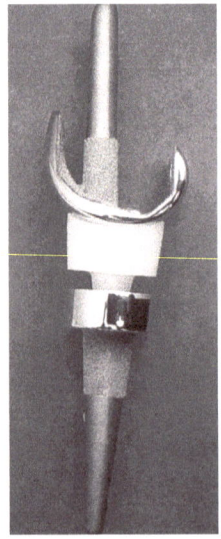

Verankerung	zemen-tiert	zement-frei	Primär-verankerung Schrauben	Intramedulläre Stabveran-kerung	Material	Kompa-tibilität
Femurkomponente	–	x	–	x	CoCr	begrenzt mit ande-ren LCS Modulen
Tibiakomponente	–	x	–	x	CoCr	
Patellakomponente	x	x	–	–	CoCr + UHMWPE	–

Inlay	fest	x	mobile bearing	–	deep dished	–	posterior stabilized	–	UHMWPE

Bemerkungen	– Baukastensystem – Kreuzbandverlust – Revisionsform
Navigation	BrainLAB
Literatur	16, 23, 24, 25, 94

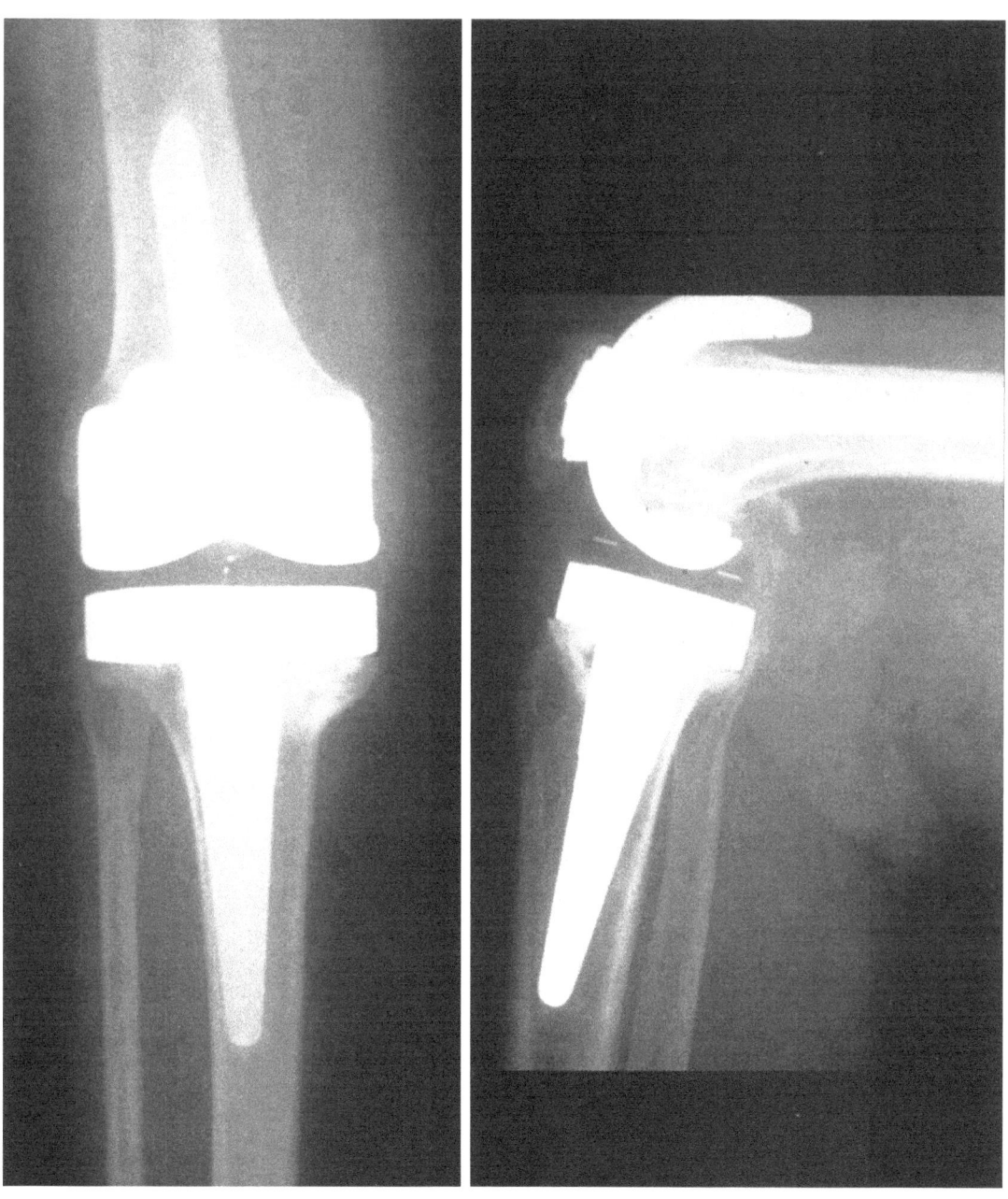

New Jersey LCS-Knieprothesensystem

Hersteller	DePuy Orthopädie GmbH Konrad-Zuse-Straße 19 66459 Kirkel-Limbach Tel.: 06841-1893-4 Fax: 06841-1893-633 E-Mail: info@depuy.de Internet: www.depuy.com

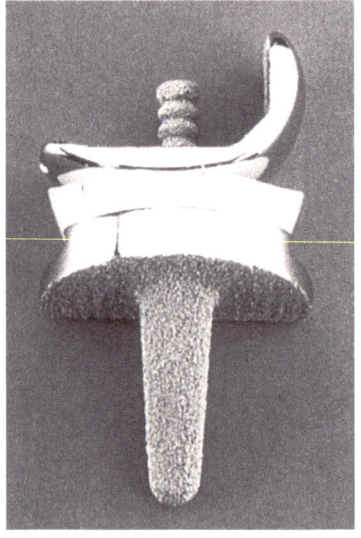

Vertrieb	DePuy Orthopädie GmbH

Knieprothesensystem	Oberflächenhemiprothese

Erfinder	Buechel, Pappas

implantiert seit	1977

Verankerung	zemen-tiert	zement-frei	Primär-verankerung Schrauben	Intramedulläre Stabveran-kerung	Material	Kompa-tibilität
Femurkomponente	–	x	–	–	CoCr	–
Tibiakomponente	–	x	–	–	CoCr	–
Patellakomponente	–	–	–	–	–	–

Inlay	fest	–	mobile bearing	x	deep dished	–	posterior stabilized	–	UHMWPE

Bemerkungen	– Baukastensystem

Navigation	–

Literatur	16, 23, 24, 25, 94

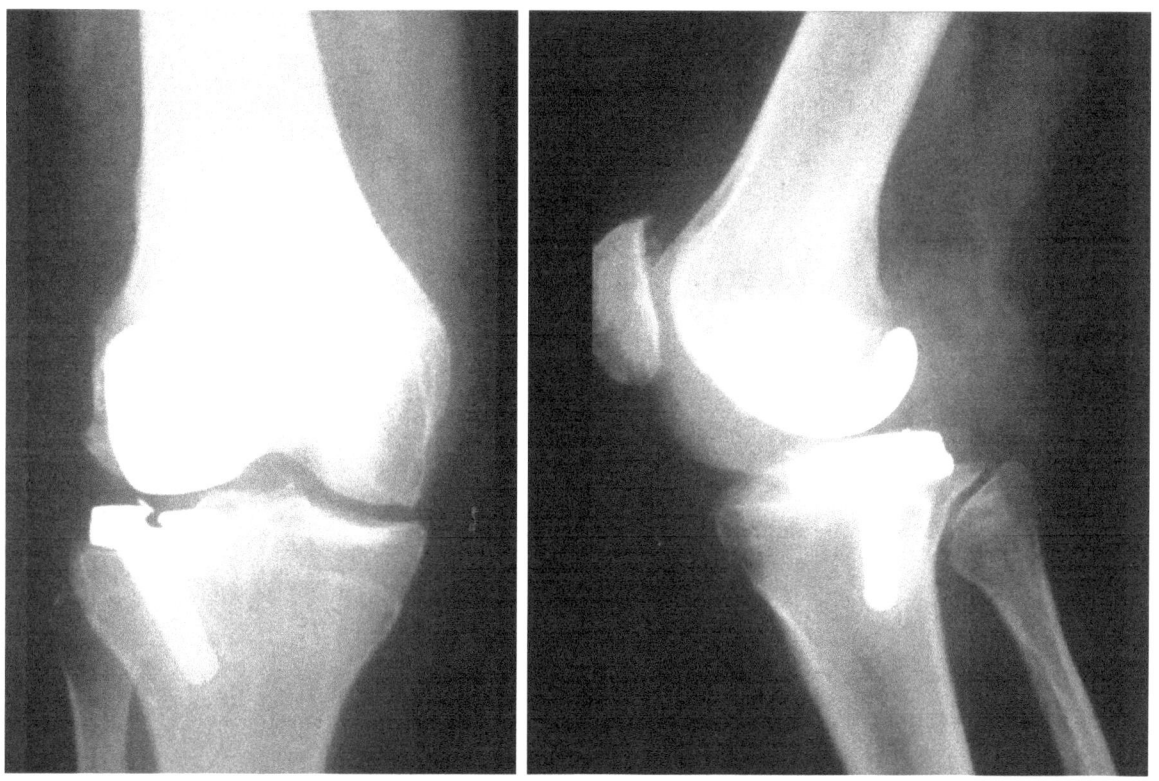

P.F.C.-SIGMA-Kreuzbanderhalt

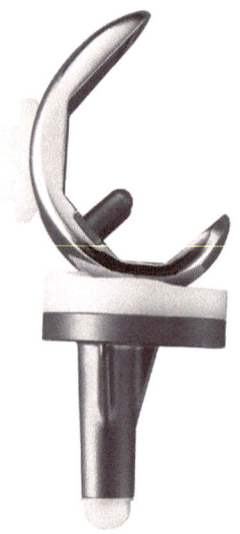

Hersteller	DePuy Orthopädie GmbH Konrad-Zuse-Straße 19 66459 Kirkel-Limbach Tel.: 06841-1893-4 Fax: 06841-1893-633 E-Mail: info@depuy.de Internet: www.depuy.com
Vertrieb	DePuy Orthopädie GmbH
Knieprothesensystem	Oberflächenendoprothese
Erfinder	Scott, Thornhill, Ranawat
implantiert seit	1984

Verankerung	zemen-tiert	zement-frei	Primär-verankerung Schrauben	Intramedulläre Stabveran-kerung	Material	Kompa-tibilität
Femurkomponente	x	x	−	−	CoCr	P.F.C.-SIGMA System
Tibiakomponente	x	x	−	−	TiAl	
Patellakomponente	x	−	x	x	UHMWPE	

Inlay	fest	x	mobile bearing	−	deep dished	−	posterior stabilized	−	UHMWPE

Bemerkungen	− frühere Bezeichnung: P.F.C.-MODULAR bis 1996 − Tibiakomponente: PE-Vollkomponente oder Titankomponente mit modularem PE-Einsatz
Navigation	BrainLAB
Literatur	−

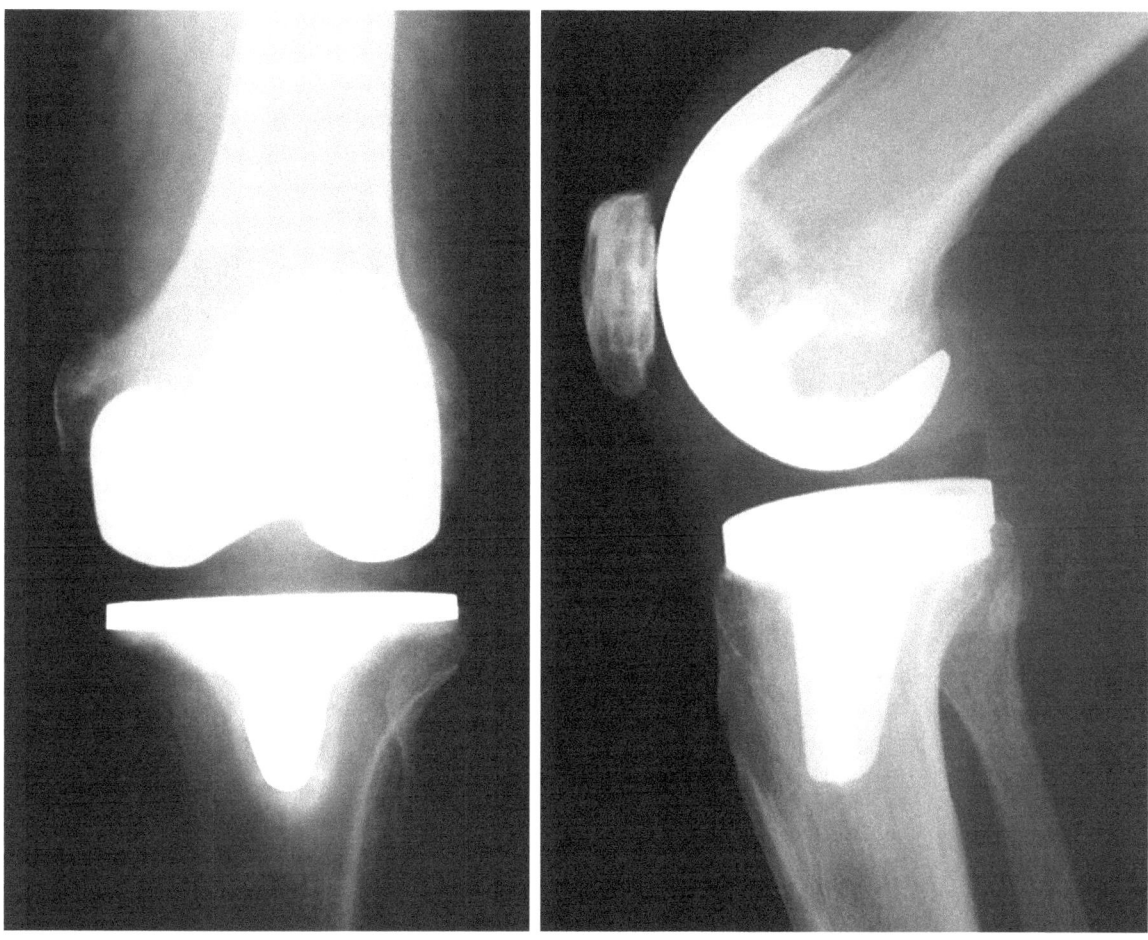

P.F.C.-SIGMA-Kreuzbandsubstitution

Hersteller	DePuy Orthopädie GmbH Konrad-Zuse-Straße 19 66459 Kirkel-Limbach Tel.: 06841-1893-4 Fax: 06841-1893-633 E-Mail: info@depuy.de Internet: www.depuy.com

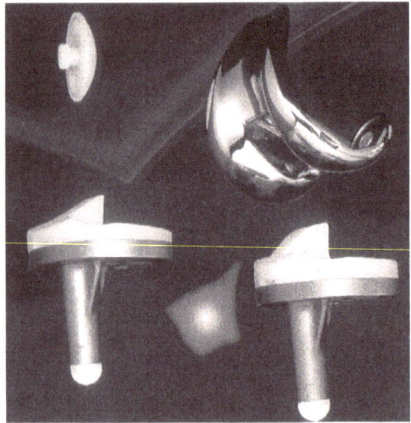

Vertrieb	DePuy Orthopädie GmbH

Knieprothesensystem	Oberflächenendoprothese

Erfinder	Ranawat, Scott, Thornhill

implantiert seit	1984

Verankerung	zemen-tiert	zement-frei	Primär-verankerung Schrauben	Intramedulläre Stabveran-kerung	Material	Kompa-tibilität
Femurkomponente	x	x	–	x	CoCr	P.F.C.-SIGMA System
Tibiakomponente	x	x	x	x	TiAl	
Patellakomponente	x	–	–	–	UHMWPE	

Inlay	fest	x	mobile bearing	–	deep dished	–	posterior stabilized	x	UHMWPE

Bemerkungen	– frühere Bezeichnung: P.F.C.-MODULAR-Kreuzbandsubstitution bis 1996 – Tibiakomponente: PE-Vollkomponente oder Titankomponente mit modularem PE-Einsatz – Revisionskomponenten: Femurschaftergänzungen, Femuraugmentations-komponenten, Tibiaschaftverlängerungen, Tibiakeile

Navigation	BrainLAB

Literatur	–

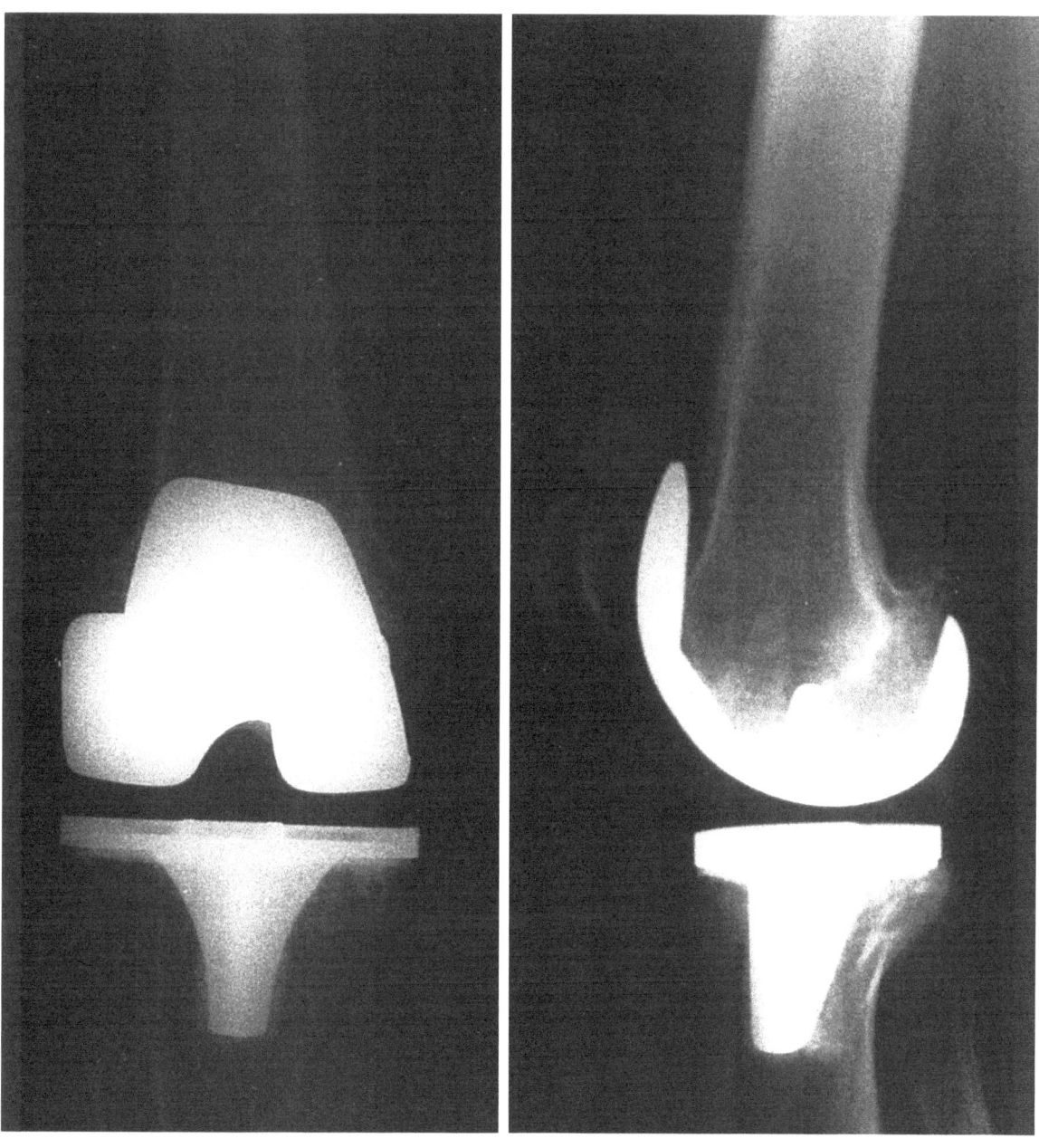

P.F.C.-SIGMA-PLUS (TC3)

Hersteller	DePuy Orthopädie GmbH Konrad-Zuse-Straße 19 66459 Kirkel-Limbach Tel.: 06841-1893-4 Fax: 06841-1893-633 E-Mail: info@depuy.de Internet: www.depuy.com

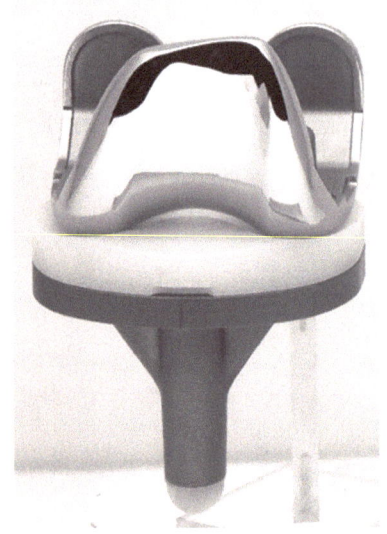

Vertrieb	DePuy Orthopädie GmbH

Knieprothesensystem	Oberflächenendoprothese

Erfinder	Scott, Thornhill, Ranawat, Dennis, Callaghan

implantiert seit	1984

Verankerung	zemen-tiert	zement-frei	Primär-verankerung Schrauben	Intramedulläre Stabveran-kerung	Material	Kompa-tibilität
Femurkomponente	x	x	–	x	CoCrMo	P.F.C.-SIGMA System
Tibiakomponente	x	x	x	x	TiAl	
Patellakomponente	x	–	–	–	UHMWPE	

Inlay	fest	x	mobile bearing	–	deep dished	–	posterior stabilized	–	UHMWPE

Bemerkungen	– frühere Bezeichnung: P.F.C.-SIGMA-PLUS bis 1991 – Revisionskomponenten: Femurschaftergänzungen, Femuraugmentations-komponenten, Tibiaschaftverlängerungen, Tibiakeile – Instrumentarium: Revisionsinstrumentarium mit Markraumausrichtung aller Resektionen

Navigation	BrainLAB

Literatur	143, 196

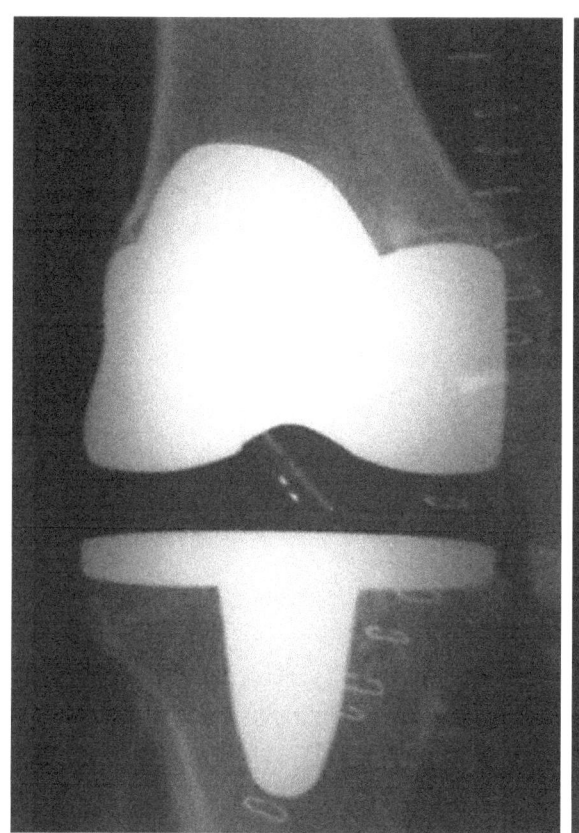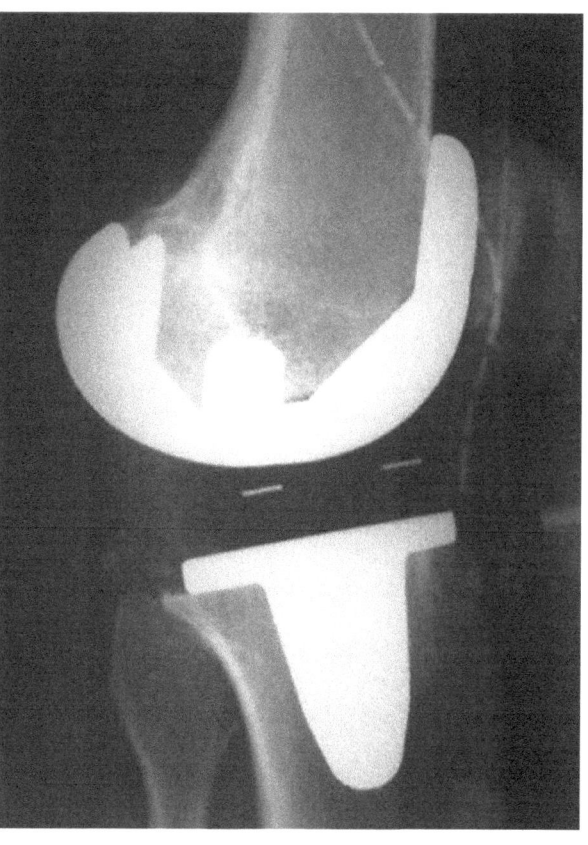

P.F.C.-SIGMA RP-F High Flex

Hersteller	DePuy Orthopädie GmbH Konrad-Zuse-Straße 19 66459 Kirkel-Limbach Tel.: 06841-1893-4 Fax: 06841-1893-633 E-Mail: info@depuy.de Internet: www.depuy.com

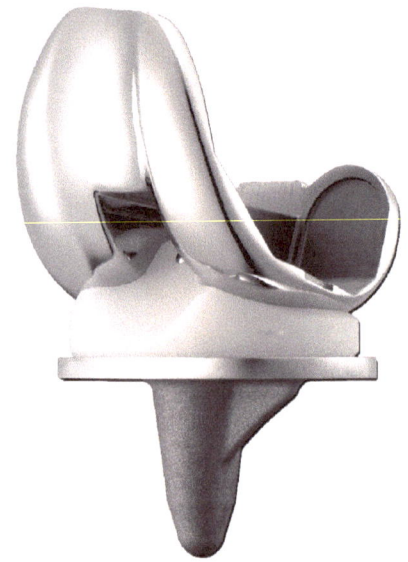

Vertrieb	DePuy Orthopädie GmbH

Knieprothesensystem	Oberflächenendoprothese

Erfinder	Ranawat, Jones

implantiert seit	2005

Verankerung	zemen-tiert	zement-frei	Primär-verankerung Schrauben	Intramedulläre Stabveran-kerung	Material	Kompa-tibilität
Femurkomponente	x	–	–	x	CoCr	P.F.C.-SIGMA System
Tibiakomponente	x	–	–	x	CoCr	
Patellakomponente	x	–	–	–	UHMWPE	

Inlay	fest	–	mobile bearing	x	deep dished	–	posterior stabilized	x	UHMWPE

Bemerkungen	– Design ausgelegt bis 155° Flexion

Navigation	BrainLAB

Literatur	–

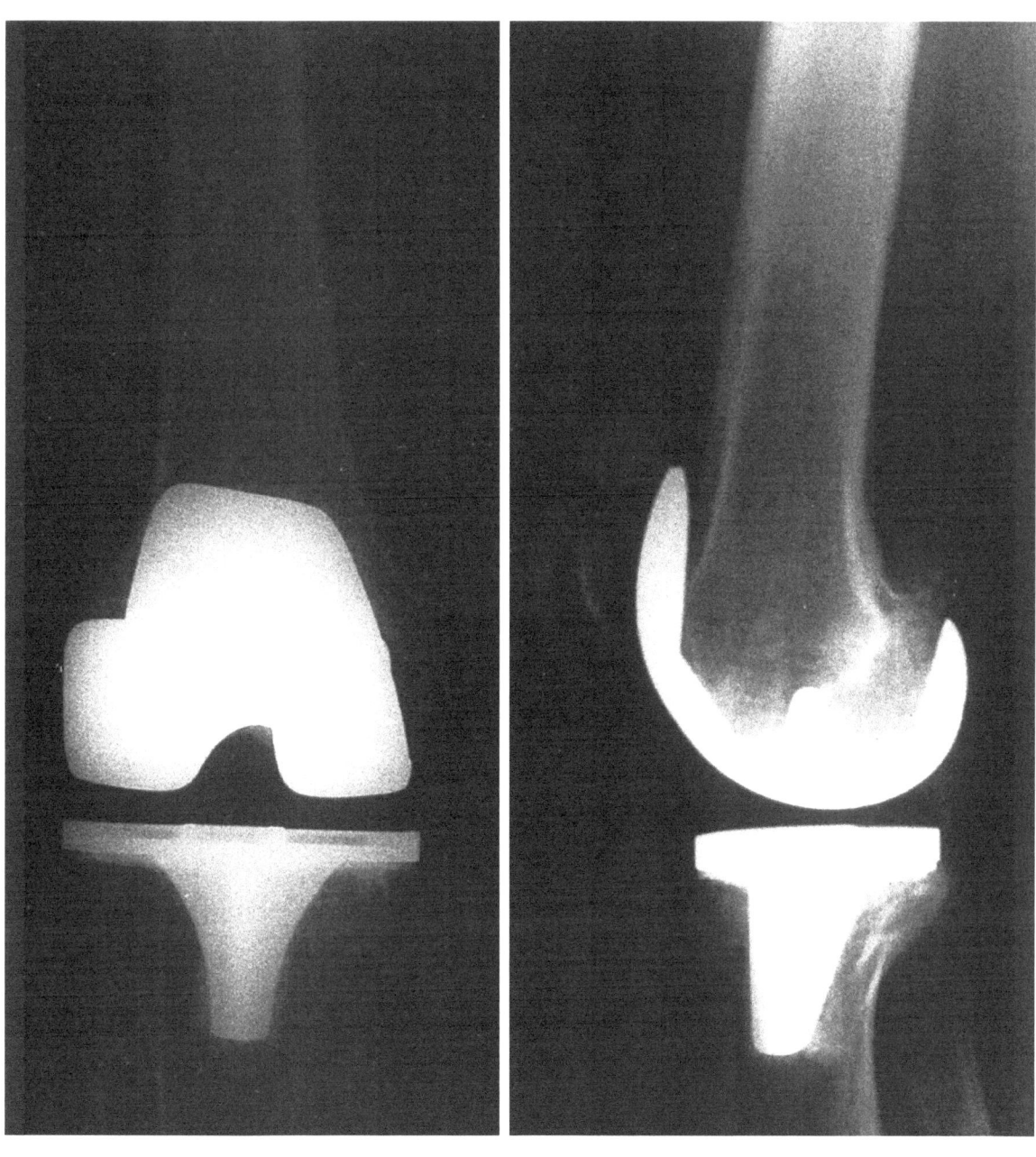

P.F.C.-SIGMA RP-Kreuzbanderhalt

Hersteller	DePuy Orthopädie GmbH Konrad-Zuse-Straße 19 66459 Kirkel-Limbach Tel.: 06841-1893-4 Fax: 06841-1893-633 E-Mail: info@depuy.de Internet: www.depuy.com

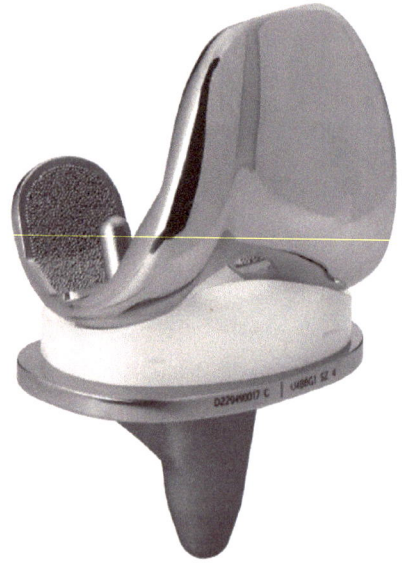

Vertrieb	DePuy Orthopädie GmbH

Knieprothesensystem	Oberflächenendoprothese

Erfinder	Scott, Thornhill, Ranawat, Dennis, Callaghan

implantiert seit	2000

Verankerung	zemen-tiert	zement-frei	Primär-verankerung Schrauben	Intramedulläre Stabveran-kerung	Material	Kompa-tibilität
Femurkomponente	x	x	–	–	CoCr	P.F.C.-SIGMA System
Tibiakomponente	x	x	–	–	CoCr	
Patellakomponente	x	–	–	x	UHMWPE	

Inlay	fest	–	mobile bearing	x	deep dished	–	posterior stabilized	–	UHMWPE

Bemerkungen	– intramedulläre Verlängerungen lieferbar

Navigation	BrainLAB

Literatur	–

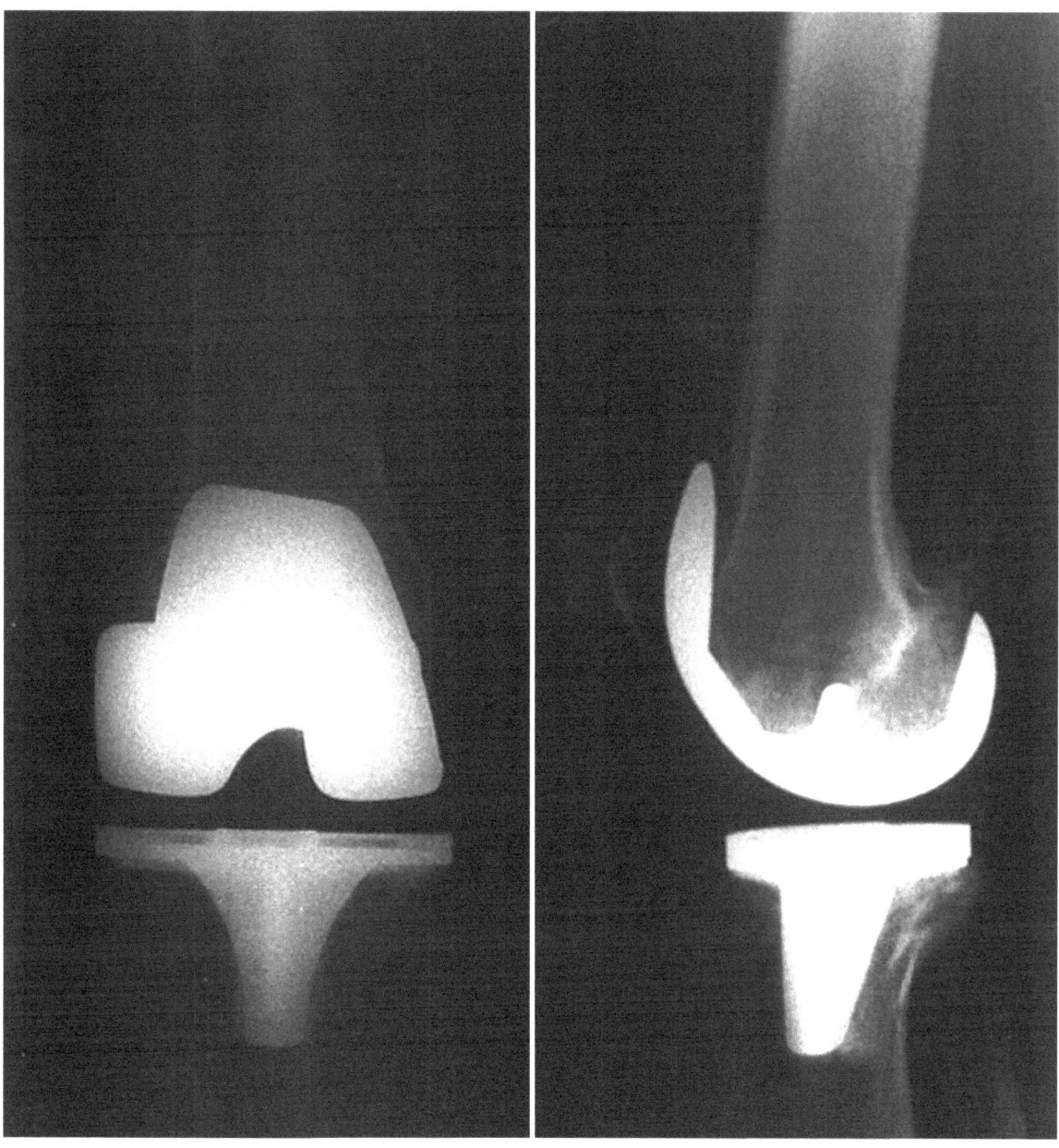

P.F.C.-SIGMA RP-Kreuzbandsubstitution

Hersteller	DePuy Orthopädie GmbH Konrad-Zuse-Straße 19 66459 Kirkel-Limbach Tel.: 06841-1893-4 Fax: 06841-1893-633 E-Mail: info@depuy.de Internet: www.depuy.com

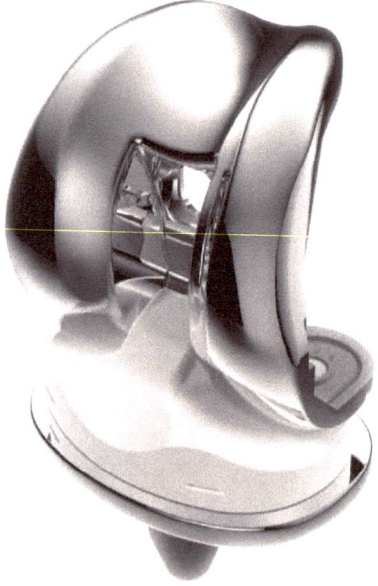

Vertrieb	DePuy Orthopädie GmbH

Knieprothesensystem	Oberflächenendoprothese

Erfinder	Ranawat, Thornhill, Scott, Dennis, Callaghan

implantiert seit	2000

Verankerung	zementiert	zementfrei	Primärverankerung Schrauben	Intramedulläre Stabverankerung	Material	Kompatibilität
Femurkomponente	x	x	–	x	CoCr	P.F.C.-Modular System
Tibiakomponente	x	x	–	x	CoCr	
Patellakomponente	x	–	–	–	UHMWPE	

Inlay	fest	–	mobile bearing	x	deep dished	–	posterior stabilized	x	UHMWPE

Bemerkungen	– frühere Bezeichnung: P.F.C.-MODULAR-Kreuzbandsubstitution – Revisionskomponenten: Femurschaftergänzungen, Femuraugmentationskomponenten, Tibiaschaftverlängerungen, Tibiakeile

Navigation	BrainLAB

Literatur	–

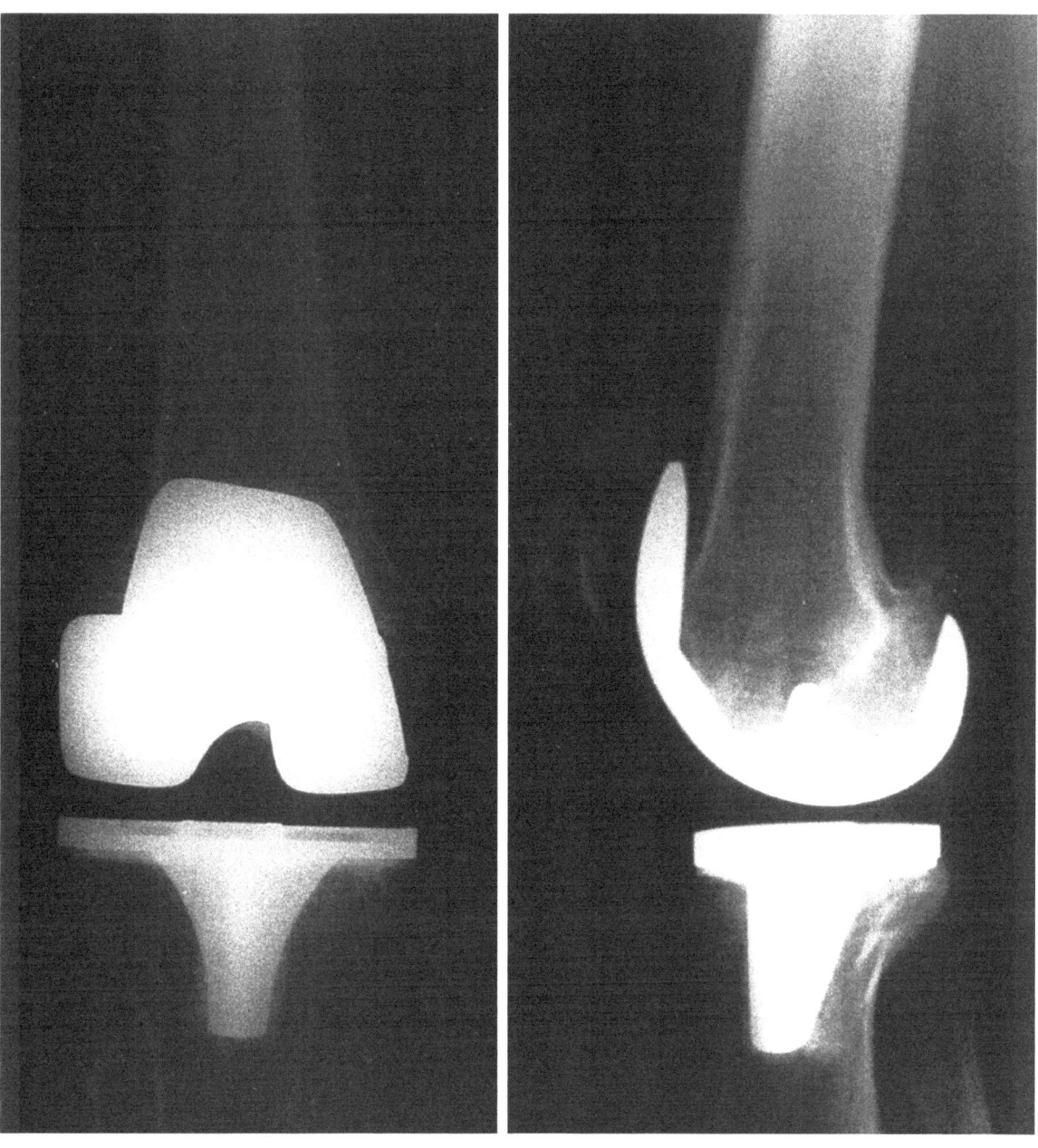

P.F.C.-SIGMA RP (TC3)

Hersteller	DePuy Orthopädie GmbH Konrad-Zuse-Straße 19 66459 Kirkel-Limbach Tel.: 06841-1893-4 Fax: 06841-1893-633 E-Mail: info@depuy.de Internet: www.depuy.com

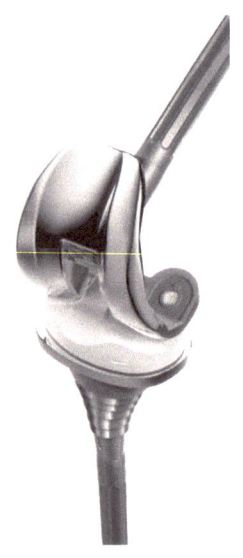

Vertrieb	DePuy Orthopädie GmbH

Knieprothesensystem	Achsknie, ungekoppelt

Erfinder	Scott, Thornhill

implantiert seit	1991

Verankerung	zemen-tiert	zement-frei	Primär-verankerung Schrauben	Intramedulläre Stabveran-kerung	Material	Kompa-tibilität
Femurkomponente	x	-	-	x	CoCrMo	P.F.C.-SIGMA System
Tibiakomponente	x	-	-	x	CoCrMo	
Patellakomponente	x	-	-	-	UHMWPE	

Inlay	fest	-	mobile bearing	x	deep dished	-	posterior stabilized	-	UHMWPE

Bemerkungen	– frühere Bezeichnung: P.F.C.-MODULAR-PLUS (TC3) – Revisionskomponenten: Femurschaftergänzungen, Femuraugmentations-komponenten, Tibiaschaftverlängerungen, Tibiakeile – Instrumentarium: Revisionsinstrumentarium mit Markraumausrichtung aller Resektionen

Navigation	BrainLAB

Literatur	-

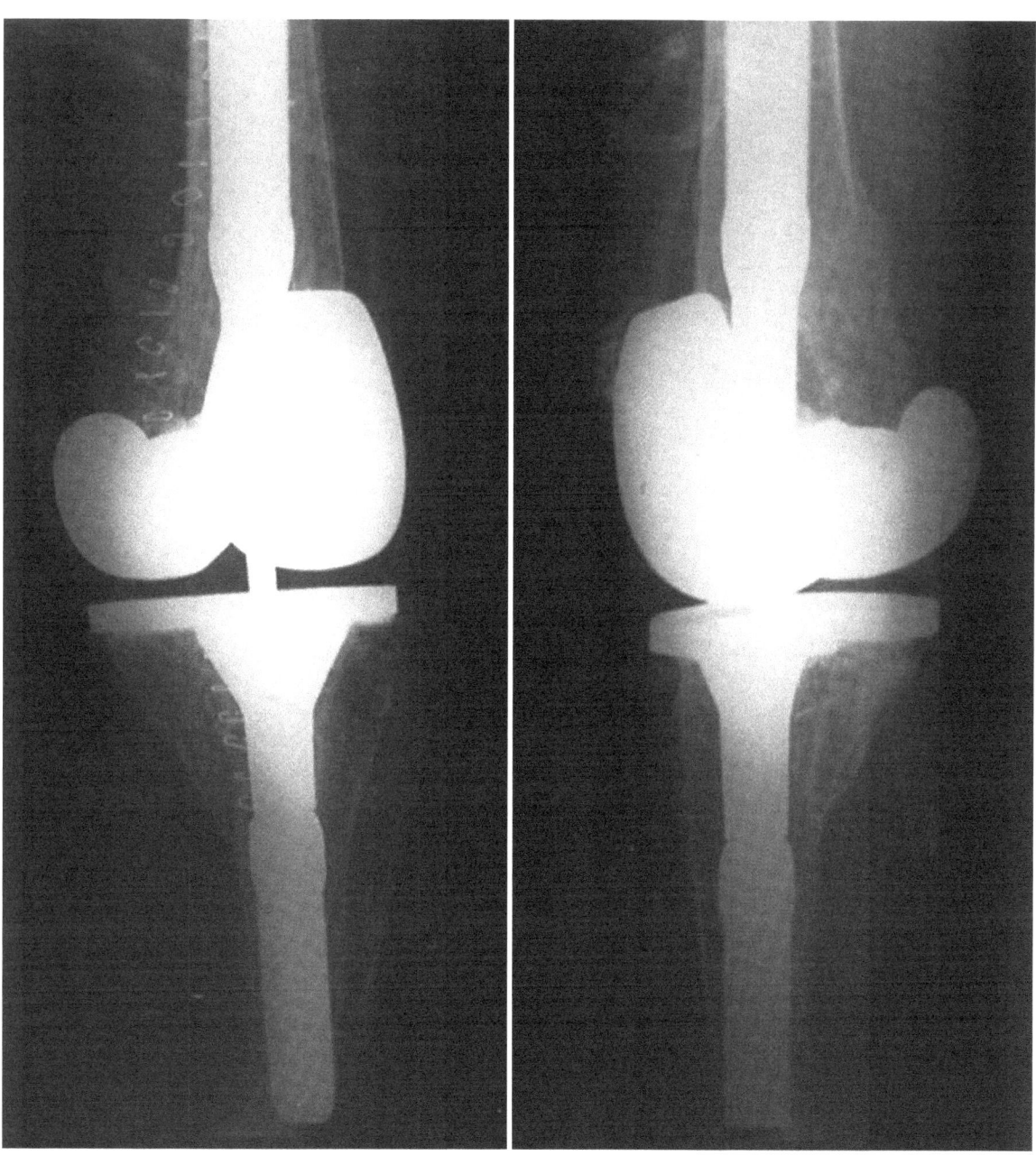

P.F.C. UNI

Hersteller	DePuy Orthopädie GmbH Konrad-Zuse-Straße 19 66459 Kinkel-Limbach Tel.: 06841-1893-4 Fax: 06841-1893-633 E-Mail: info@depuy.de Internet: www.depuy.com
Vertrieb	DePuy Orthopädie GmbH
Knieprothesensystem	Oberflächenhemiprothese
Erfinder	Scott, Thornhill
implantiert seit	1991

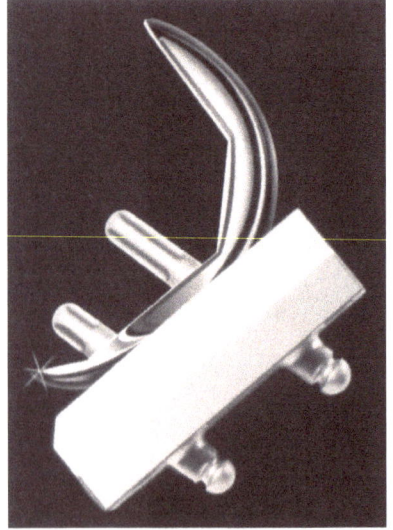

Verankerung	zemen-tiert	zement-frei	Primär-verankerung Schrauben	Intramedulläre Stabveran-kerung	Material	Kompa-tibilität
Femurkomponente	x	–	–	–	CoCr	P.F.C.-Modular System
Tibiakomponente	x	–	–	–	TiAl + UHMWPE	–
Patellakomponente	–	–	–	–	–	–

Inlay	fest	x	mobile bearing	x	deep dished	–	posterior stabilized	–	–

Bemerkungen	– universales Instrumentarium für alle P.F.C.-MODULAR-Versionen – derzeit auch als Preservation mobile bearing Variante
Navigation	BrainLAB
Literatur	–

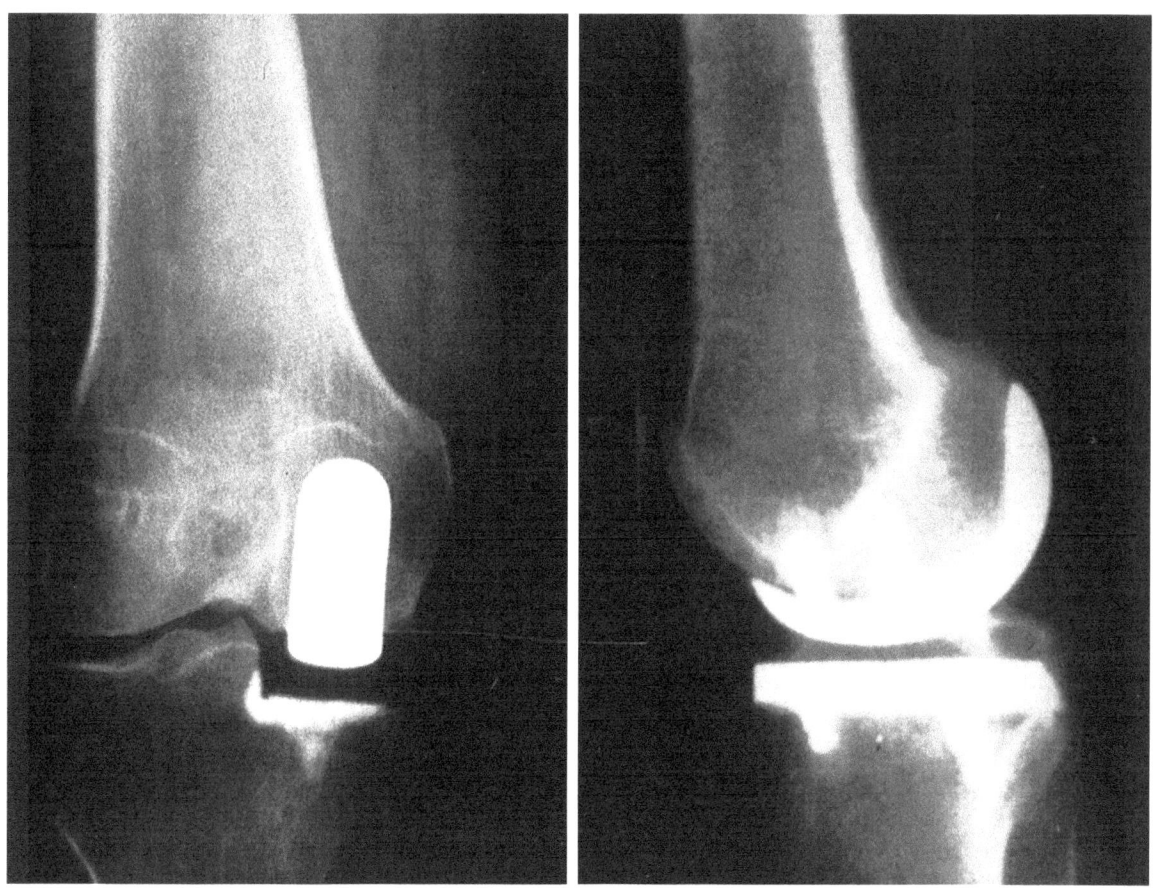

PRESERVATION UNI Kniesystem

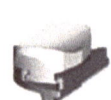
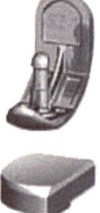
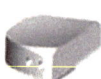

Hersteller	DePuy Orthopädie GmbH Konrad-Zuse-Straße 19 66459 Kirkel-Limbach Tel.: 06841-1893-4 Fax: 06841-1893-633 E-Mail: info@depuy.de Internet: www.depuy.com
Vertrieb	DePuy Orthopädie GmbH
Knieprothesensystem	Oberflächenhemiprothese
Erfinder	Herzberg, Keene, Dalury, Engh, Fisher, McAuley, Notteabart, Newman
implantiert seit	2001

Verankerung	zemen-tiert	zement-frei	Primär-verankerung Schrauben	Intramedulläre Stabveran-kerung	Material	Kompa-tibilität
Femurkomponente	x	–	–	–	CoCr	–
Tibiakomponente	x	–	–	–	TiAl+PE/ UHMWPE	–
Patellakomponente	–	–	–	–	–	–

Inlay	fest	x	mobile bearing	x	deep dished	–	posterior stabilized	–	UHMWPE

Bemerkungen	– Tibiakomponente als ALL-Poly erhältlich
Navigation	BrainLAB
Literatur	–

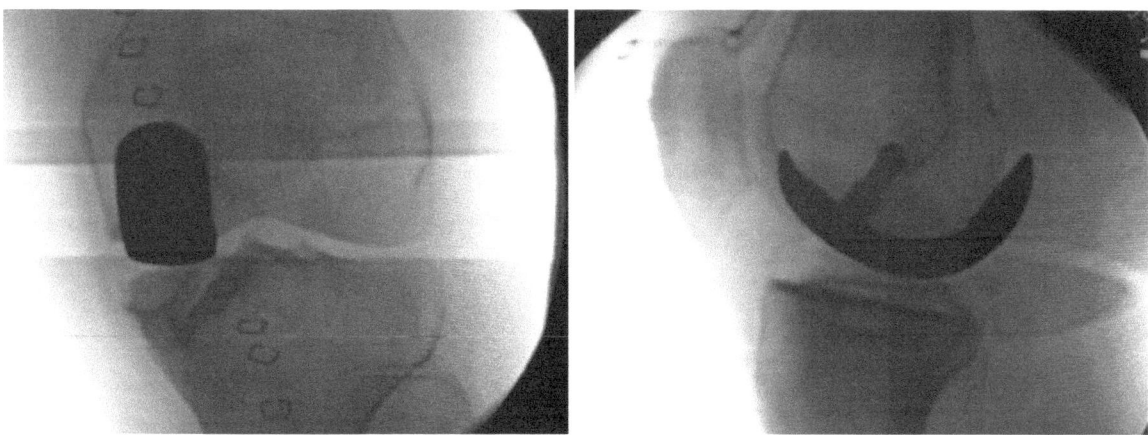

Robert Brigham Unicondylar

Hersteller	DePuy Orthopädie GmbH Konrad-Zuse-Straße 19 66459 Kirkel-Limbach Tel.: 06841-1893-4 Fax: 06841-1893-633 E-Mail: info@depuy.de Internet: www.depuy.com

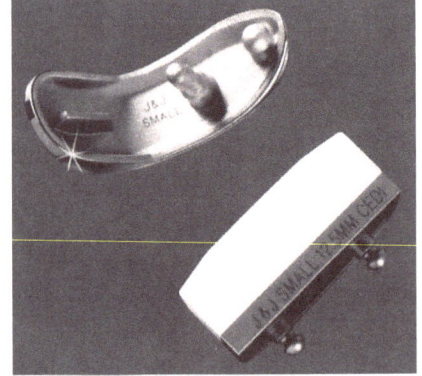

Vertrieb	DePuy Orthopädie GmbH

Knieprothesensystem	Oberflächenhemiprothese

Erfinder	Scott, Thornhill

implantiert seit	1974

Verankerung	zemen-tiert	zement-frei	Primär-verankerung Schrauben	Intramedulläre Stabveran-kerung	Material	Kompa-tibilität
Femurkomponente	x	–	–	–	CoCr	–
Tibiakomponente	x	–	–	–	TiAl	–
Patellakomponente	–	–	–	–	–	–

Inlay	fest	x	mobile bearing	–	deep dished	–	posterior stabilized	–	UHMWPE

Bemerkungen	– seit 1981 metallverstärkte Tibiakomponente

Navigation	BrainLAB

Literatur	98, 182

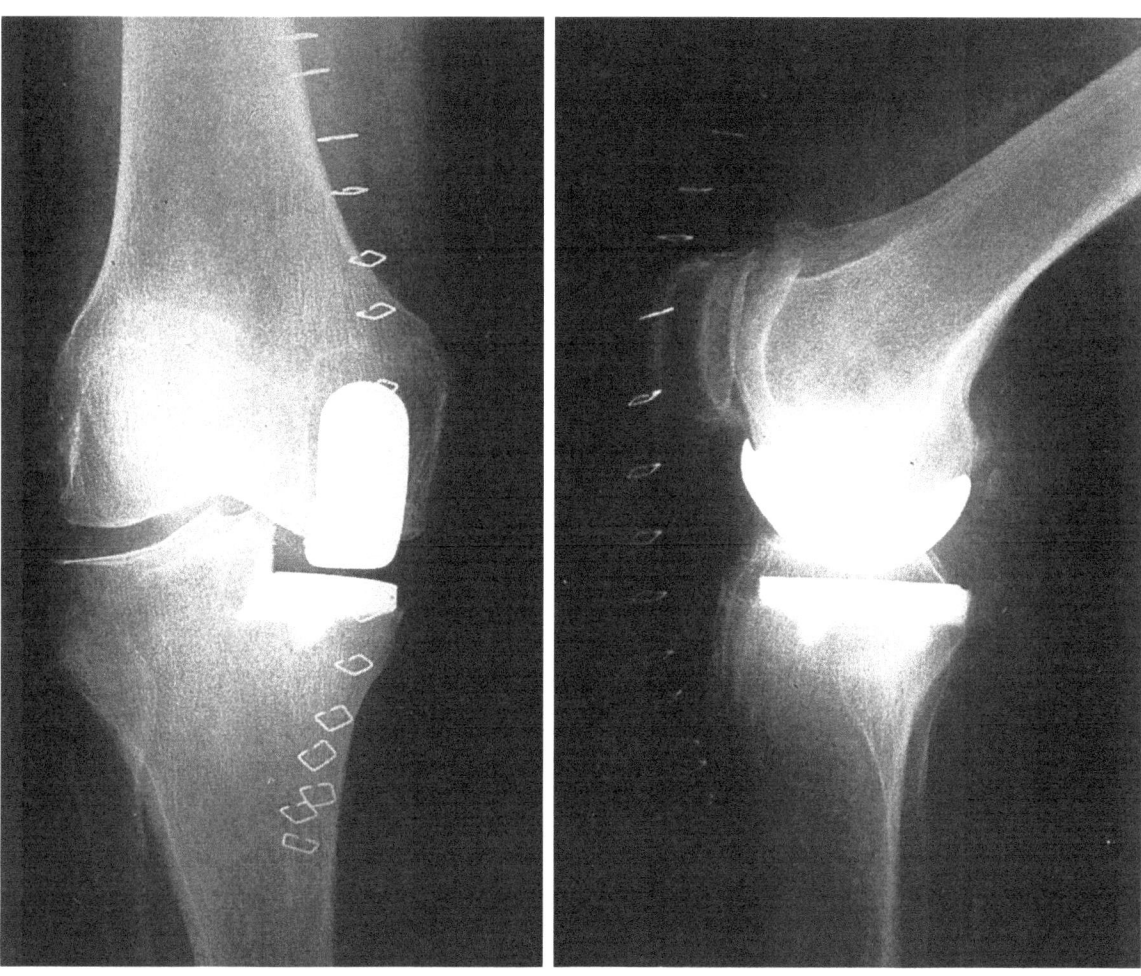

Uni Goeland

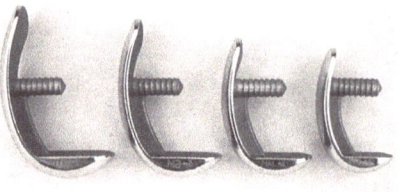

Hersteller	DePuy Orthopädie GmbH Konrad-Zuse-Straße 19 66459 Kirkel-Limbach Tel.: 06841-1893-4 Fax: 06841-1893-633 E-Mail: info@depuy.de Internet: www.depuy.de

Vertrieb	DePuy Orthopädie GmbH

Knieprothesensystem	Oberflächenhemiprothese

Erfinder	Groupe Goeland/Landos

implantiert seit	1990

Verankerung	zemen-tiert	zement-frei	Primär-verankerung Schrauben	Intramedulläre Stabveran-kerung	Material	Kompa-tibilität
Femurkomponente	x	x	–	–	CoCrMo	–
Tibiakomponente	x	x	–	–	Titan	–
Patellakomponente	–	–	–	–	–	–

Inlay	fest	x	mobile bearing	–	deep dished	–	posterior stabilized	–	PE

Bemerkungen	–

Navigation	–

Literatur	–

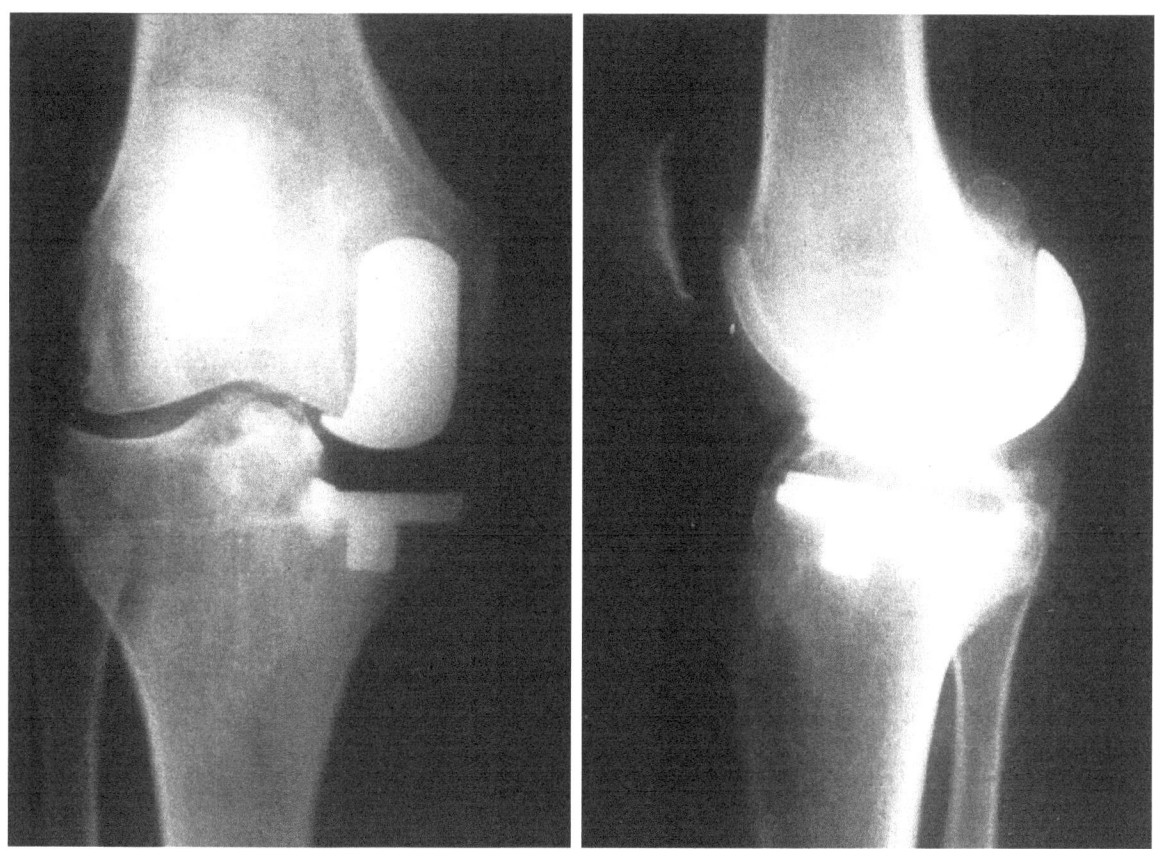

GT-Gleitachsenendoprothese

Hersteller	ESKA Implants GmbH & Co. KG Grapengießerstraße 34 23556 Lübeck Tel.: 0451-890 00-0 Fax: 0451-890 00-40 E-Mail: office@eska-implants.de Internet: www.eska-implants.de

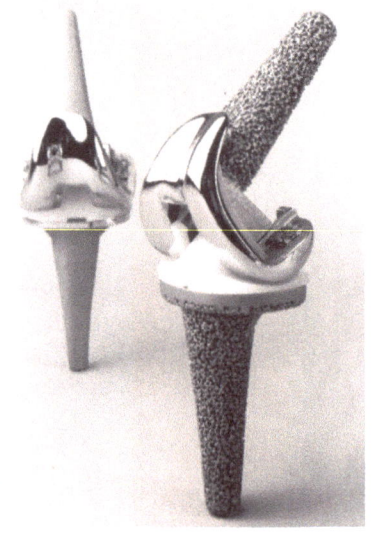

Vertrieb	ESKA Implants GmbH & Co. KG

Knieprothesensystem	Achsknie, ungekoppelt

Erfinder	Grundei, Thomas

implantiert seit	1981

Verankerung	zemen-tiert	zement-frei	Primär-verankerung Schrauben	Intramedulläre Stabveran-kerung	Material	Kompa-tibilität
Femurkomponente	x	x	–	–	CoCrMo	–
Tibiakomponente	x	x	–	–	CoCrMo + UHMWPE	–
Patellakomponente	x	x	–	–	CoCrMo + UHMWPE	GT-Schlitten-endopro-these

Inlay	fest	x	mobile bearing	–	deep dished	–	posterior stabilized	–	UHMWPE

Bemerkungen	– Sonderkonstruktionen zu allen Komponenten möglich – CoCrMo = ISO 58324/ASTM F75

Navigation	–

Literatur	7

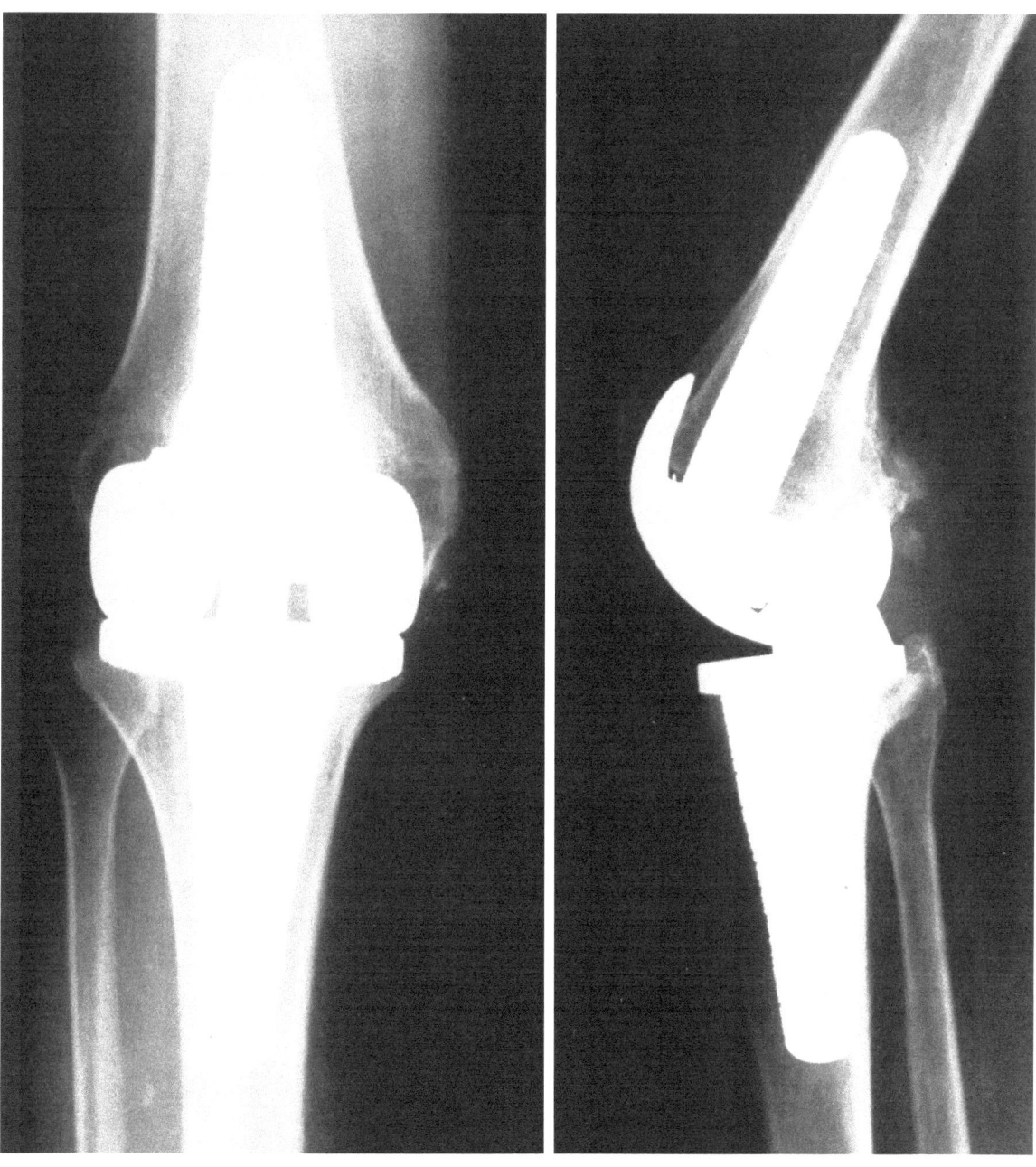

GT-Schlitten-Endoprothese

Hersteller	ESKA Implants GmbH & Co. KG Grapengießerstraße 34 23556 Lübeck Tel.: 0451-890 00-0 Fax: 0451-890 00-40 E-Mail: office@eska-implants.de Internet: www.eska-implants.de

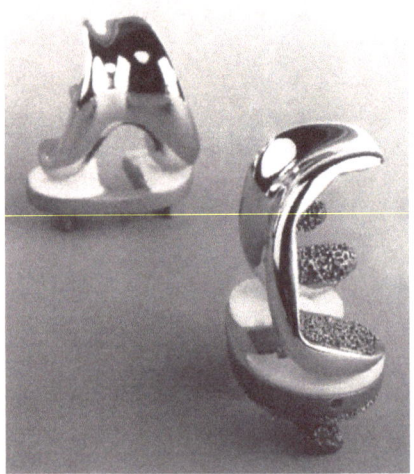

Vertrieb	ESKA Implants GmbH & Co. KG

Knieprothesensystem	Oberflächenendoprothese

Erfinder	Grundei, Thomas

implantiert seit	1980

Verankerung	zemen-tiert	zement-frei	Primär-verankerung Schrauben	Intramedulläre Stabveran-kerung	Material	Kompa-tibilität
Femurkomponente	x	x	–	–	CoCrMo	–
Tibiakomponente	x	x	–	–	CoCrMo	–
Patellakomponente	x	x	–	–	CoCrMo + UHMWPE	–

Inlay	fest	x	mobile bearing	–	deep dished	–	posterior stabilized	–	UHMWPE

Bemerkungen	– Erhalt beider Kreuzbänder

Navigation	–

Literatur	68, 76

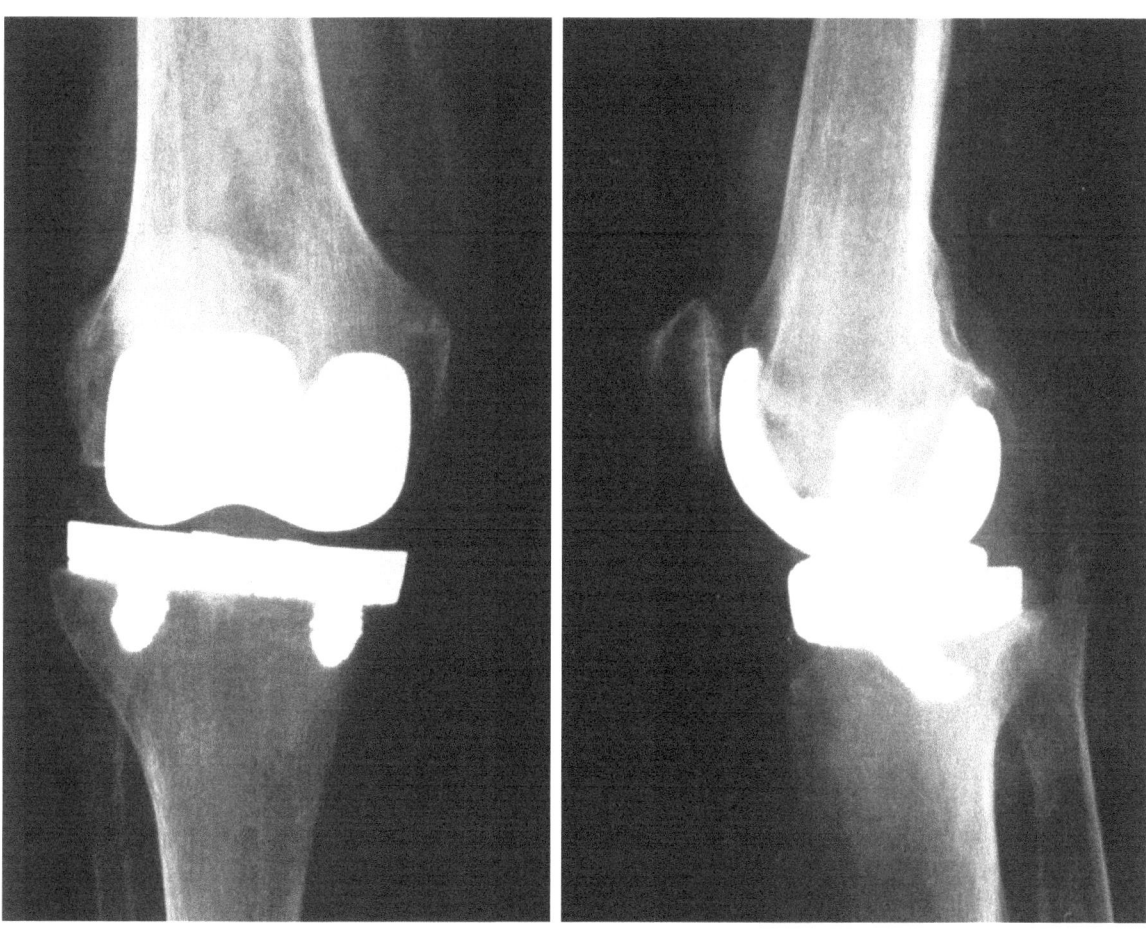

Knie-Endoprothesensystem

Hersteller	ESKA Implants GmbH & Co. KG Grapengießerstraße 34 23556 Lübeck Tel.: 0451-890 00-0 Fax: 0451-890 00-40 E-Mail: office@eska-implants.de Internet: www.eska-implants.de

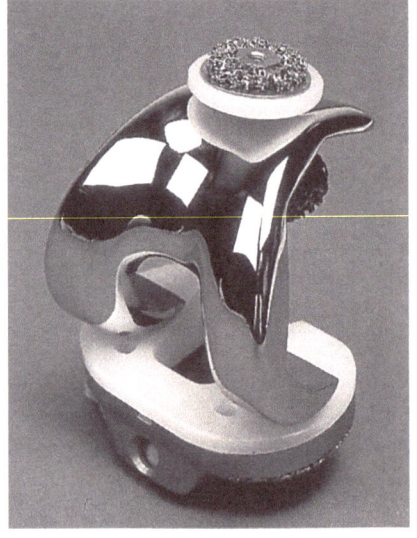

Vertrieb	ESKA Implants GmbH & Co. KG

Knieprothesensystem	Oberflächenendoprothese

Erfinder	ESKA-Arbeitsgemeinschaft

implantiert seit	1989

Verankerung	zemen-tiert	zement-frei	Primär-verankerung Schrauben	Intramedulläre Stabveran-kerung	Material	Kompa-tibilität
Femurkomponente	x	x	–	–	CoCrMo	–
Tibiakomponente	x	x	–	–	CoCrMo+PE	–
Patellakomponente	x	x	–	–	CoCrMo+PE	–

Inlay	fest	x	mobile bearing	–	deep dished	–	posterior stabilized	–	PE

Bemerkungen	– Baukastensystem – Tibiaplateau mit zusätzlicher zentraler Lasche zur Schraubenfixierung – Erhalt des hinteren Kreuzbandes

Navigation	–

Literatur	90, 91

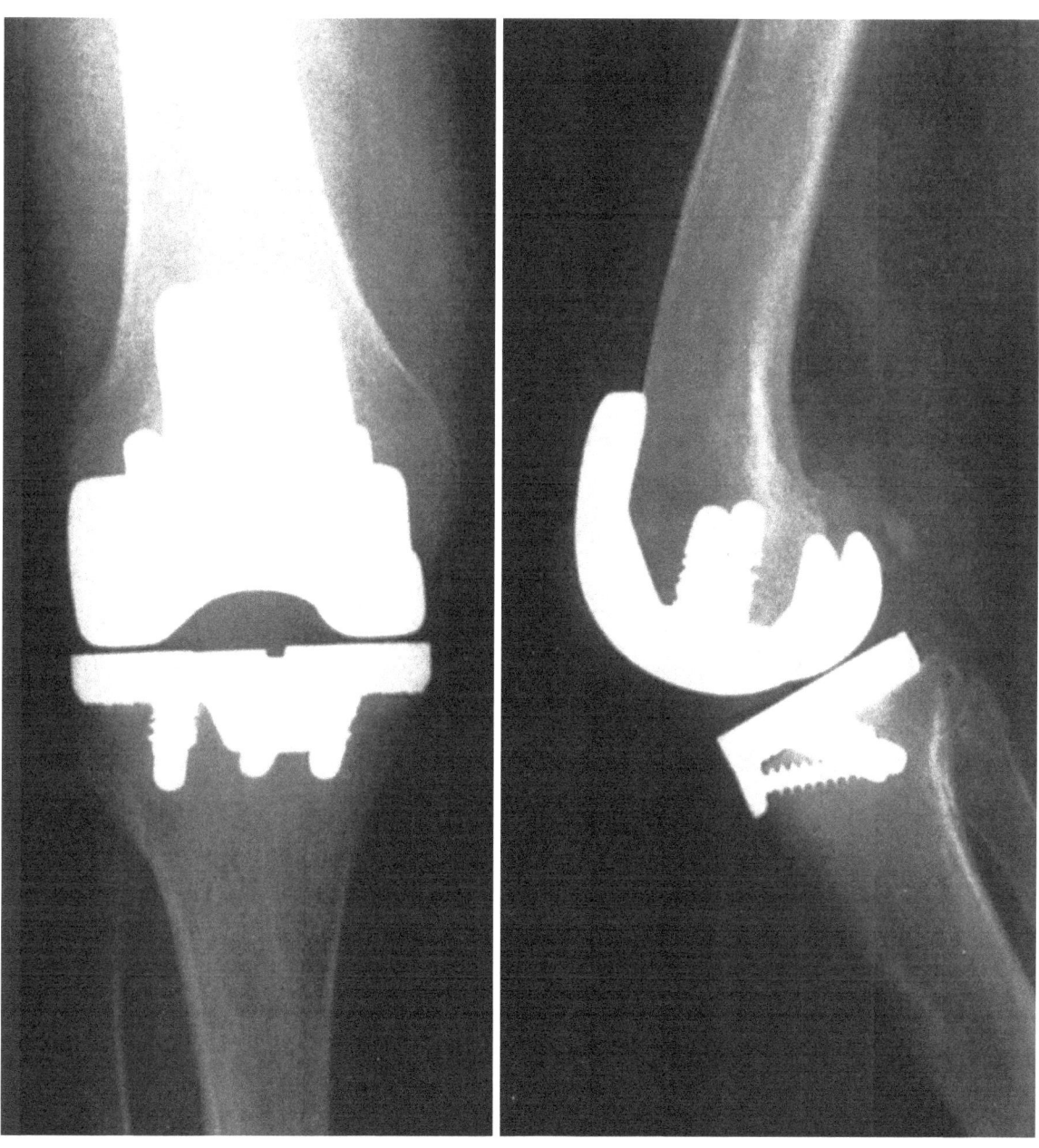

Knie-Endoprothesensystem

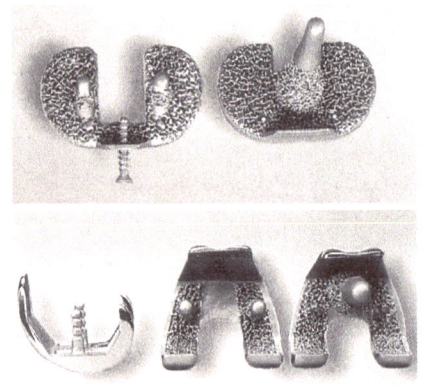

Hersteller	ESKA Implants GmbH & Co. KG Grapengießerstraße 34 23556 Lübeck Tel.: 0451-890 00-0 Fax: 0451-890 00-40 E-Mail: office@eska-implants.de Internet: www.eska-implants.de

Vertrieb	ESKA Implants GmbH & Co. KG

Knieprothesensystem	Oberflächenendoprothese

Erfinder	ESKA-Arbeitsgemeinschaft

implantiert seit	1989

Verankerung	zemen-tiert	zement-frei	Primär-verankerung Schrauben	Intramedulläre Stabveran-kerung	Material	Kompa-tibilität
Femurkomponente	x	x	–	–	CoCrMo	–
Tibiakomponente	x	x	–	–	CoCrMo+PE	–
Patellakomponente	x	x	–	–	CoCrMo+PE	–

Inlay	fest	x	mobile bearing	–	deep dished	–	posterior stabilized	–	PE

Bemerkungen	– Baukastensystem – Tibiaplateau mit zusätzlicher zentraler Lasche zur Schraubenfixierung – Erhalt beider Kreuzbänder

Navigation	–

Literatur	90, 91

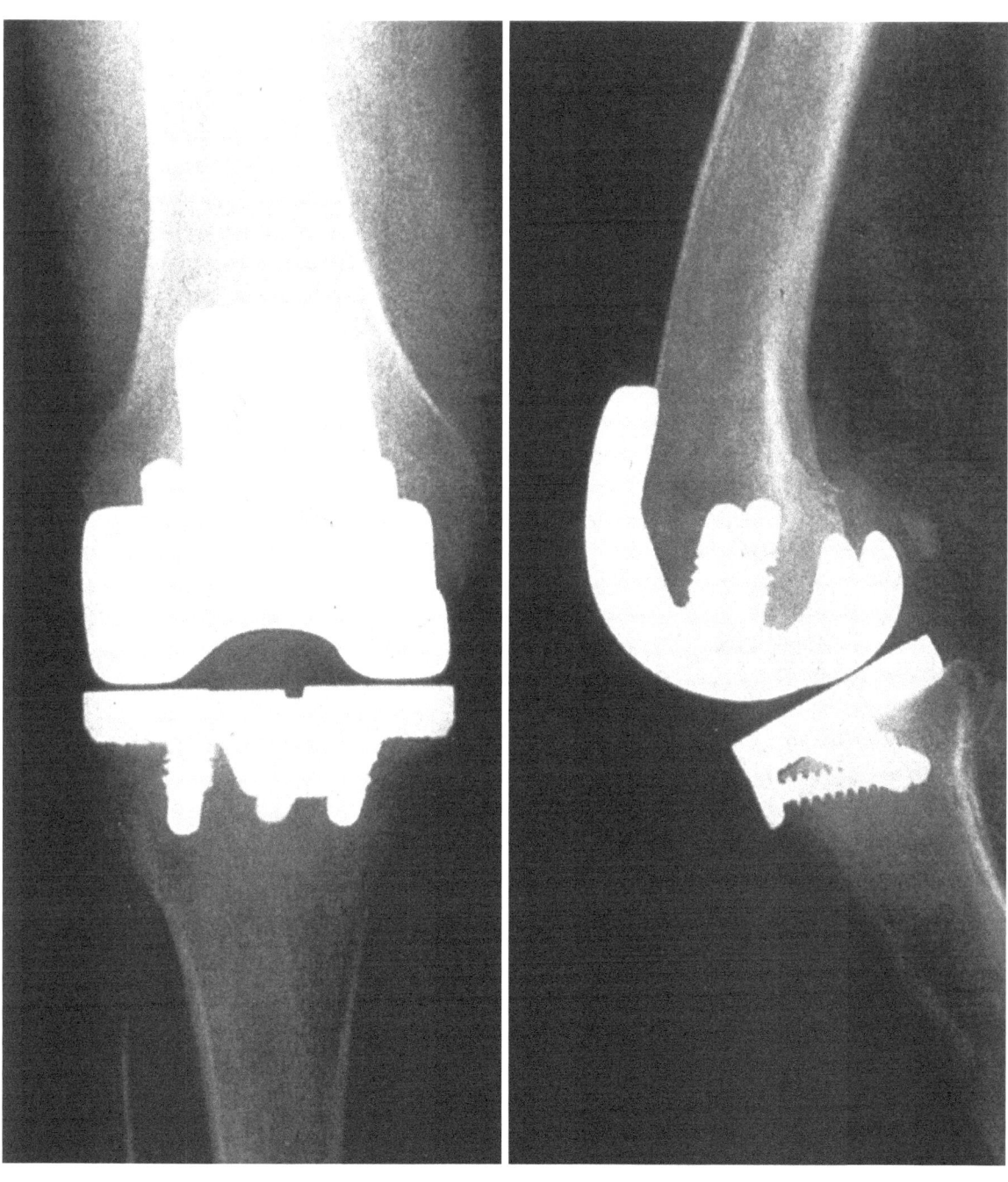

Knie-Endoprothesensystem

Hersteller	ESKA Implants GmbH & Co. KG Grapengießerstraße 34 23556 Lübeck Tel.: 0451-890 00-0 Fax: 0451-890 00-40 E-Mail: office@eska-implants.de Internet: www.eska-implants.de

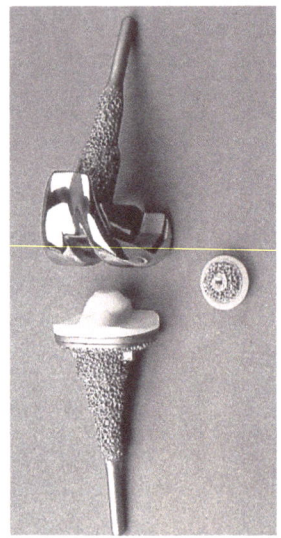

Vertrieb	ESKA Implants GmbH & Co. KG

Knieprothesensystem	Achsknie, ungekoppelt

Erfinder	ESKA-Arbeitsgemeinschaft

implantiert seit	1989

Verankerung	zementiert	zementfrei	Primär-verankerung Schrauben	Intramedulläre Stabverankerung	Material	Kompatibilität
Femurkomponente	x	x	–	x	CoCrMo	–
Tibiakomponente	x	x	–	x	CoCrMo+PE	–
Patellakomponente	x	x	–	–	CoCrMo+PE	–

Inlay	fest	x	mobile bearing	–	deep dished	–	posterior stabilized	–	PE

Bemerkungen	– Baukastensystem – geführt

Navigation	–

Literatur	90, 91

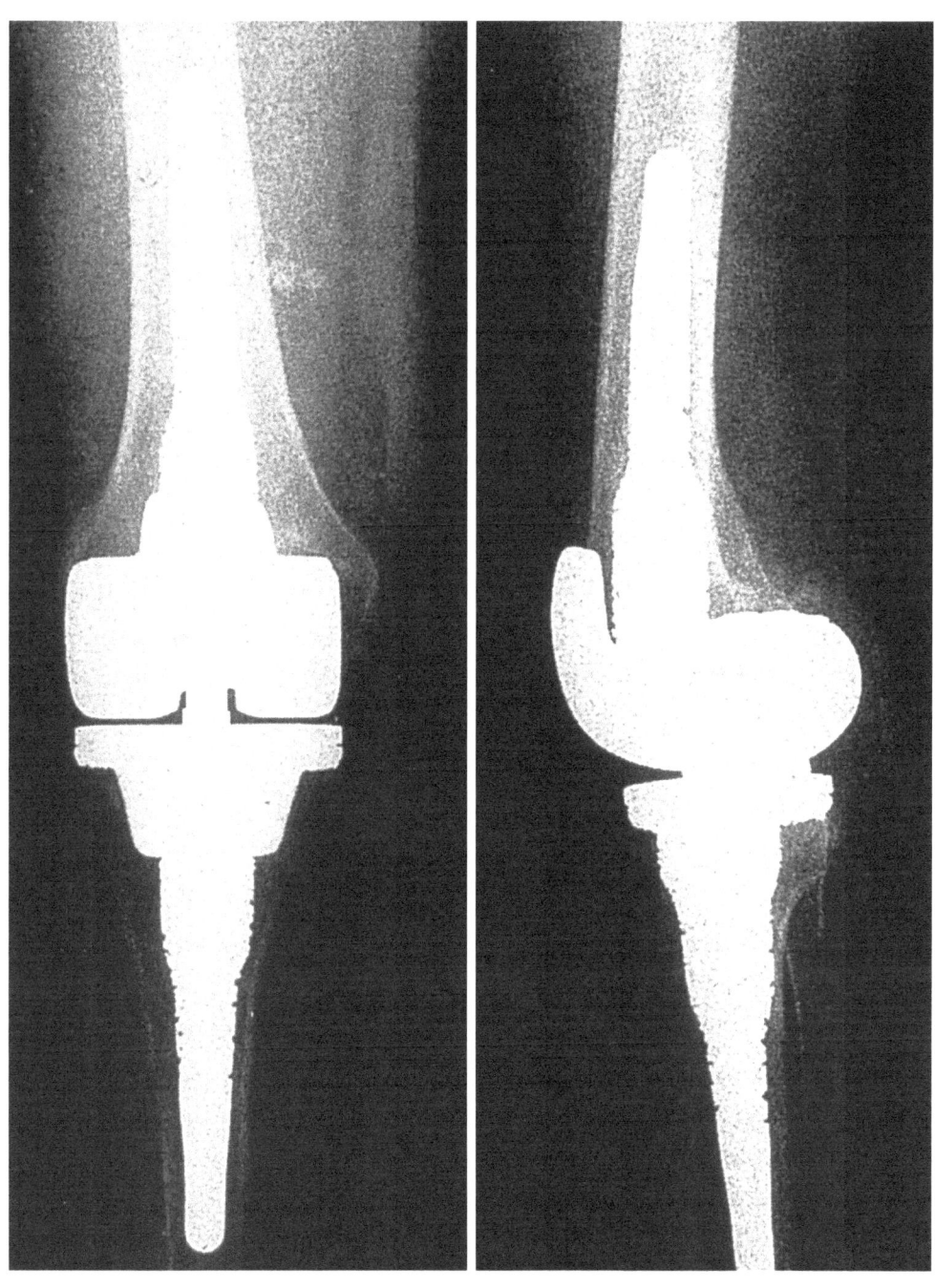

Knie-Endoprothesensystem

Hersteller	ESKA Implants GmbH & Co. KG Grapengießerstraße 34 23556 Lübeck Tel.: 0451-890 00-0 Fax: 0451-890 00-40 E-Mail: office@eska-implants.de Internet: www.eska-implants.de

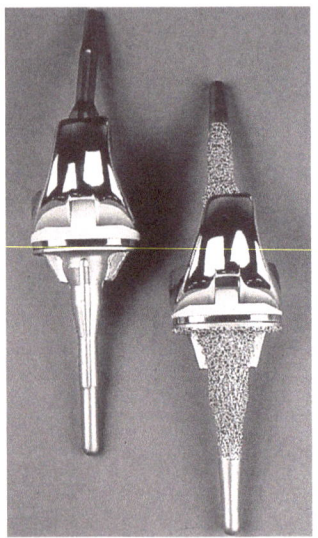

Vertrieb	ESKA Implants GmbH & Co. KG

Knieprothesensystem	Achsknie, gekoppelt

Erfinder	ESKA-Arbeitsgemeinschaft

implantiert seit	1989

Verankerung	zemen-tiert	zement-frei	Primär-verankerung Schrauben	Intramedulläre Stabveran-kerung	Material	Kompa-tibilität
Femurkomponente	x	x	–	x	CoCrMo	–
Tibiakomponente	x	x	–	x	CoCrMo+PE	–
Patellakomponente	x	x	–	–	CoCrMo+PE	–

Inlay	fest	x	mobile bearing	–	deep dished	–	posterior stabilized	–	PE

Bemerkungen	– Baukastensystem

Navigation	–

Literatur	90, 91

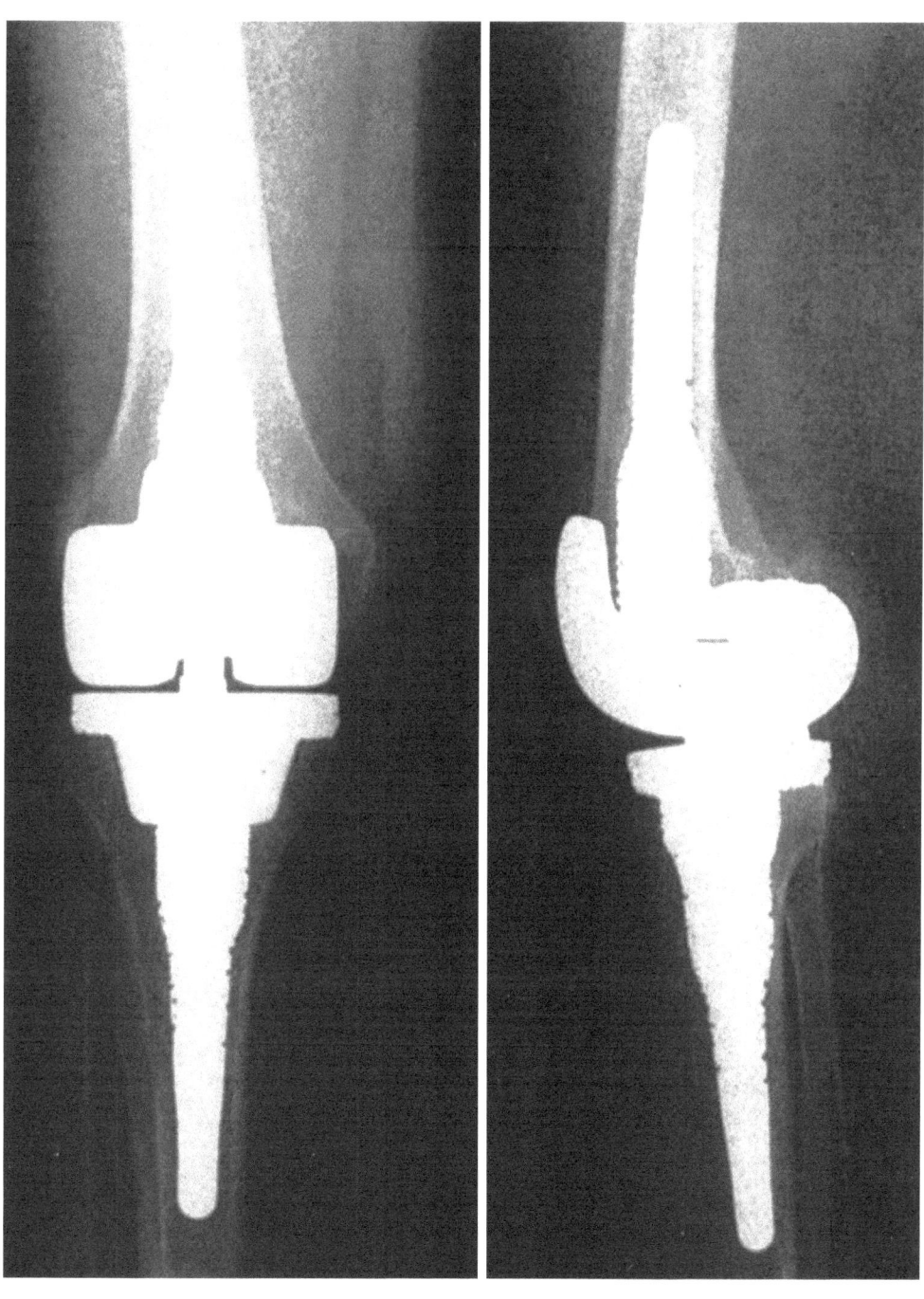

Knie-Endoprothesensystem

Hersteller	ESKA Implants GmbH & Co. KG Grapengießerstraße 34 23556 Lübeck Tel.: 0451-890 00-0 Fax: 0451-890 00-40 E-Mail: office@eska-implants.de Internet: www.eska-implants.de

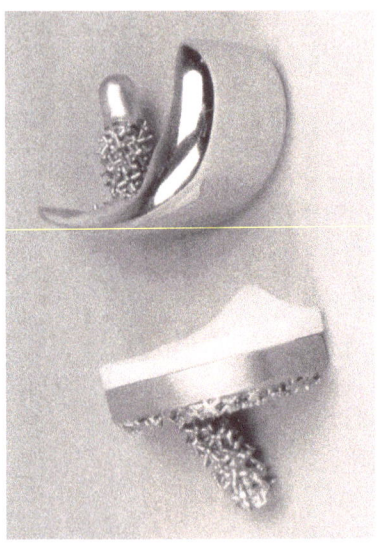

Vertrieb	ESKA Implants GmbH & Co. KG

Knieprothesensystem	Oberflächenhemiprothese

Erfinder	ESKA-Arbeitsgemeinschaft

implantiert seit	1989

Verankerung	zemen-tiert	zement-frei	Primär-verankerung Schrauben	Intramedulläre Stabveran-kerung	Material	Kompa-tibilität
Femurkomponente	x	x	−	−	CoCrMo	−
Tibiakomponente	x	x	−	−	CoCrMo+PE	−
Patellakomponente	−	−	−	−	−	−

Inlay	fest	x	mobile bearing	−	deep dished	−	posterior stabilized	x	PE

Bemerkungen	− Baukastensystem

Navigation	−

Literatur	−

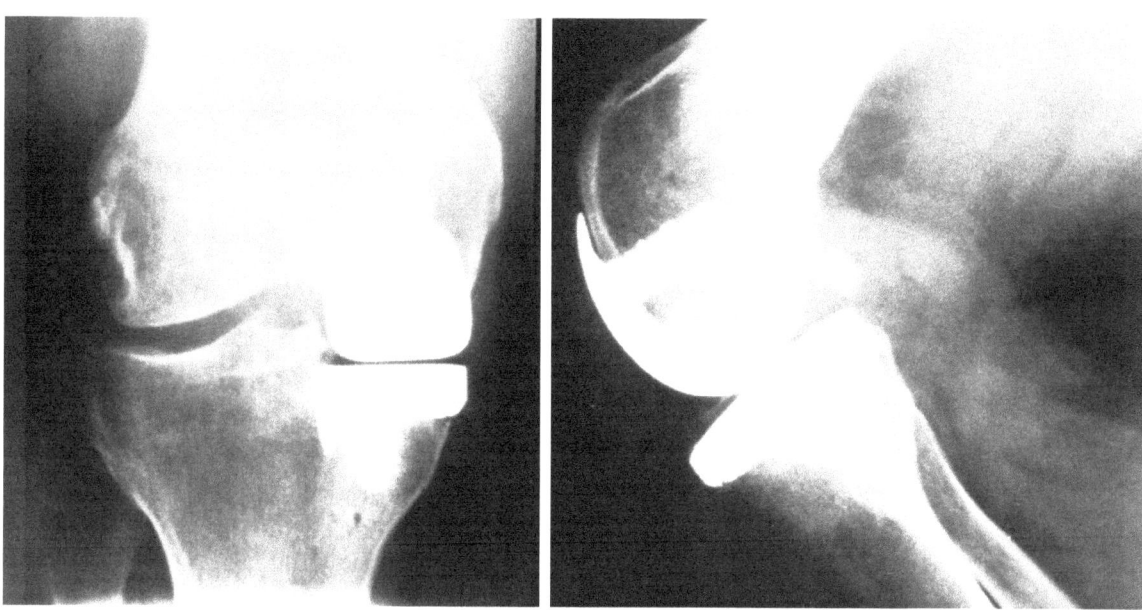

Schlitten-Endoprothese „MC" (Multi-Combination) bikondylär, Fixed Plateau

Hersteller	ESKA Implants GmbH & Co. KG Grapengießerstraße 34 23556 Lübeck Tel.: 0451-890 00-0 Fax: 0451-890 00-40 E-Mail: office@eska-implants.de Internet: www.eska-implants.de

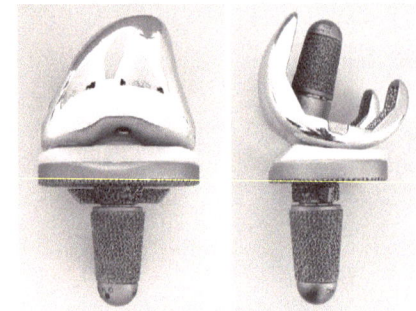

Vertrieb	ESKA Implants GmbH & Co. KG

Knieprothesensystem	Oberflächenendoprothese

Erfinder	ESKA-Arbeitsgemeinschaft

implantiert seit	1992

Verankerung	zemen-tiert	zement-frei	Primär-verankerung Schrauben	Intramedulläre Stabveran-kerung	Material	Kompa-tibilität
Femurkomponente	x	x	–	–	CoCrMo	Schlitten ST mit ESKA Modularem Kniesystem
Tibiakomponente	x	x	–	–	CoCrMo	
Patellakomponente	x	x	–	–	UHMWPE	–

Inlay	fest	x	mobile bearing	–	deep dished	–	posterior stabilized	–	UHMWPE

Bemerkungen	– Erhalt des hinteren Kreuzbandes

Navigation	ESKA Navigationssystem Surgetics

Literatur	7, 22, 69, 76, 90, 91, 180, 181

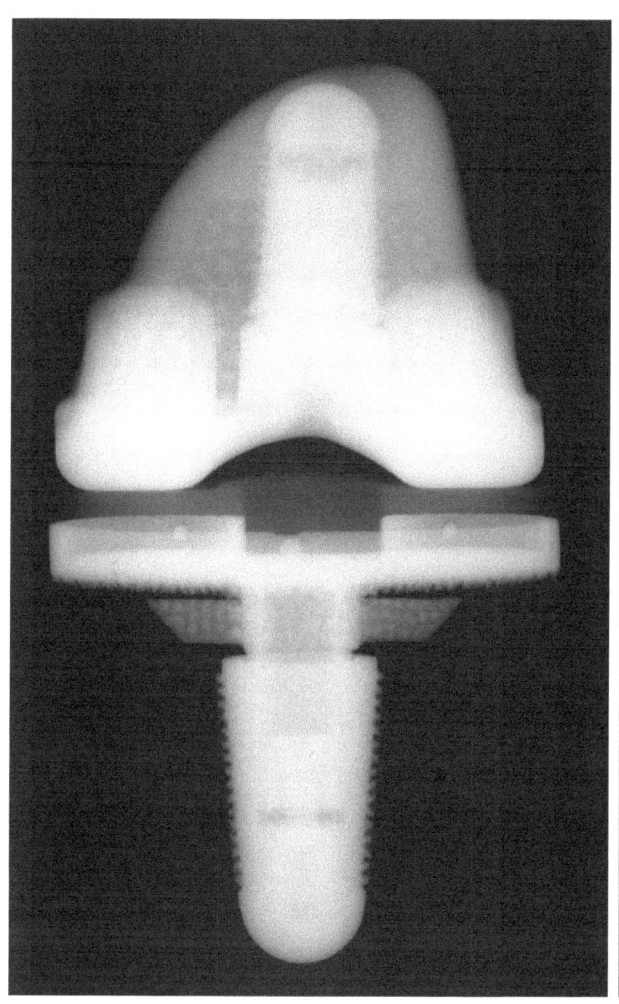
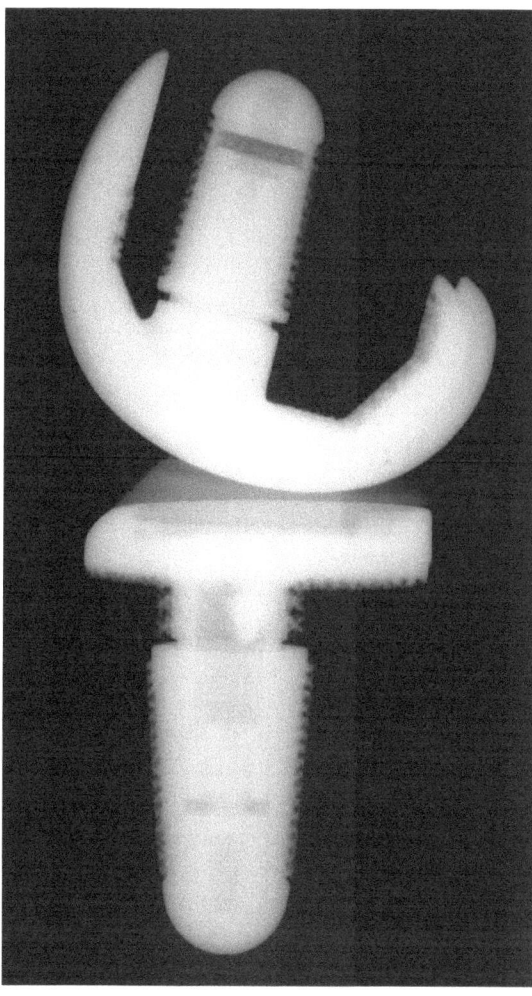

Schlitten-Endoprothese „RP-00" (Rotations-Plateau) bikondylär, Mobile Bearing

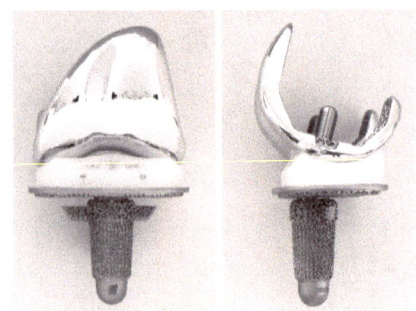

Hersteller	ESKA Implants GmbH & Co. KG Grapengießerstraße 34 23556 Lübeck Tel.: 0451-890 00-0 Fax: 0451-890 00-40 E-Mail: office@eska-implants.de Internet: www.eska-implants.de

Vertrieb	ESKA Implants GmbH & Co. KG

Knieprothesensystem	Oberflächenendoprothese

Erfinder	ESKA-Arbeitsgemeinschaft

implantiert seit	1997

Verankerung	**zemen-tiert**	**zement-frei**	**Primär-verankerung Schrauben**	**Intramedulläre Stabveran-kerung**	**Material**	**Kompa-tibilität**
Femurkomponente	x	x	−	−	CoCrMo	ESKA Modulares Kniesystem
Tibiakomponente	x	x	−	−	CoCrMo	
Patellakomponente	x	x	−	−	UHMWPE	−

Inlay	fest	−	mobile bearing	x	deep dished	−	posterior stabilized	−	UHMWPE

Bemerkungen	− Baukastensystem − Erhalt des hinteren Kreuzbandes

Navigation	ESKA Navigationssystem Surgetics

Literatur	90, 91

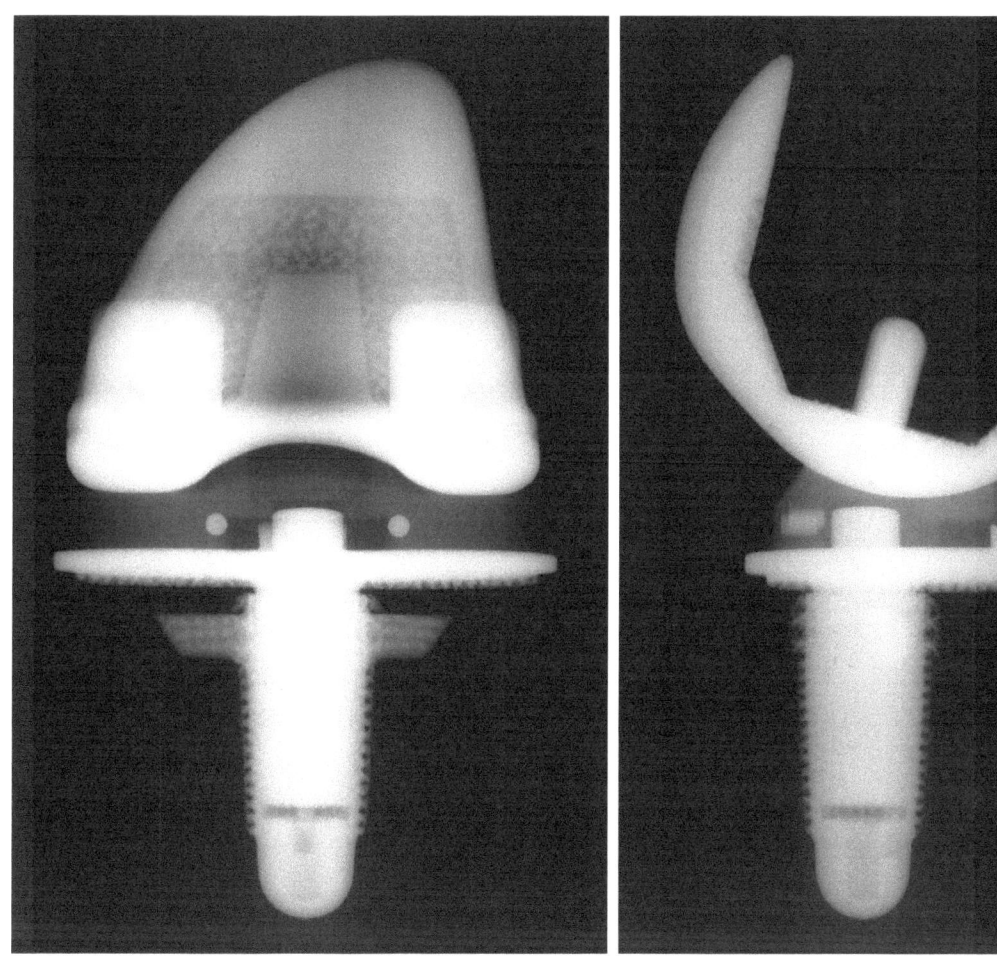

Schlitten-Endoprothese „RP-99" (Rotations-Plateau) bikondylär, Mobile Bearing

Hersteller	ESKA Implants GmbH & Co. KG Grapengießerstraße 34 23556 Lübeck Tel.: 0451-890 00-0 Fax: 0451-890 00-40 E-Mail: office@eska-implants.de Internet: www.eska-implants.de

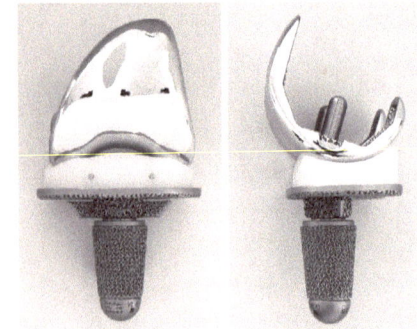

Vertrieb	ESKA Implants GmbH & Co. KG

Knieprothesensystem	Oberflächenendoprothese

Erfinder	ESKA-Arbeitsgemeinschaft

implantiert seit	1992

Verankerung	zemen-tiert	zement-frei	Primär-verankerung Schrauben	Intramedulläre Stabveran-kerung	Material	Kompa-tibilität
Femurkomponente	x	x	–	–	CoCrMo	ESKA Modulares Knie-system
Tibiakomponente	x	x	–	–	CoCrMo	
Patellakomponente	x	–	–	–	UHMWPE	

Inlay	fest	–	mobile bearing	x	deep dished	–	posterior stabilized	–	UHMWPE

Bemerkungen	– Baukastensystem – Erhalt des hinteren Kreuzbandes

Navigation	ESKA Navigationssystem Surgetics

Literatur	90, 91

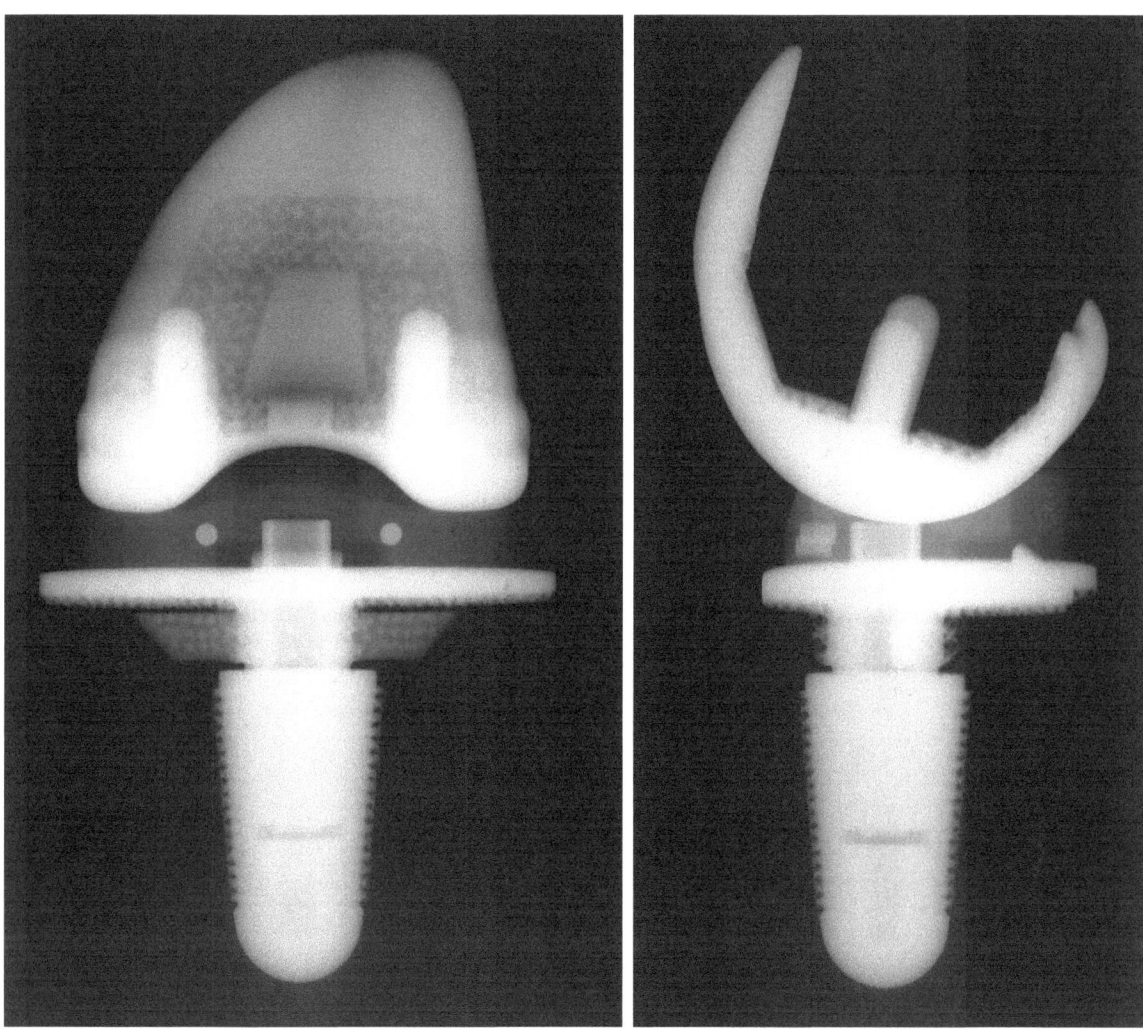

Schlitten-Endoprothese „ST-00" Standard bikondylär, Fixed Plateau

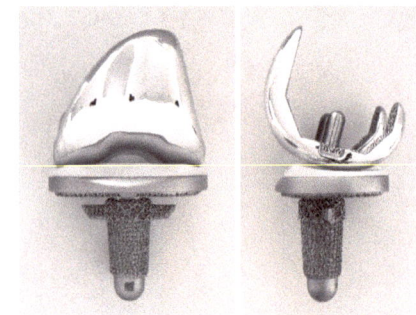

Hersteller	ESKA Implants GmbH & Co. KG Grapengießerstraße 34 23556 Lübeck Tel.: 0451-890 00-0 Fax: 0451-890 00-40 E-Mail: office@eska-implants.de Internet: www.eska-implants.de

Vertrieb	ESKA Implants GmbH & Co. KG

Knieprothesensystem	Oberflächenendoprothese

Erfinder	ESKA-Arbeitsgemeinschaft

implantiert seit	2000

Verankerung	zemen-tiert	zement-frei	Primär-verankerung Schrauben	Intramedulläre Stabveran-kerung	Material	Kompa-tibilität
Femurkomponente	x	x	–	–	CrCoMo	ESKA Modulares Knie-system
Tibiakomponente	x	x	–	x	CrCoMo	
Patellakomponente	x	–	–	–	UHMWPE	

Inlay	fest	x	mobile bearing	–	deep dished	–	posterior stabilized	x	UHMWPE

Bemerkungen	– Erhalt des hinteren Kreuzbandes

Navigation	ESKA Navigationssystem Surgetics

Literatur	90, 91

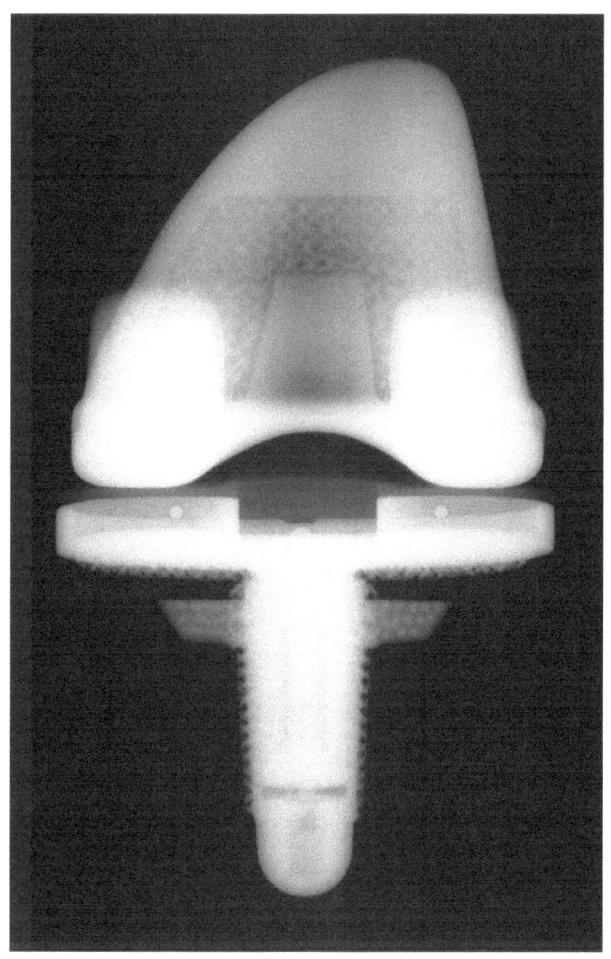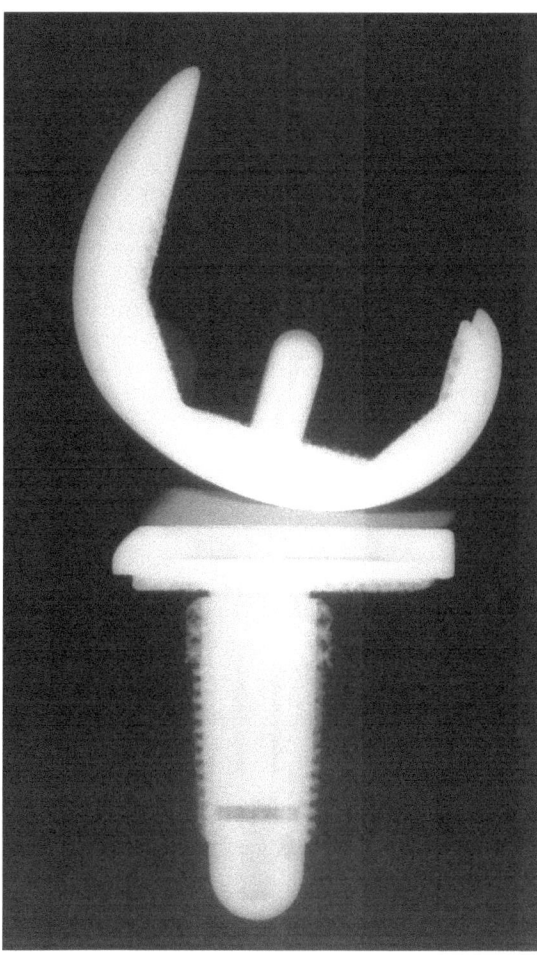

Schlitten-Endoprothese „ST-99", Standard bikondylär, Fixed Plateau

Hersteller	ESKA Implants GmbH & Co. KG Grapengießerstraße 34 23556 Lübeck Tel.: 0451-890 00-0 Fax: 0451-890 00-40 E-Mail: office@eska-implants.de Internet: www.eska-implants.de

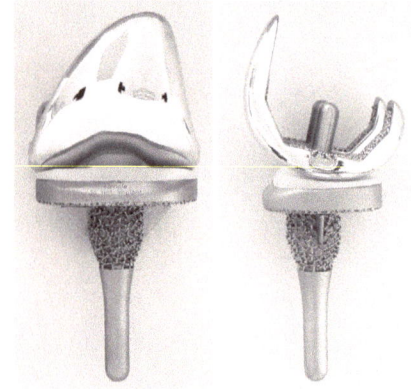

Vertrieb	ESKA Implants GmbH & Co. KG

Knieprothesensystem	Oberflächenendoprothese

Erfinder	ESKA-Arbeitsgemeinschaft

implantiert seit	1992

Verankerung	zemen-tiert	zement-frei	Primär-verankerung Schrauben	Intramedulläre Stabveran-kerung	Material	Kompa-tibilität
Femurkomponente	x	x	–	–	CrCoMo	ESKA Modulares Knie-system
Tibiakomponente	x	x	–	x	CrCoMo	
Patellakomponente	x	–	–	–	UHMWPE	

Inlay	fest	x	mobile bearing	–	deep dished	–	posterior stabilized	–	UHMWPE

Bemerkungen	– geführt, medulläre Schäfte verfügbar – Erhalt des hinteren Kreuzbandes

Navigation	ESKA Navigationssystem Surgetics

Literatur	7, 22, 69, 76, 90, 91, 180, 181

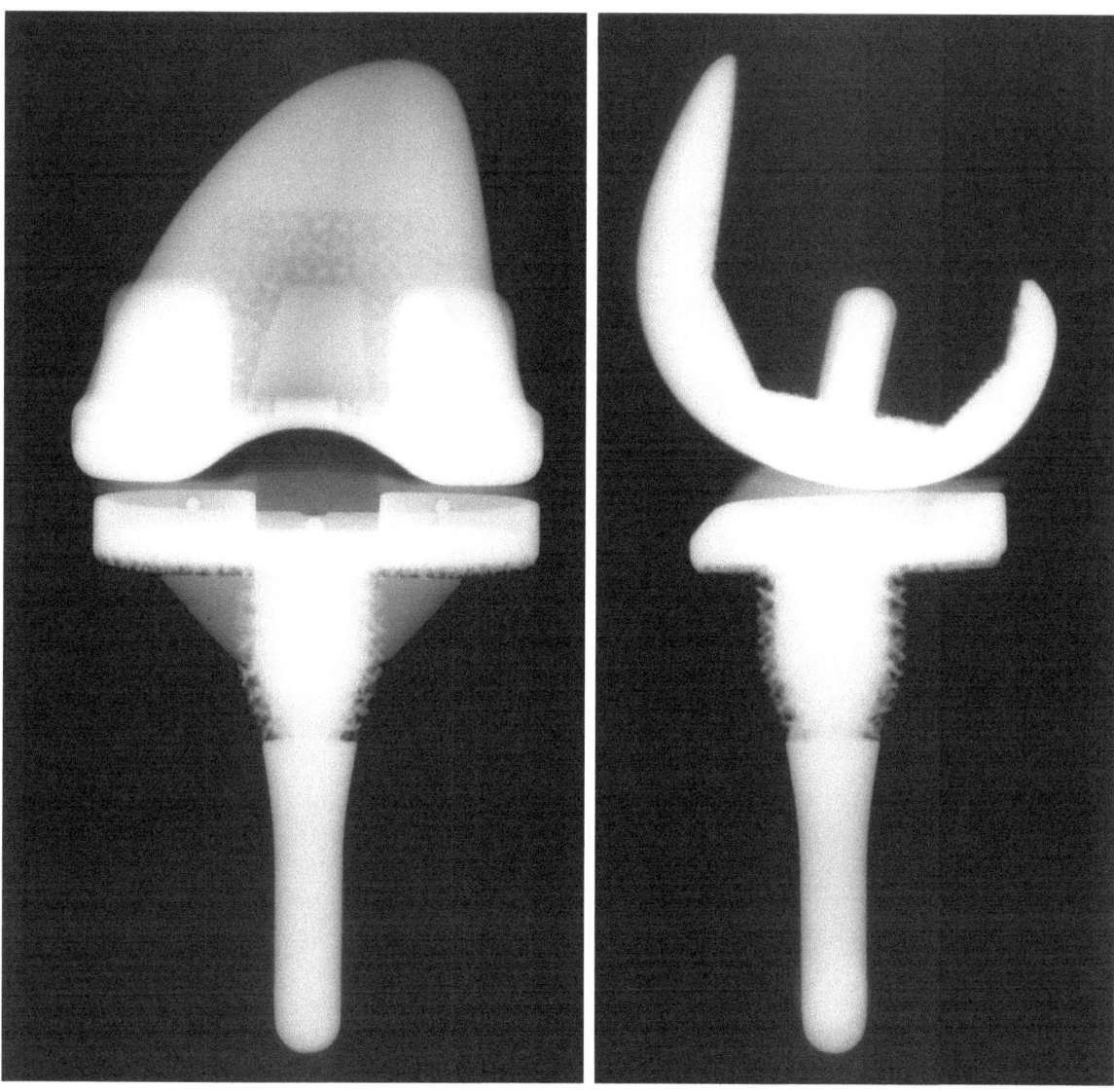

Schlitten-Endoprothese „UC" (Unikondylär)

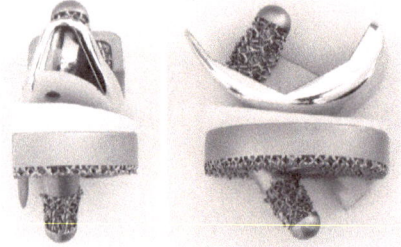

Hersteller	ESKA Implants GmbH & Co. KG Grapengießerstraße 34 23556 Lübeck Tel.: 0451-890 00-0 Fax: 0451-890 00-40 E-Mail: office@eska-implants.de Internet: www.eska-implants.de

Vertrieb	ESKA Implants GmbH & Co. KG

Knieprothesensystem	Oberflächenhemiprothese

Erfinder	ESKA-Arbeitsgemeinschaft

implantiert seit	1992

Verankerung	zemen-tiert	zement-frei	Primär-verankerung Schrauben	Intramedulläre Stabveran-kerung	Material	Kompa-tibilität
Femurkomponente	x	x	–	–	CrCoMo	–
Tibiakomponente	x	x	–	–	CrCoMo	–
Patellakomponente	–	–	–	–	–	–

Inlay	fest	x	mobile bearing	–	deep dished	–	posterior stabilized	–	UHMWPE

Bemerkungen	–

Navigation	–

Literatur	7, 22, 69, 181

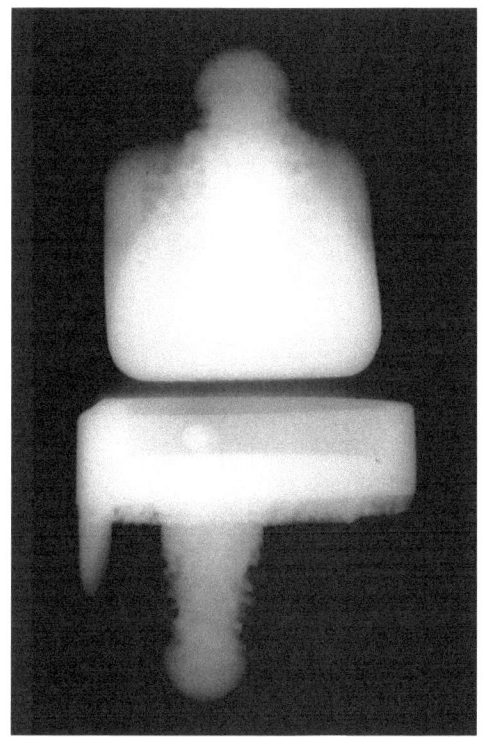
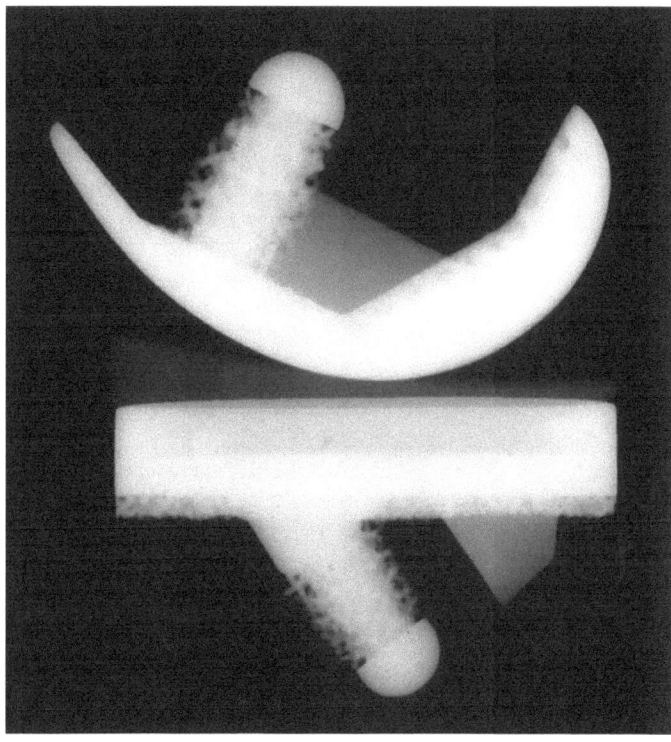

Verkoppelte Gleit-Endoprothese „ST-99" (Standard)

Hersteller	ESKA Implants GmbH & Co. KG Grapengießerstraße 34 23556 Lübeck Tel.: 0451-890 00-0 Fax: 0451-890 00-40 E-Mail: office@eska-implants.de Internet: www.eska-implants.de
Vertrieb	ESKA Implants GmbH & Co. KG
Knieprothesensystem	Achsknie, gekoppelt
Erfinder	ESKA-Arbeitsgemeinschaft
implantiert seit	1996

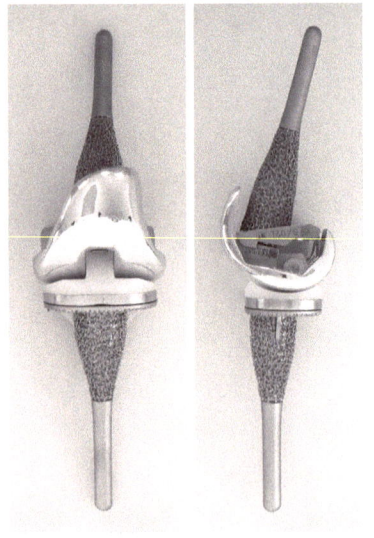

Verankerung	zemen-tiert	zement-frei	Primär-verankerung Schrauben	Intramedulläre Stabveran-kerung	Material	Kompa-tibilität
Femurkomponente	x	x	–	–	CoCrMo	–
Tibiakomponente	x	x	–	–	CoCrMo	–
Patellakomponente	x	–	–	–	UHMWPE	ESKA Modulares Knie-system

Inlay	fest	x	mobile bearing	–	deep dished	–	posterior stabilized	x	UHMWPE

Bemerkungen	– Baukastensystem – Kreuzbandverlust
Navigation	ESKA Navigationssystem Surgetics
Literatur	7, 22, 69, 76, 90, 91, 180, 181

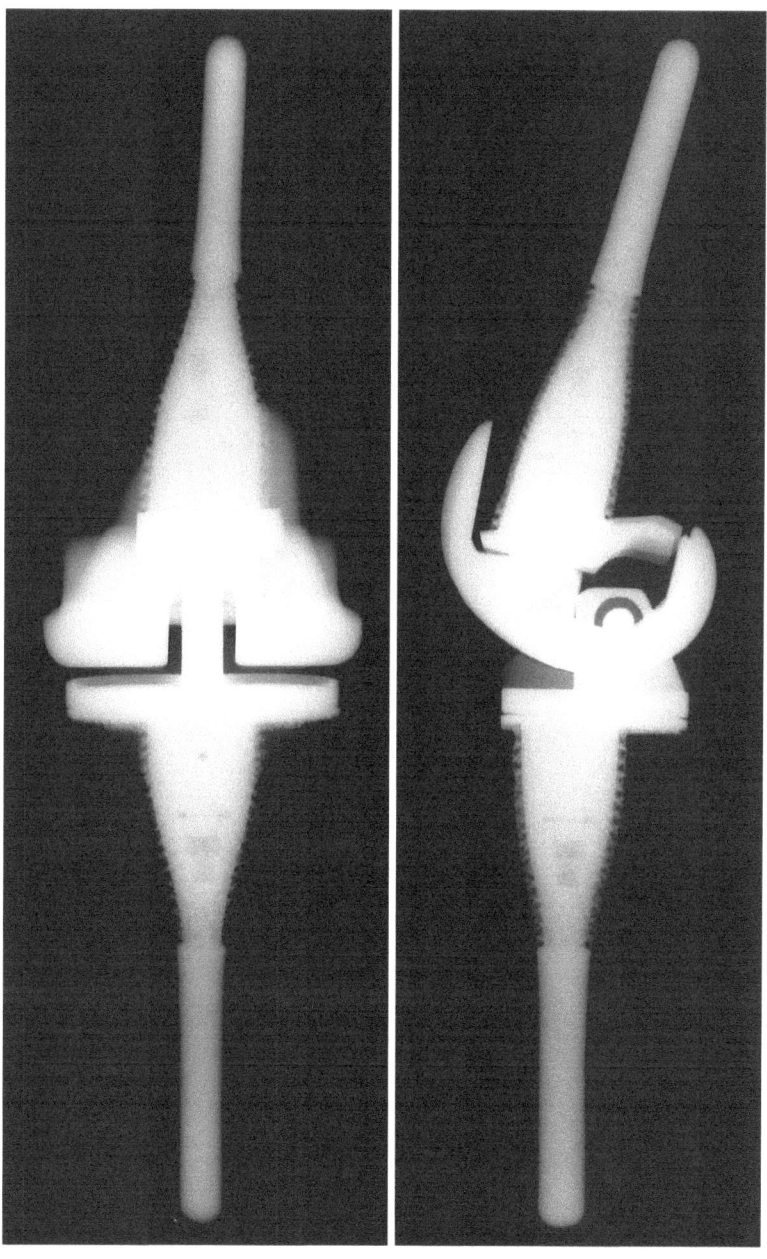

Verkoppelte Kegel-Endoprothese „ST-99" (Standard)

Hersteller	ESKA Implants GmbH & Co. KG Grapengießerstraße 34 23556 Lübeck Tel.: 0451-890 00-0 Fax: 0451-890 00-40 E-Mail: office@eska-implants.de Internet: www.eska-implants.de

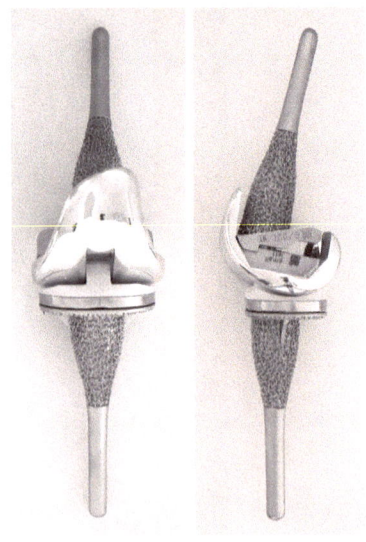

Vertrieb	ESKA Implants GmbH & Co. KG

Knieprothesensystem	Achsknie, gekoppelt

Erfinder	ESKA-Arbeitsgemeinschaft

implantiert seit	1991

Verankerung	zemen-tiert	zement-frei	Primär-verankerung Schrauben	Intramedulläre Stabveran-kerung	Material	Kompa-tibilität
Femurkomponente	x	x	–	–	CrCoMo	–
Tibiakomponente	x	x	–	–	CrCoMo	–
Patellakomponente	x	–	–	–	UHMWPE	ESKA Modulares Knie-system

Inlay	fest	x	mobile bearing	–	deep dished	–	posterior stabilized	x	UHMWPE

Bemerkungen	– Kreuzbandverlust

Navigation	ESKA Navigationssystem Surgetics

Literatur	7, 22, 69, 76, 90, 91, 180, 181

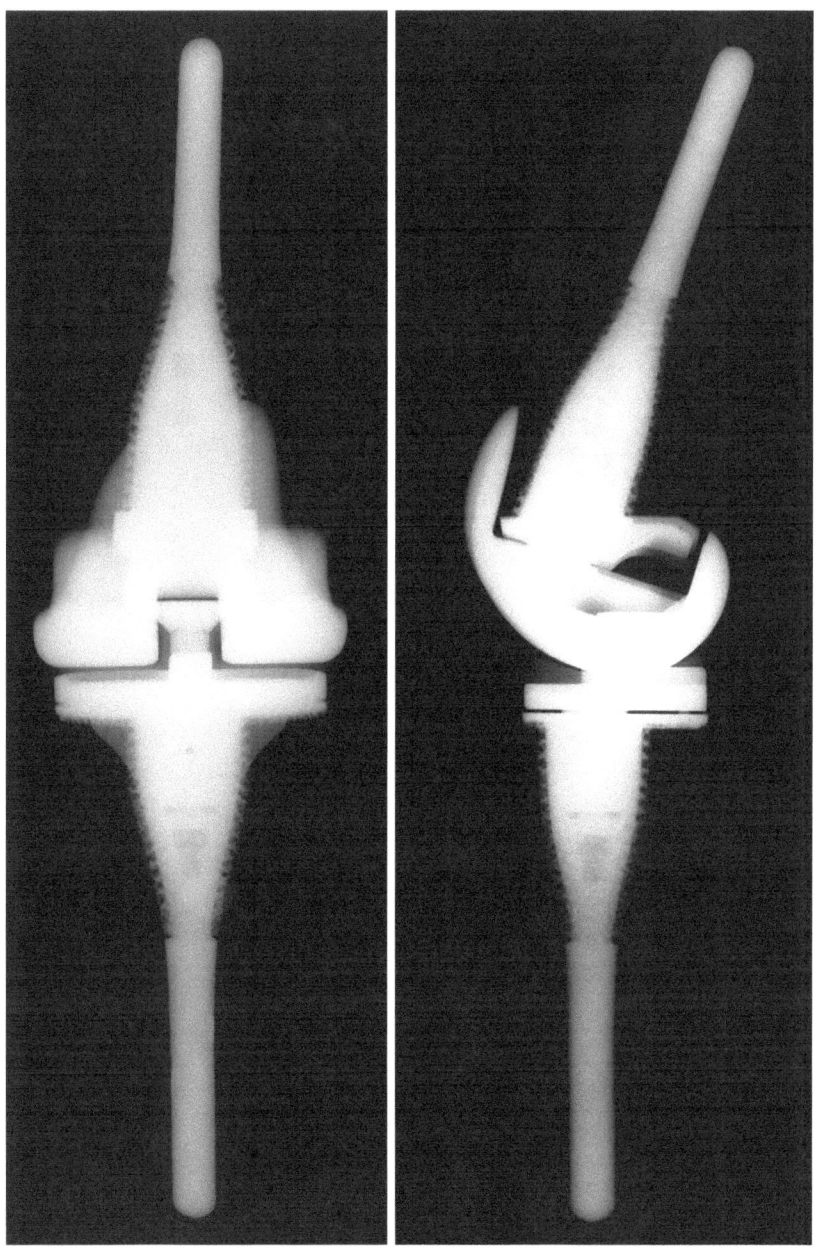

Verkoppelte Pol-Endoprothese „MC" (Multi-Combining)

Hersteller	ESKA Implants GmbH & Co. KG Grapengießerstraße 34 23556 Lübeck Tel.: 0451-890 00-0 Fax: 0451-890 00-40 E-Mail: office@eska-implants.de Internet: www.eska-implants.de

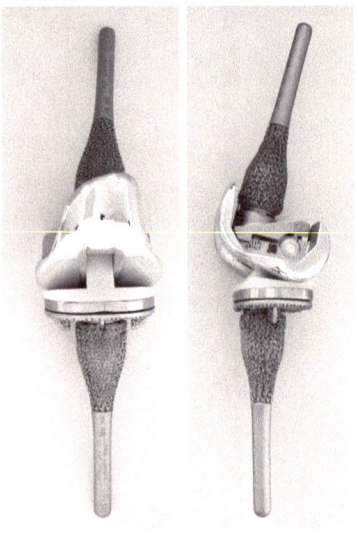

Vertrieb	ESKA Implants GmbH & Co. KG

Knieprothesensystem	Achsknie, gekoppelt

Erfinder	ESKA-Arbeitsgemeinschaft

implantiert seit	1991

Verankerung	zementiert	zementfrei	Primärverankerung Schrauben	Intramedulläre Stabverankerung	Material	Kompatibilität
Femurkomponente	x	x	–	–	CrCoMo	–
Tibiakomponente	x	x	–	–	CrCoMo	–
Patellakomponente	x	–	–	–	UHMWPE	ESKA Modulares Knie-system

Inlay	fest	x	mobile bearing	–	deep dished	–	posterior stabilized	x	UHMWPE

Bemerkungen	– Verlust der Kreuzbänder

Navigation	ESKA Navigationssystem Surgetics

Literatur	7, 22, 69, 76, 90, 91, 180, 181

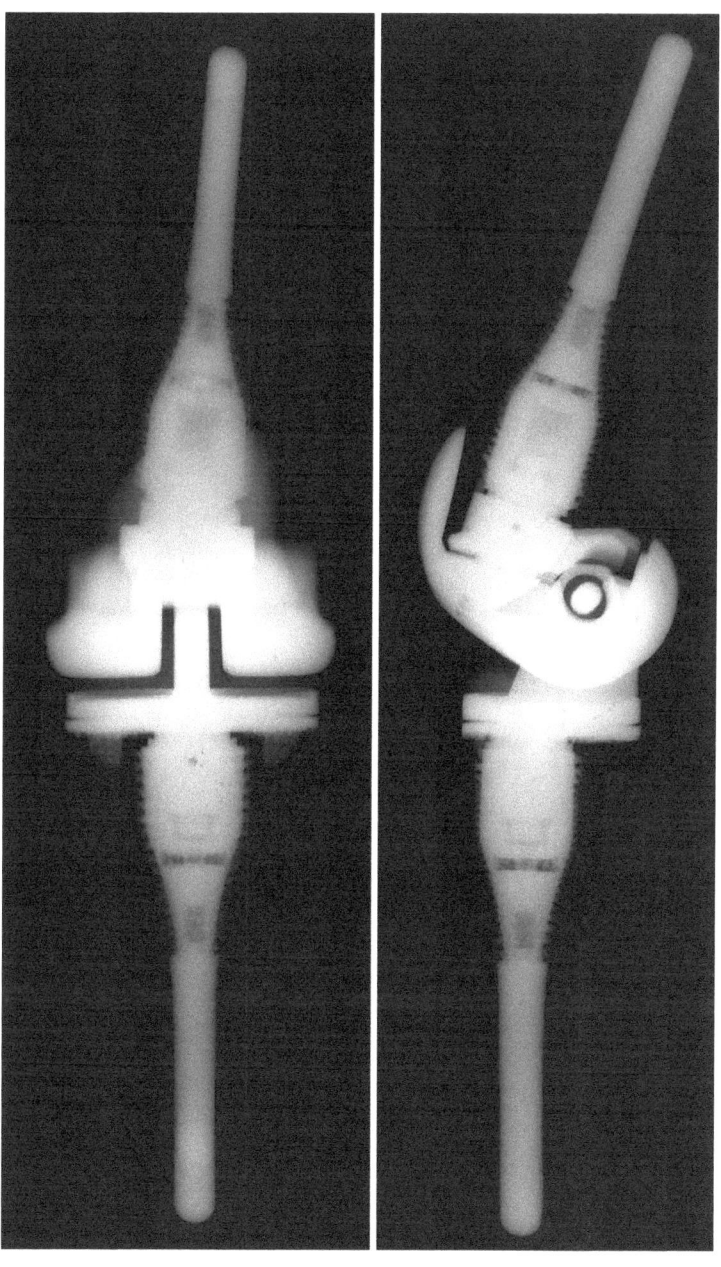

Verkoppelte Pol-Endoprothese „Stieltyp Classic"

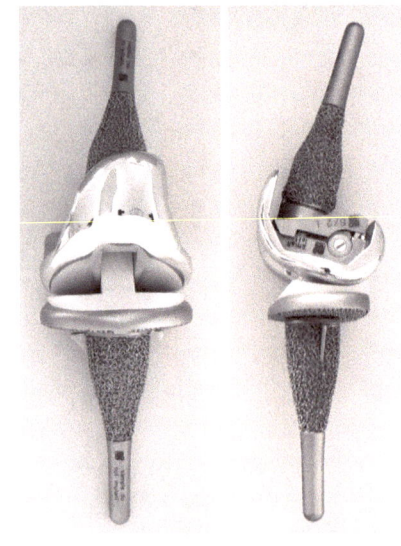

Hersteller	ESKA Implants GmbH & Co. KG Grapengießerstraße 34 23556 Lübeck Tel.: 0451-890 00-0 Fax: 0451-890 00-40 E-Mail: office@eska-implants.de Internet: www.eska-implants.de
Vertrieb	ESKA Implants GmbH & Co. KG
Knieprothesensystem	Achsknie, gekoppelt
Erfinder	ESKA-Arbeitsgemeinschaft
implantiert seit	1997

Verankerung	zemen-tiert	zement-frei	Primär-verankerung Schrauben	Intramedulläre Stabveran-kerung	Material	Kompa-tibilität
Femurkomponente	x	x	–	–	CoCrMo	–
Tibiakomponente	x	x	–	–	CoCrMo	–
Patellakomponente	x	–	–	–	UHMWPE	ESKA Modulares Knie-system

Inlay	fest	x	mobile bearing	–	deep dished	–	posterior stabilized	x	UHMWPE

Bemerkungen	– Baukastensystem – Kreuzbandverlust
Navigation	ESKA Navigationssystem Surgetics
Literatur	7, 22, 69, 76, 90, 91, 180, 181

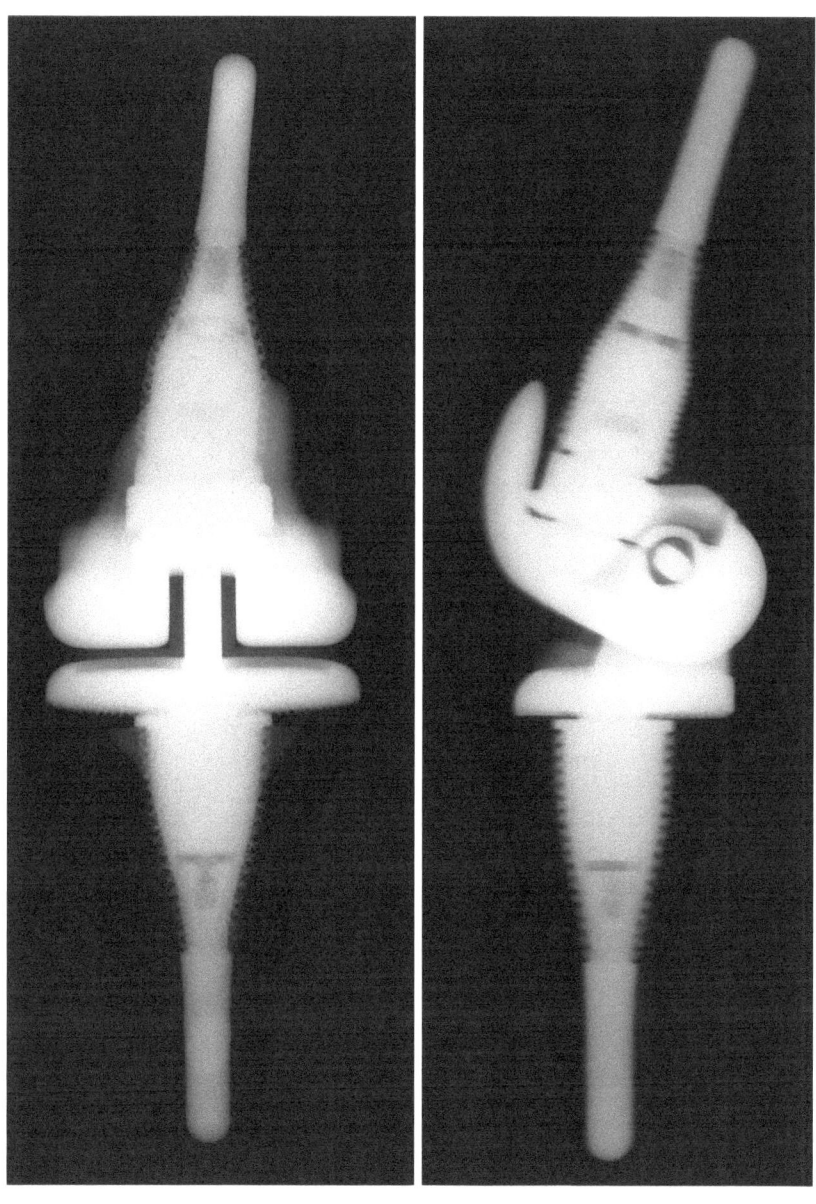

Pro Genu

Hersteller	Fehling Medical AG Frankenstraße 21 63791 Karlstein Tel.: 06188-9574-0 Fax: 06188-957445 E-Mail: michaela-ritter@fehling-instruments.de Internet: www.FehlingInstruments.de

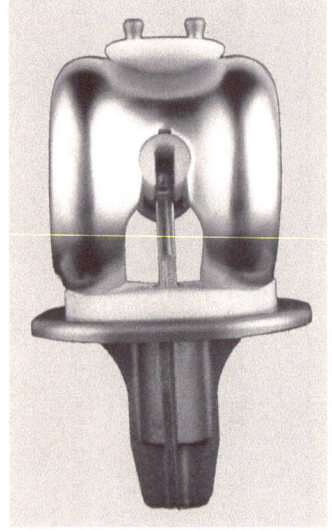

Vertrieb	eingestellt

Knieprothesensystem	Oberflächenendoprothese

Erfinder	Diehl

implantiert seit	1985

Verankerung	zemen-tiert	zement-frei	Primär-verankerung Schrauben	Intramedulläre Stabveran-kerung	Material	Kompa-tibilität
Femurkomponente	x	–	–	x	CoCrMo oder Titan	–
Tibiakomponente	x	–	–	x	CoCrMo oder Titan	–
Patellakomponente	x	–	–	–	UHMWPE	–

Inlay	fest	x	mobile bearing	–	deep dished	–	posterior stabilized	–	UHMWPE

Bemerkungen	– geführt

Navigation	–

Literatur	–

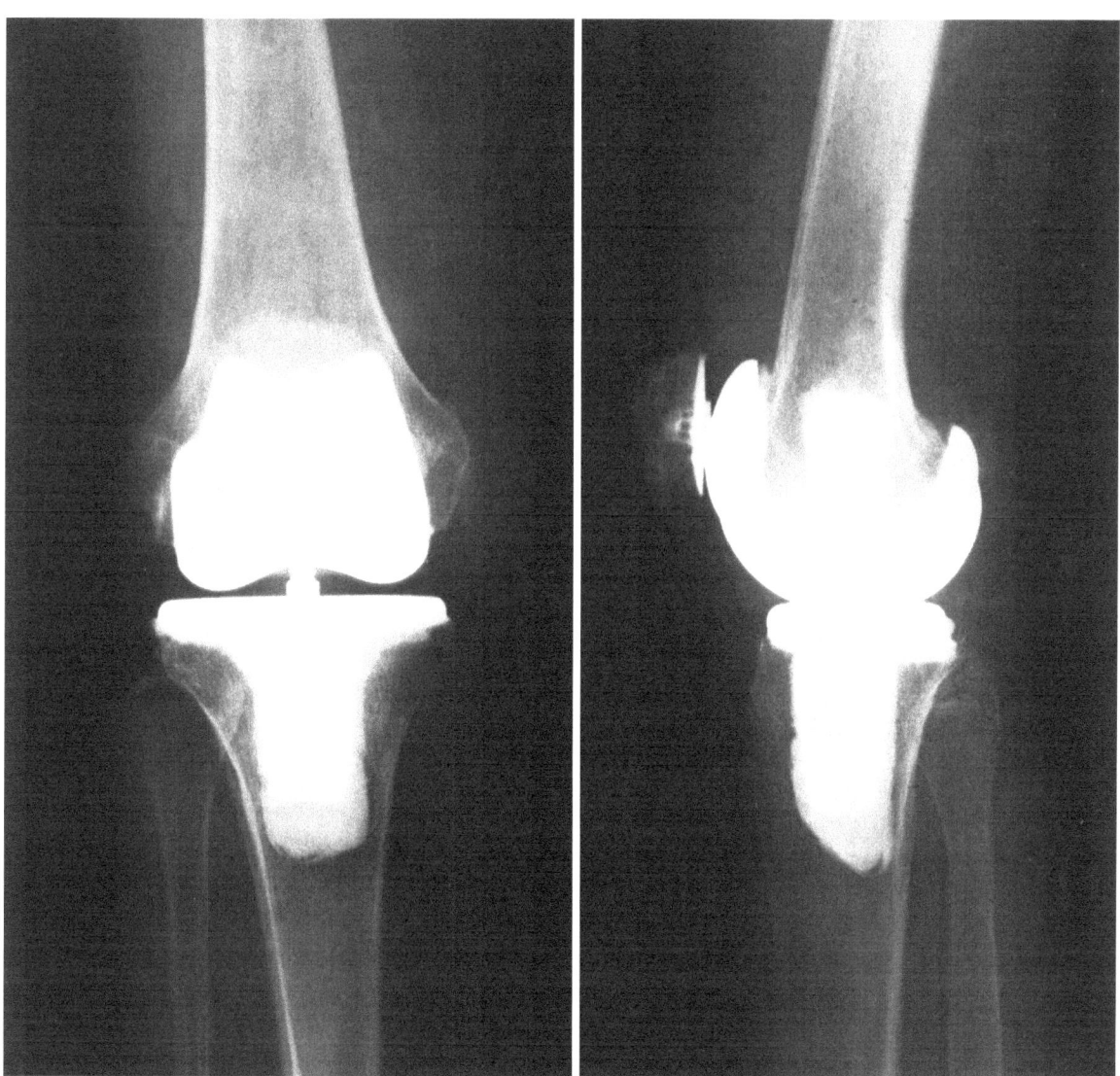

DBK Dual Bearing Knee

Hersteller	FINSBURY GmbH Karl-Heinz-Beckurts-Straße 13 52428 Jülich Tel.: 02461-690 325 Fax: 02461-690 329 E-Mail: germany@finsbury.org Internet: www.finsbury.org

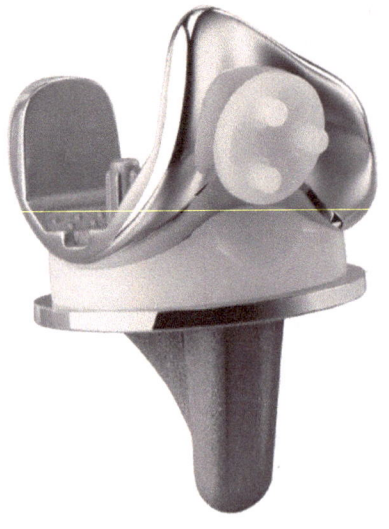

Vertrieb	FINSBURY GmbH

Knieprothesensystem	Oberflächenendoprothese

Erfinder	Tuke

implantiert seit	1992

Verankerung	zemen-tiert	zement-frei	Primär-verankerung Schrauben	Intramedulläre Stabveran-kerung	Material	Kompa-tibilität
Femurkomponente	x	-	-	-	CoCrMo	-
Tibiakomponente	x	-	-	-	CoCrMo	-
Patellakomponente	x	-	-	-	PE	-

Inlay	fest	-	mobile bearing	x	deep dished	-	posterior stabilized	-	PE

Bemerkungen	-

Navigation	Localite

Literatur	-

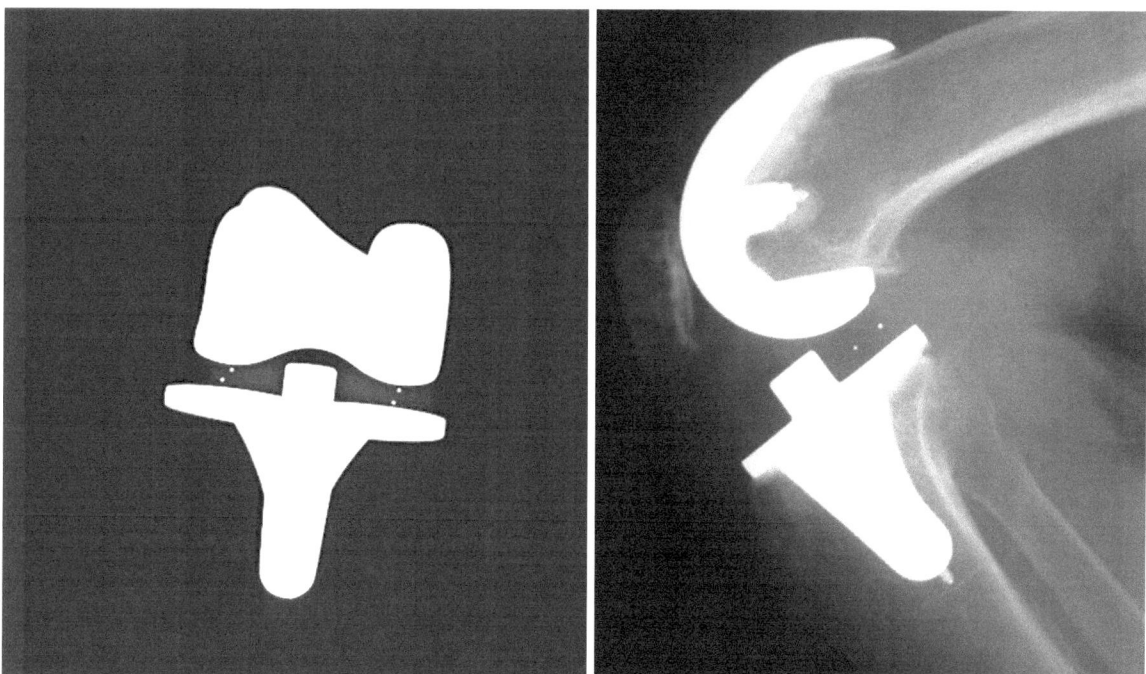

	SI-Knie

Hersteller	Implant-Service Vertriebs-GmbH Oehleckerring 14a 22419 Hamburg Tel.: 040-533 255-0 Fax: 040-533 255-33 E-Mail: is.nord@implant-service.de Internet: www.implant-service.de

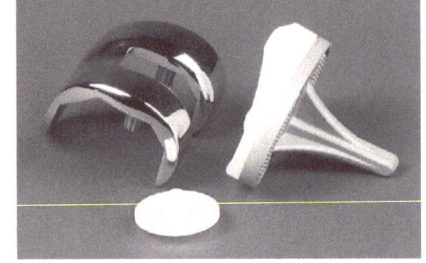

Vertrieb	Implant-Service Vertriebs-GmbH

Knieprothesensystem	Oberflächenendoprothese

Erfinder	Menge

implantiert seit	1991

Verankerung	zemen-tiert	zement-frei	Primär-verankerung Schrauben	Intramedulläre Stabveran-kerung	Material	Kompa-tibilität
Femurkomponente	x	–	–	–	CoCrMo	–
Tibiakomponente	x	–	–	–	CoCrMo	–
Patellakomponente	x	–	–	–	PE	–

Inlay	fest	x	mobile bearing	–	deep dished	–	posterior stabilized	–	PE

Bemerkungen	– Erhalt des hinteren Kreuzbandes

Navigation	–

Literatur	–

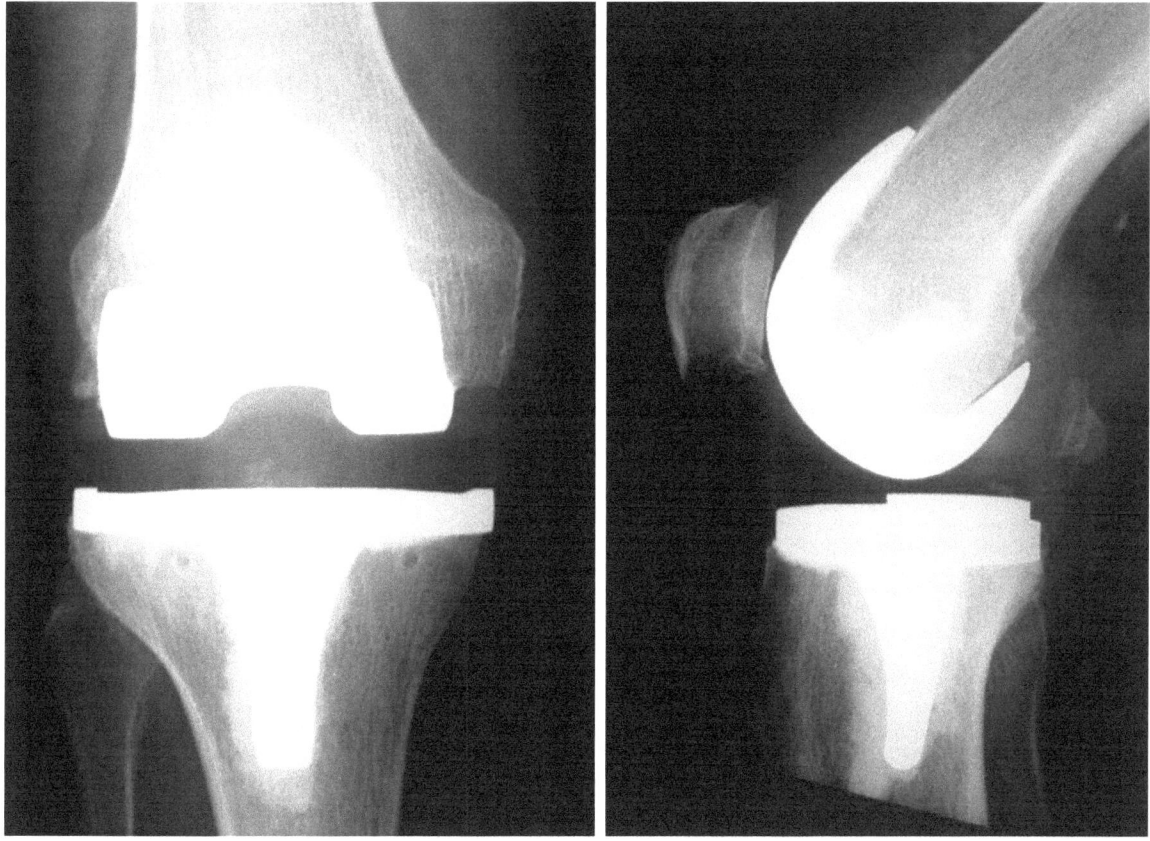

Gemini MKII

Hersteller	WALDEMAR LINK GmbH & Co. KG Barkhausenweg 10 22339 Hamburg Tel.: 040-5 39 95-0 Fax: 040-5 38 69-29 E-Mail: info@linkhh.de Internet: www.linkhh.de

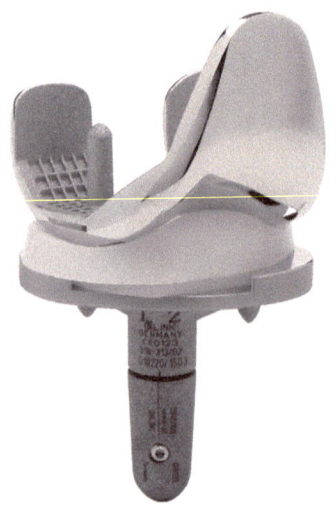

Vertrieb	WALDEMAR LINK GmbH & Co. KG

Knieprothesensystem	Oberflächenendoprothese

Erfinder	Thabe, Keller

implantiert seit	1999

Verankerung	**zemen-tiert**	**zement-frei**	**Primär-verankerung Schrauben**	**Intramedulläre Stabveran-kerung**	**Material**	**Kompa-tibilität**
Femurkomponente	x	x	–	–	CoCrMo	–
Tibiakomponente	x	x	–	–	CoCrMo	–
Patellakomponente	x	–	–	–	UHMWPE	–

Inlay	fest	–	mobile bearing	x	deep dished	–	posterior stabilized	–	UHMWPE

Bemerkungen	– Erhalt des hinteren Kreuzbandes – Zementfreie Komponenten mit TiCap-Beschichtung

Navigation	BrainLAB

Literatur	–

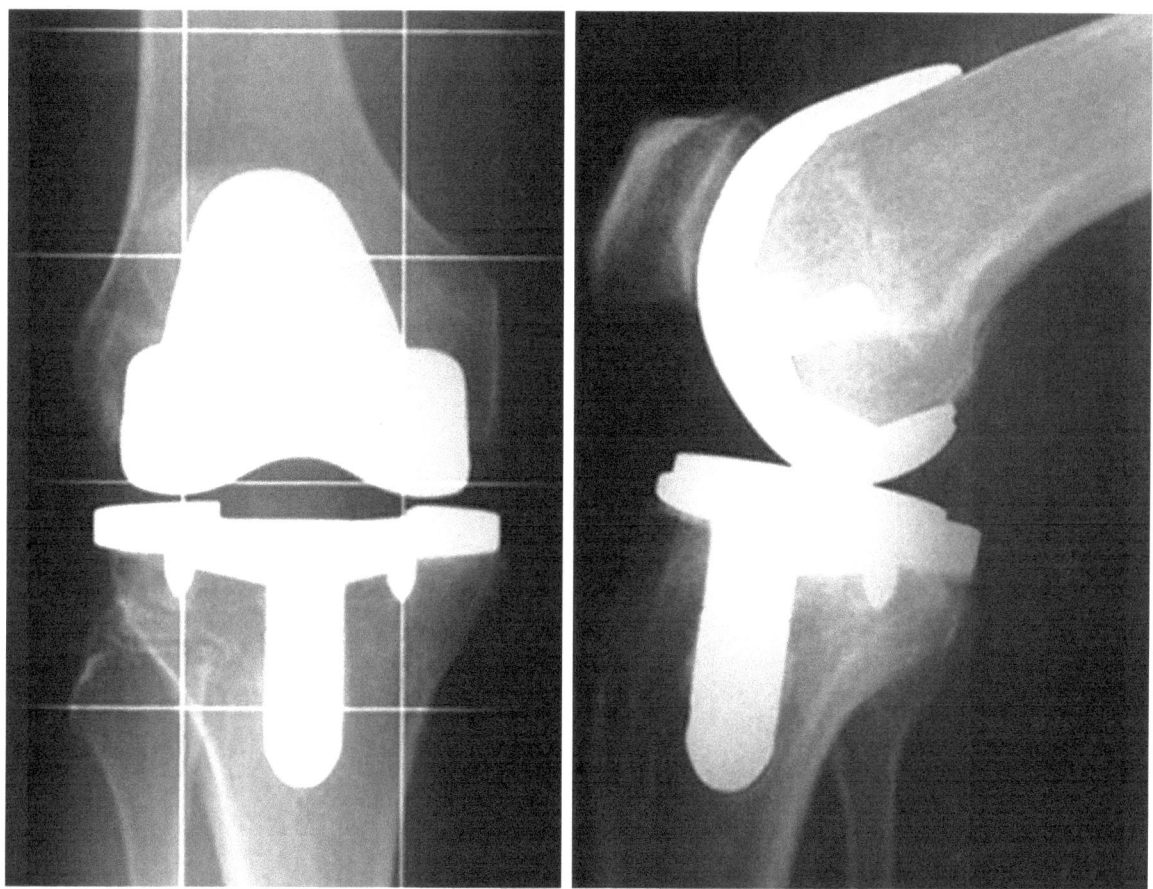

Knieprothese „Gemini"

Hersteller	WALDEMAR LINK GmbH & Co. KG Barkhausenweg 10 22339 Hamburg Tel.: 040-5 39 95-0 Fax: 040-5 38 69-29 E-Mail: info@linkhh.de Internet: www.linkhh.de

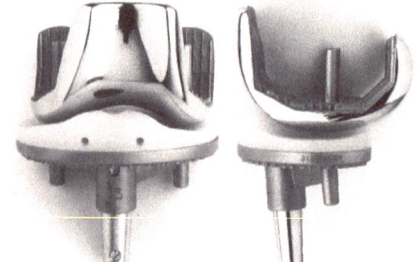

Vertrieb	WALDEMAR LINK GmbH & Co. KG

Knieprothesensystem	Oberflächenendoprothese

Erfinder	Miehlke, Keller

implantiert seit	1992

Verankerung	zemen-tiert	zement-frei	Primär-verankerung Schrauben	Intramedulläre Stabveran-kerung	Material	Kompa-tibilität
Femurkomponente	x	x	–	–	CoCrMo	–
Tibiakomponente	x	x	–	–	CoCrMo+PE	–
Patellakomponente	x	–	–	–	PE	–

Inlay	fest	x	mobile bearing	–	deep dished	–	posterior stabilized	–	PE

Bemerkungen	– Variante 1: ungekoppelt – Erhalt des hinteren Kreuzbandes

Navigation	–

Literatur	–

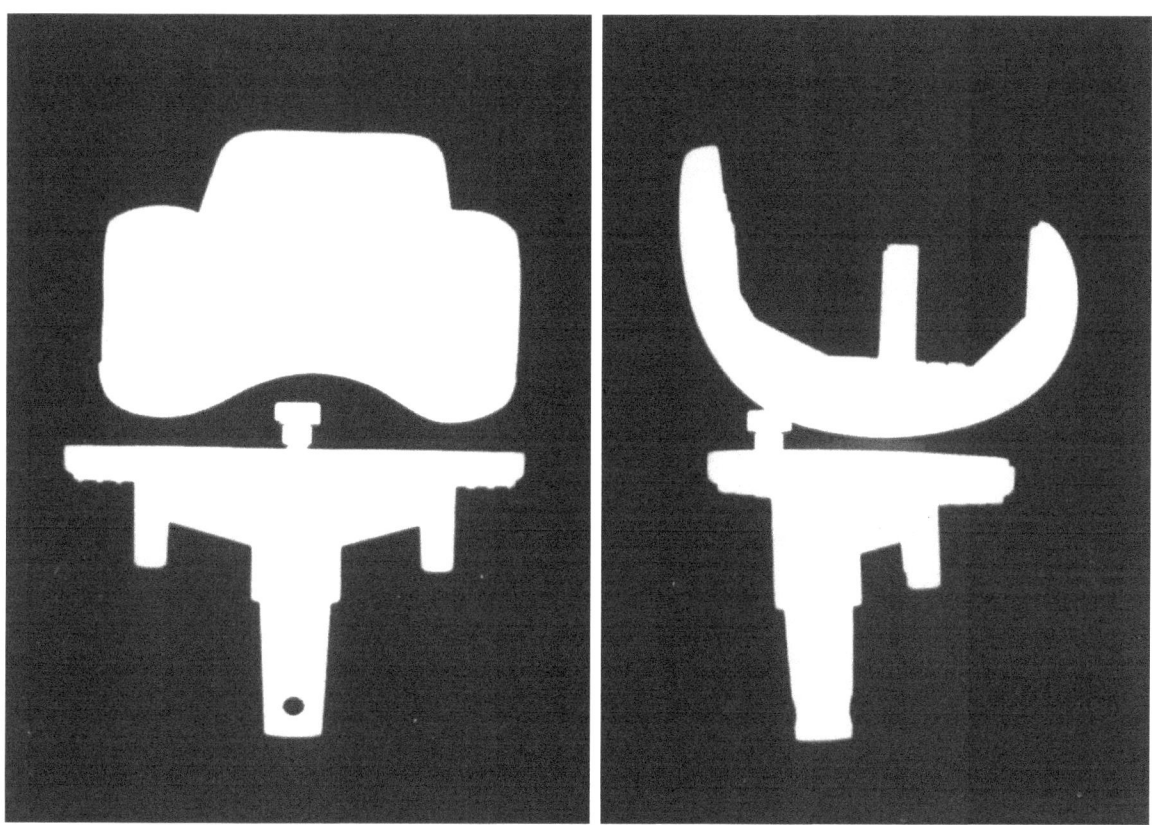

Knieprothese „Gemini"

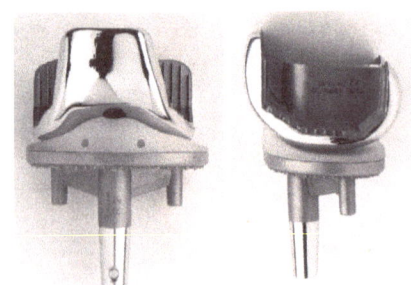

Hersteller	WALDEMAR LINK GmbH & Co. KG Barkhausenweg 10 22339 Hamburg Tel.: 040-5 39 95-0 Fax: 040-5 38 69-29 E-Mail: info@linkhh.de Internet: www.linkhh.de
Vertrieb	WALDEMAR LINK GmbH & Co. KG
Knieprothesensystem	Oberflächenendoprothese
Erfinder	Miehlke, Keller
implantiert seit	1993

Verankerung	zemen-tiert	zement-frei	Primär-verankerung Schrauben	Intramedulläre Stabveran-kerung	Material	Kompa-tibilität
Femurkomponente	x	x	–	–	CoCrMo	–
Tibiakomponente	x	x	–	–	CoCrMo+PE	–
Patellakomponente	x	–	–	–	PE	–

Inlay	fest	x	mobile bearing	–	deep dished	–	posterior stabilized	–	PE

Bemerkungen	– geführt – Variante 2: stabilisiert
Navigation	–
Literatur	–

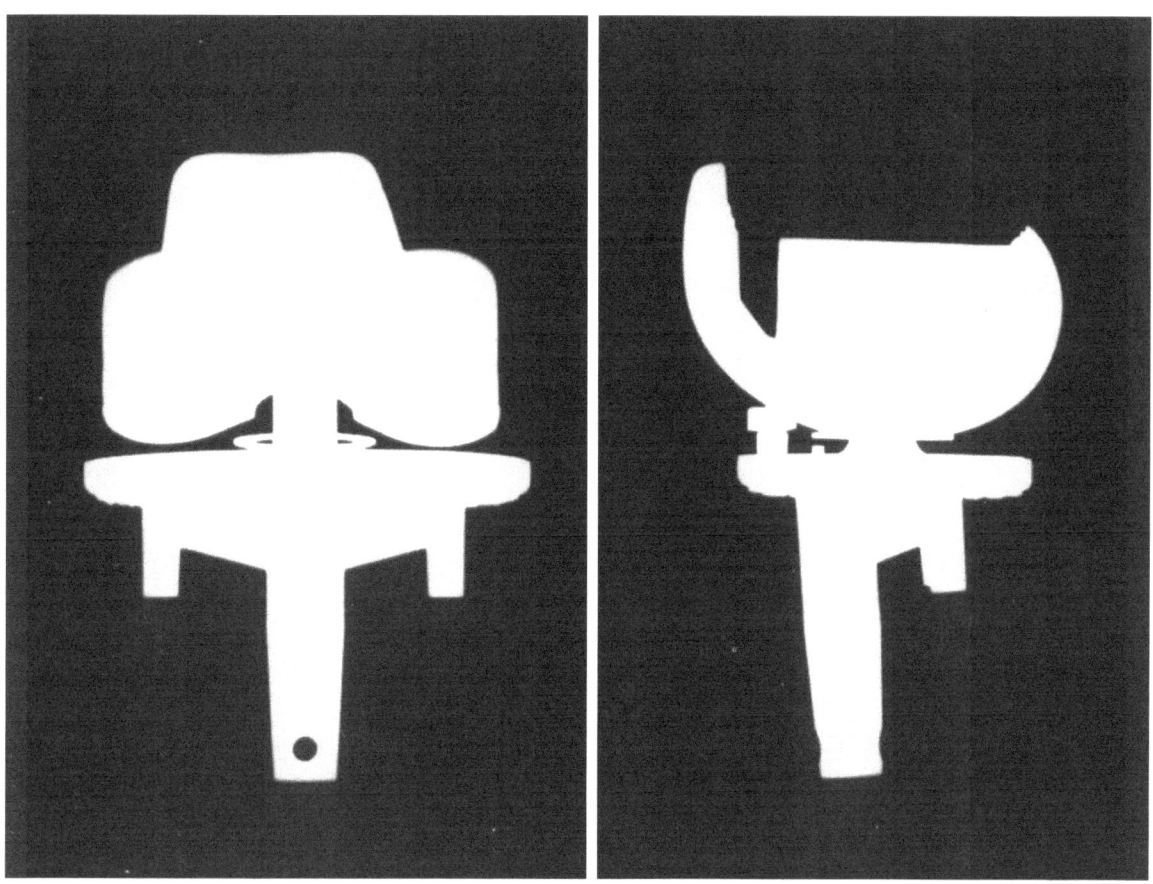

Knieprothese „Gemini"

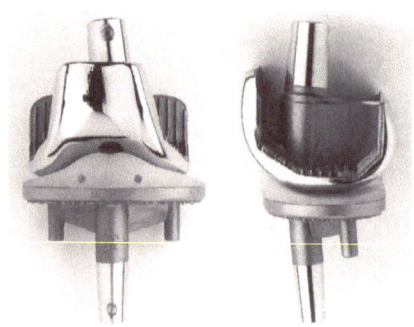

Hersteller	WALDEMAR LINK GmbH & Co. KG Barkhausenweg 10 22339 Hamburg Tel.: 040-5 39 95-0 Fax: 040-5 38 69-29 E-Mail: info@linkhh.de Internet: www.linkhh.de
Vertrieb	WALDEMAR LINK GmbH & Co. KG
Knieprothesensystem	Oberflächenendoprothese
Erfinder	Miehlke, Keller
implantiert seit	1993

Verankerung	zemen-tiert	zement-frei	Primär-verankerung Schrauben	Intramedulläre Stabveran-kerung	Material	Kompa-tibilität
Femurkomponente	x	x	–	–	CoCrMo	–
Tibiakomponente	x	x	–	–	CoCrMo+PE	–
Patellakomponente	x	–	–	–	PE	–

Inlay	fest	x	mobile bearing	–	deep dished	–	posterior stabilized	–	PE

Bemerkungen	– geführt – Variante 3: mit Stabilisierung und Konus

Navigation	–

Literatur	–

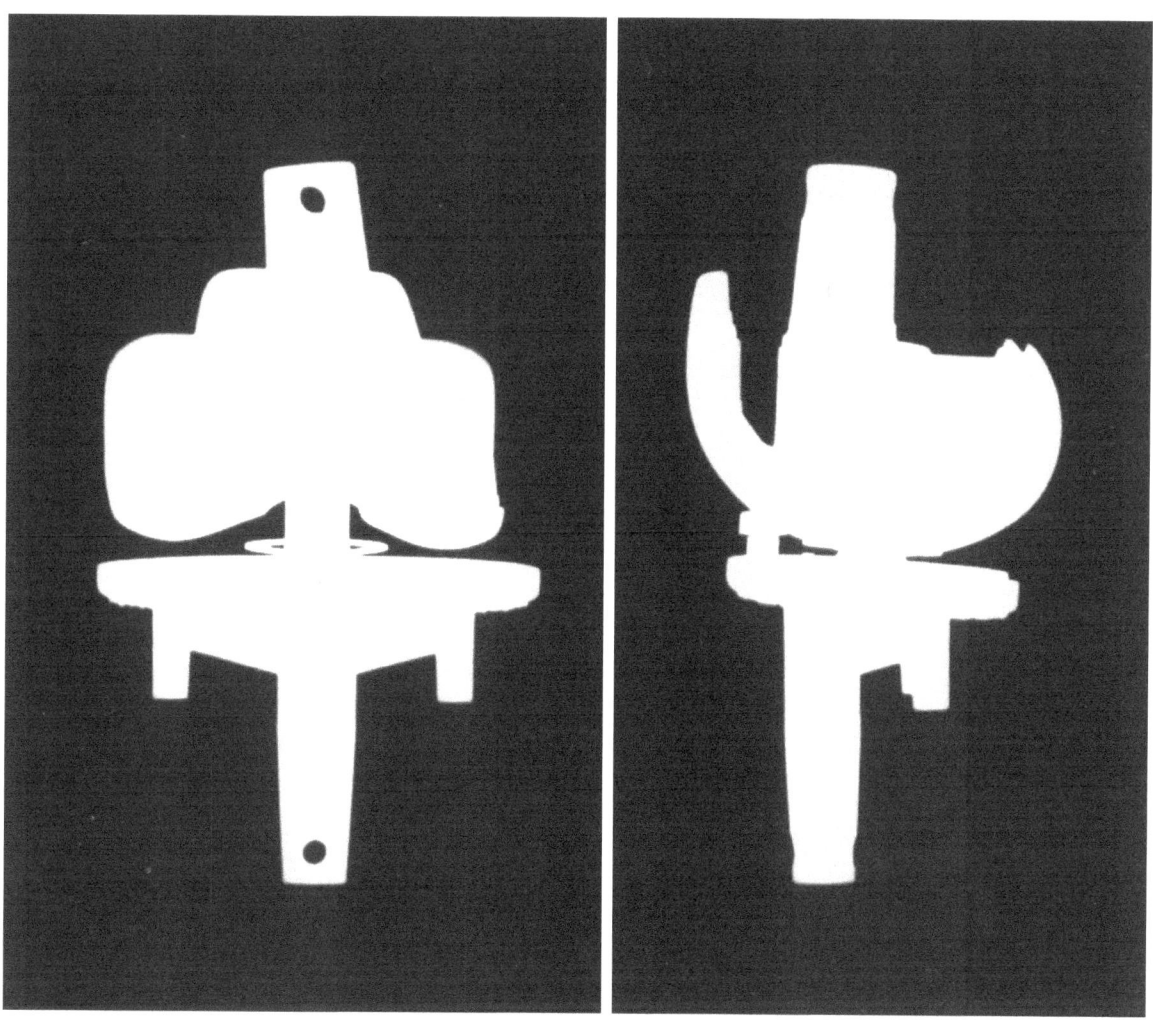

Knieprothese „Gemini"

Hersteller	WALDEMAR LINK GmbH & Co. KG Barkhausenweg 10 22339 Hamburg Tel.: 040-5 39 95-0 Fax: 040-5 38 69-29 E-Mail: info@linkhh.de Internet: www.linkhh.de

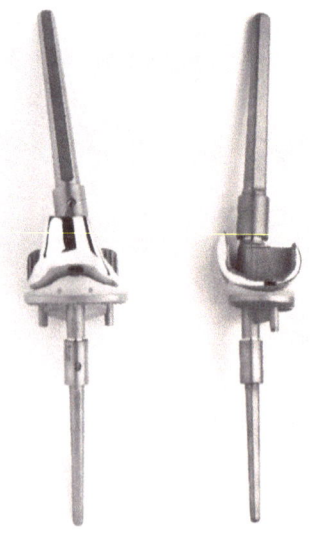

Vertrieb	WALDEMAR LINK GmbH & Co. KG

Knieprothesensystem	Achsknie, ungekoppelt

Erfinder	Miehlke, Keller

implantiert seit	1993

Verankerung	zementiert	zementfrei	Primärverankerung Schrauben	Intramedulläre Stabverankerung	Material	Kompatibilität
Femurkomponente	x	x	–	–	CoCrMo	–
Tibiakomponente	x	x	–	–	CoCrMo+PE	–
Patellakomponente	x	–	–	–	PE	–

Inlay	fest	x	mobile bearing	–	deep dished	–	posterior stabilized	–	PE

Bemerkungen	– geführt – „Oberflächenersatz" (Firmenbezeichnung) – Variante 4: mit Schäften zementierbar – Intramedulläre Schaftverankerung in Femur und Tibia

Navigation	–

Literatur	–

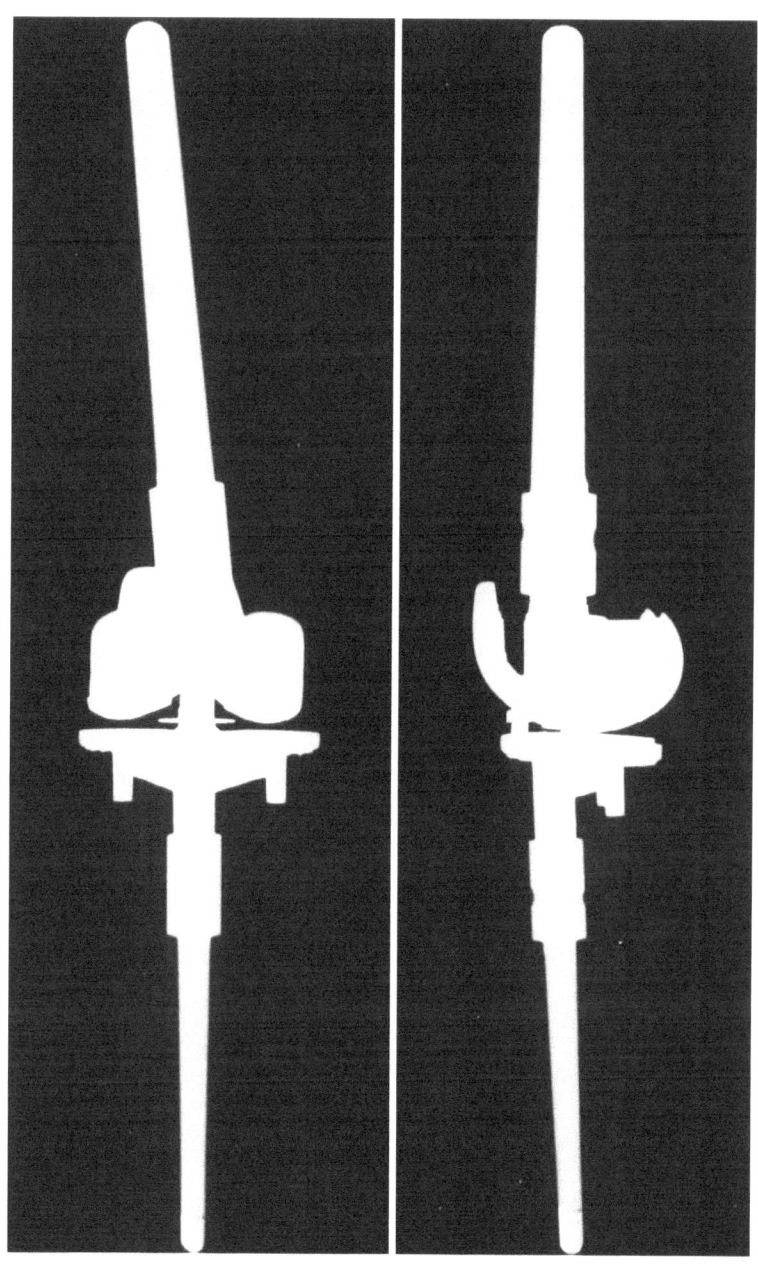

Knieprothese „Gemini"

Hersteller	WALDEMAR LINK GmbH & Co. KG
	Barkhausenweg 10
	22339 Hamburg
	Tel.: 040-5 39 95-0
	Fax: 040-5 38 69-29
	E-Mail: info@linkhh.de
	Internet: www.linkhh.de

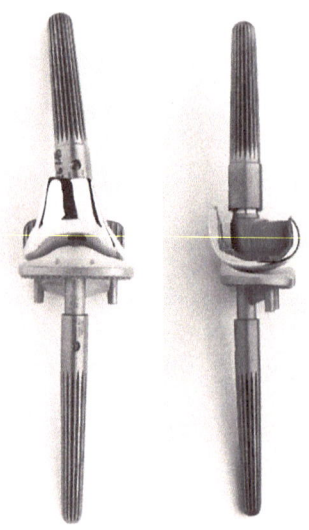

Vertrieb	WALDEMAR LINK GmbH & Co. KG

Knieprothesensystem	Achsknie, ungekoppelt

Erfinder	Miehlke, Keller

implantiert seit	1993

Verankerung	zemen-tiert	zement-frei	Primär-verankerung Schrauben	Intramedulläre Stabveran-kerung	Material	Kompa-tibilität
Femurkomponente	x	x	–	–	CoCrMo	–
Tibiakomponente	x	x	–	–	CoCrMo+PE	–
Patellakomponente	x	–	–	–	PE	–

Inlay	fest	x	mobile bearing	–	deep dished	–	posterior stabilized	–	PE

Bemerkungen	– geführt
	– Baukastensystem
	– Variante 5: mit Schäften, zementfrei
	– Intramedulläre Schaftverankerung in Femur und Tibia

Navigation	–

Literatur	–

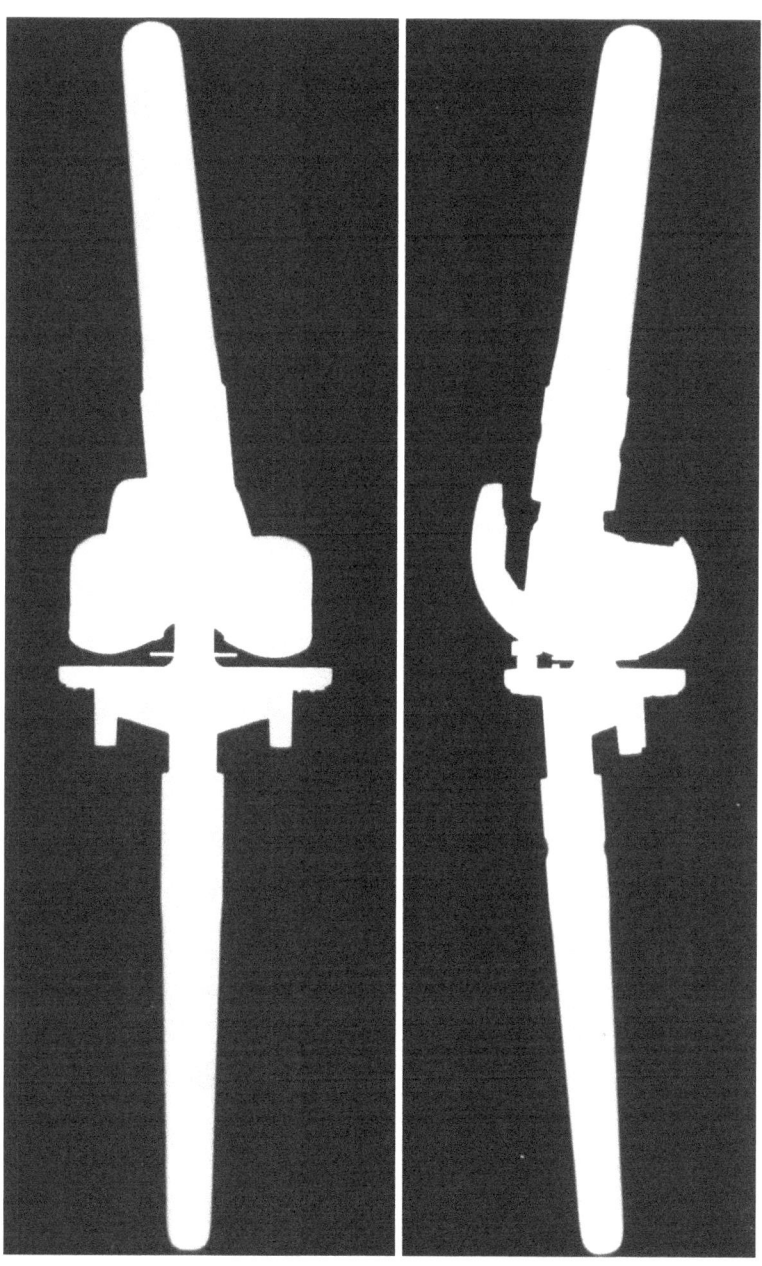

Schlittenprothese „Endo-Modell"

Hersteller	WALDEMAR LINK GmbH & Co. KG Barkhausenweg 10 22339 Hamburg Tel.: 040-5 39 95-0 Fax: 040-5 38 69-29 E-Mail: info@linkhh.de Internet: www.linkhh.de

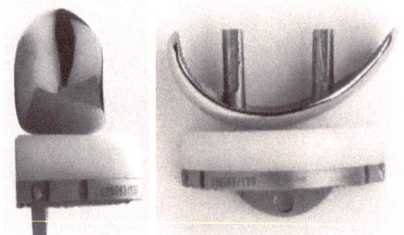

Vertrieb	WALDEMAR LINK GmbH & Co. KG

Knieprothesensystem	Oberflächenhemiprothese

Erfinder	Engelbrecht

implantiert seit	1981

Verankerung	zemen-tiert	zement-frei	Primär-verankerung Schrauben	Intramedulläre Stabveran-kerung	Material	Kompa-tibilität
Femurkomponente	x	-	-	-	CoCrMo	-
Tibiakomponente	x	-	-	-	CoCrMo+PE	-
Patellakomponente	-	-	-	-	-	-

Inlay	fest	x	mobile bearing	-	deep dished	-	posterior stabilized	-	PE

Bemerkungen	– Weiterentwicklung des „St. Georg" Modells

Navigation	-

Literatur	117

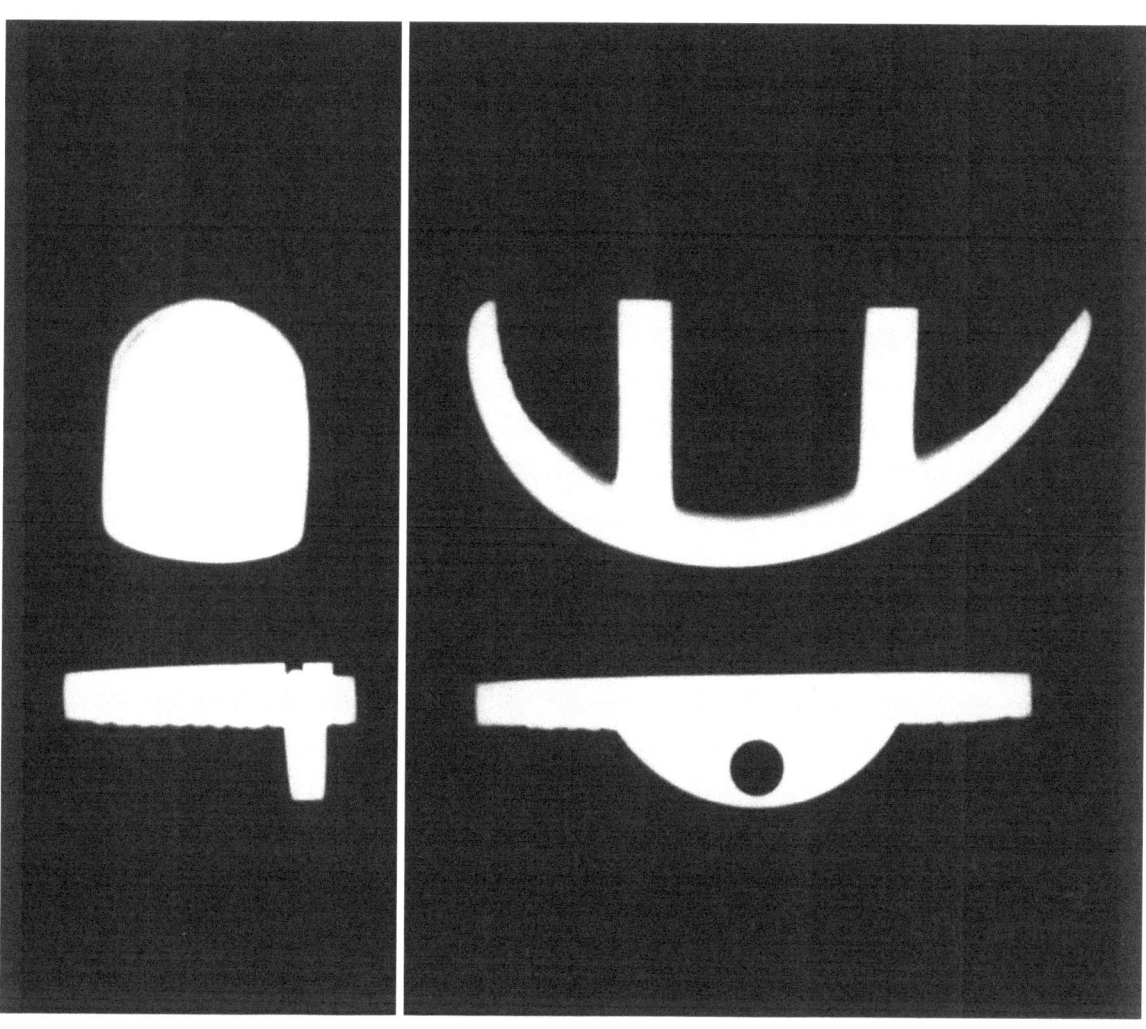

Schlittenprothese „Modell St. Georg"

Hersteller	WALDEMAR LINK GmbH & Co. KG Barkhausenweg 10 22339 Hamburg Tel.: 040-5 39 95-0 Fax: 040-5 38 69-29 E-Mail: info@linkhh.de Internet: www.linkhh.de

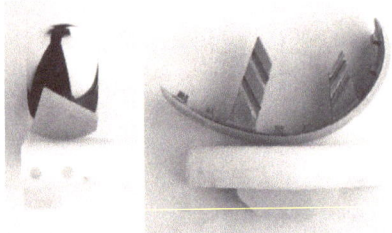

Vertrieb	WALDEMAR LINK GmbH & Co. KG

Knieprothesensystem	Oberflächenhemiprothese

Erfinder	Engelbrecht

implantiert seit	1969

Verankerung	zemen-tiert	zement-frei	Primär-verankerung Schrauben	Intramedulläre Stabveran-kerung	Material	Kompa-tibilität
Femurkomponente	x	–	–	–	CoCrMo	–
Tibiakomponente	x	–	–	–	PE	–
Patellakomponente	–	–	–	–	–	–

Inlay	fest	x	mobile bearing	–	deep dished	–	posterior stabilized	–	PE

Bemerkungen	–

Navigation	–

Literatur	32, 36, 51, 106, 124, 159, 174, 175

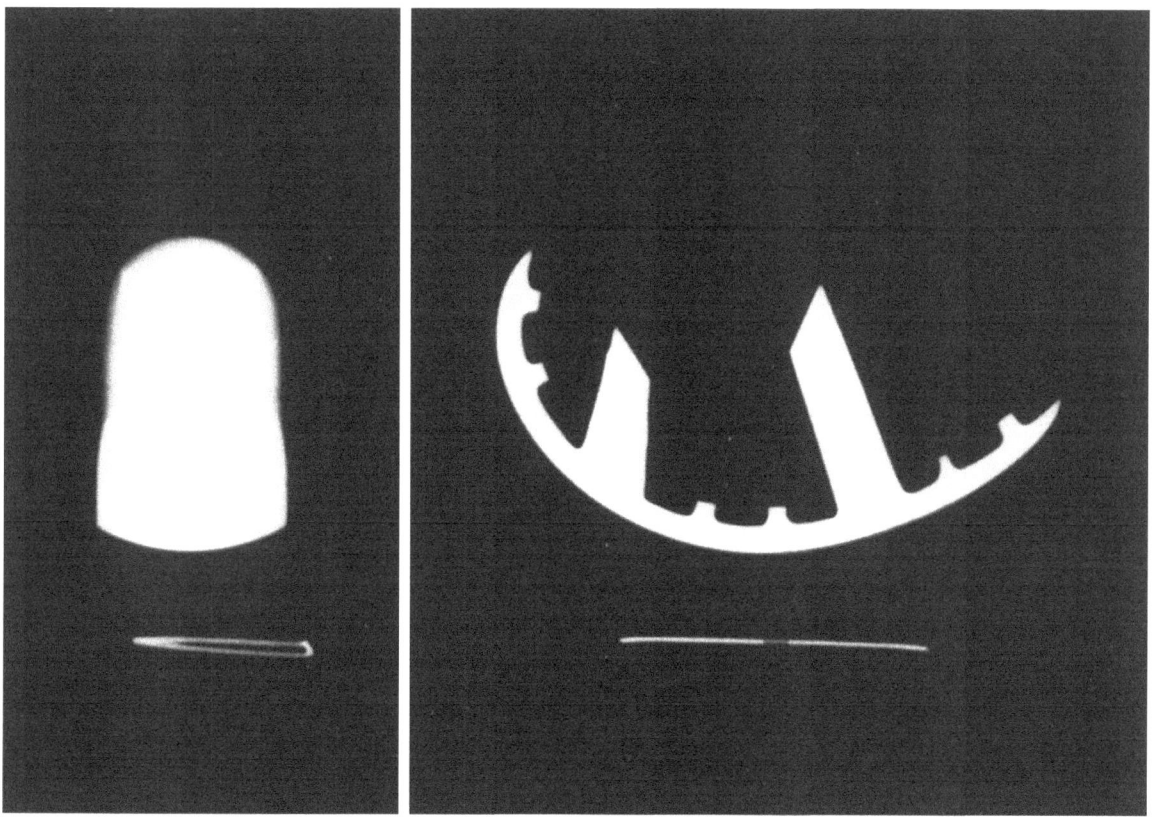

Schlittenprothese „Modell Tönnis"

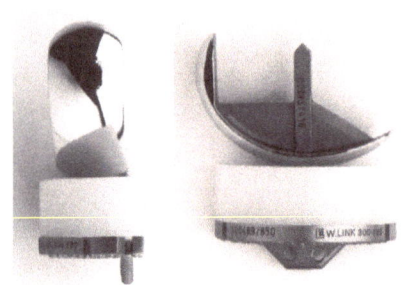

Hersteller	WALDEMAR LINK GmbH & Co. KG Barkhausenweg 10 22339 Hamburg Tel.: 040-5 39 95-0 Fax: 040-5 38 69-29 E-Mail: info@linkhh.de Internet: www.linkhh.de
Vertrieb	WALDEMAR LINK GmbH & Co. KG
Knieprothesensystem	Oberflächenhemiprothese
Erfinder	Tönnis
implantiert seit	1979

Verankerung	zemen-tiert	zement-frei	Primär-verankerung Schrauben	Intramedulläre Stabveran-kerung	Material	Kompa-tibilität
Femurkomponente	x	-	-	-	CoCrMo	-
Tibiakomponente	x	-	-	-	CoCrMo+PE	-
Patellakomponente	-	-	-	-	-	-

Inlay	fest	x	mobile bearing	-	deep dished	-	posterior stabilized	-	PE

Bemerkungen	-
Navigation	-
Literatur	184, 185

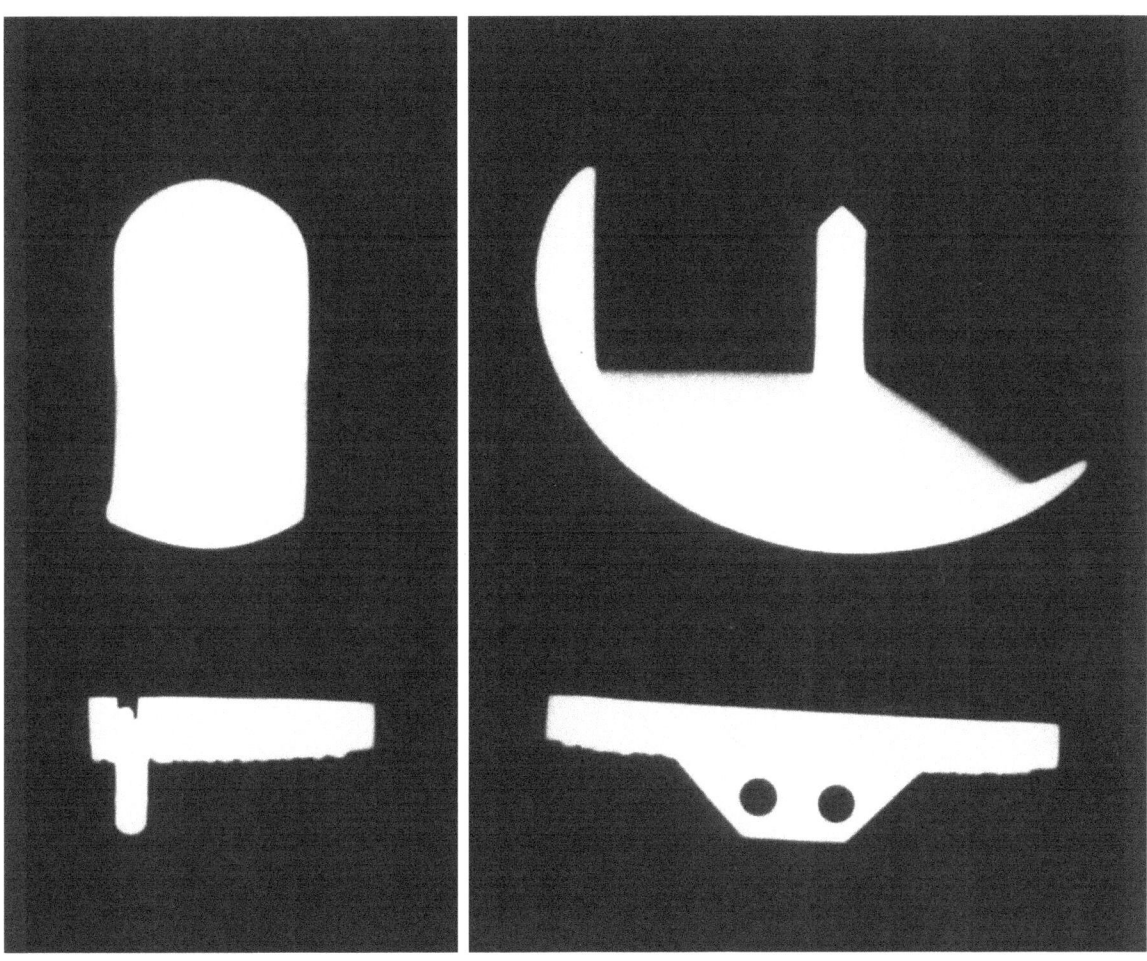

SKI-Knieprothese

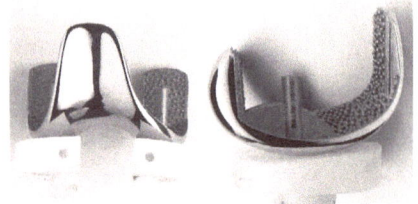

Hersteller	WALDEMAR LINK GmbH & Co. KG Barkhausenweg 10 22339 Hamburg Tel.: 040-5 39 95-0 Fax: 040-5 38 69-29 E-Mail: info@linkhh.de Internet: www.linkhh.de
Vertrieb	WALDEMAR LINK GmbH & Co. KG
Knieprothesensystem	Oberflächenendoprothese
Erfinder	Lubinus, Keller
implantiert seit	1980

Verankerung	zemen-tiert	zement-frei	Primär-verankerung Schrauben	Intramedulläre Stabveran-kerung	Material	Kompa-tibilität
Femurkomponente	x	–	–	–	CoCrMo	–
Tibiakomponente	x	–	–	–	PE	–
Patellakomponente	x	–	–	–	PE	–

Inlay	fest	x	mobile bearing	–	deep dished	–	posterior stabilized	–	PE

Bemerkungen	– Erhalt beider Kreuzbänder – Einzelplateaus
Navigation	–
Literatur	112

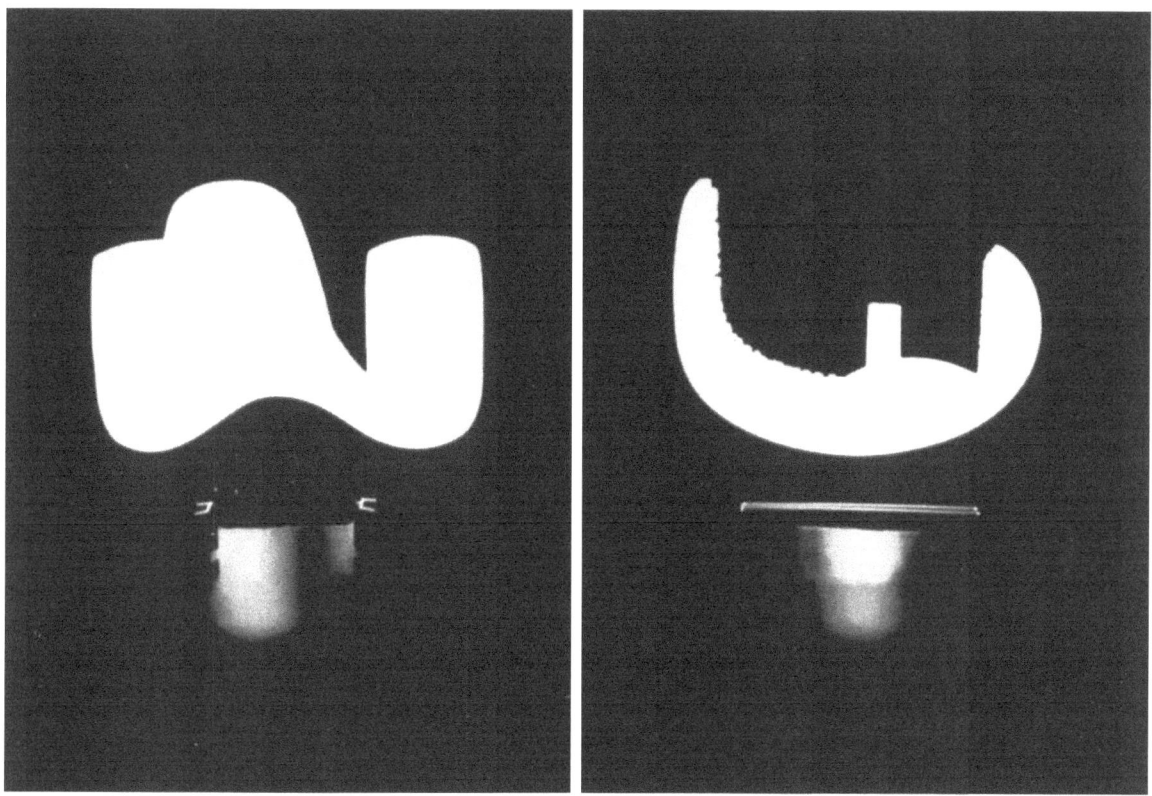

SKI-Knieprothese

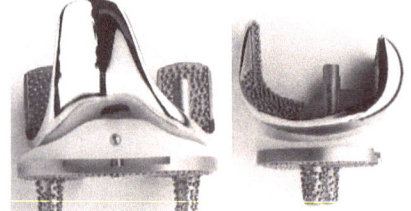

Hersteller	WALDEMAR LINK GmbH & Co. KG Barkhausenweg 10 22339 Hamburg Tel.: 040-5 39 95-0 Fax: 040-5 38 69-29 E-Mail: info@linkhh.de Internet: www.linkhh.de

Vertrieb	WALDEMAR LINK GmbH & Co. KG

Knieprothesensystem	Oberflächenendoprothese

Erfinder	Lubinus, Keller

implantiert seit	1980

Verankerung	zemen-tiert	zement-frei	Primär-verankerung Schrauben	Intrameduläre Stabveran-kerung	Material	Kompa-tibilität
Femurkomponente	x	-	-	-	CoCrMo	-
Tibiakomponente	x	-	-	-	CoCrMo + PE	-
Patellakomponente	x	-	-	-	PE	-

Inlay	fest	x	mobile bearing	-	deep dished	-	posterior stabilized	-	PE

Bemerkungen	– Erhalt des hinteren Kreuzbandes

Navigation	-

Literatur	112

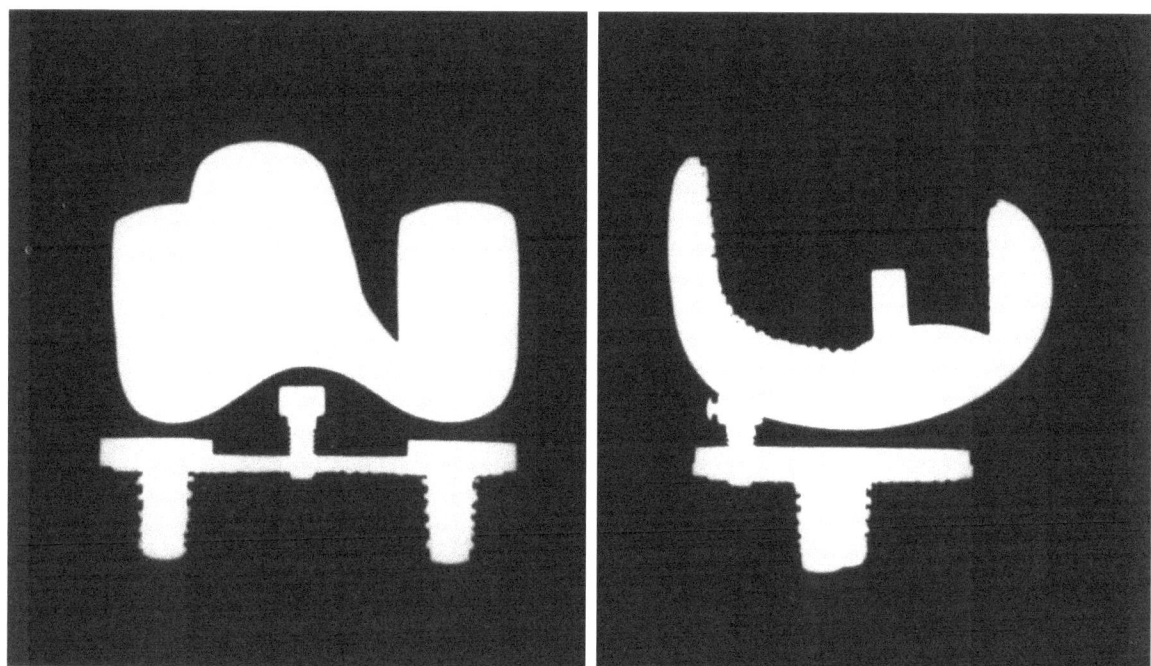

SKI-Knieprothese

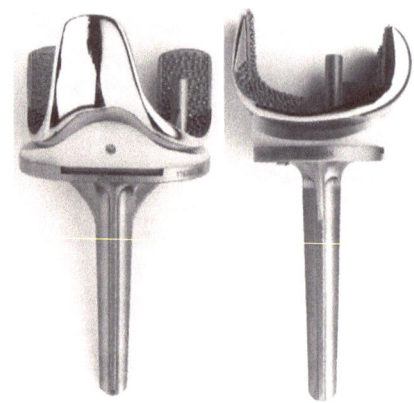

Hersteller	WALDEMAR LINK GmbH & Co. KG Barkhausenweg 10 22339 Hamburg Tel.: 040-5 39 95-0 Fax: 040-5 38 69-29 E-Mail: info@linkhh.de Internet: www.linkhh.de

Vertrieb	WALDEMAR LINK GmbH & Co. KG

Knieprothesensystem	Oberflächenendoprothese

Erfinder	Lubinus, Keller

implantiert seit	1980

Verankerung	zemen-tiert	zement-frei	Primär-verankerung Schrauben	Intramedulläre Stabveran-kerung	Material	Kompa-tibilität
Femurkomponente	x	–	–	–	CoCrMo	–
Tibiakomponente	x	–	–	–	CoCrMo + PE	–
Patellakomponente	x	–	–	–	PE	–

Inlay	fest	x	mobile bearing	–	deep dished	–	posterior stabilized	–	PE

Bemerkungen	– Intramedulläre Schaftverankerung der Tibiakomponente – SKI-Knieprothese mit Totaltibiaplateau – Verlust der Kreuzbänder

Navigation	–

Literatur	112

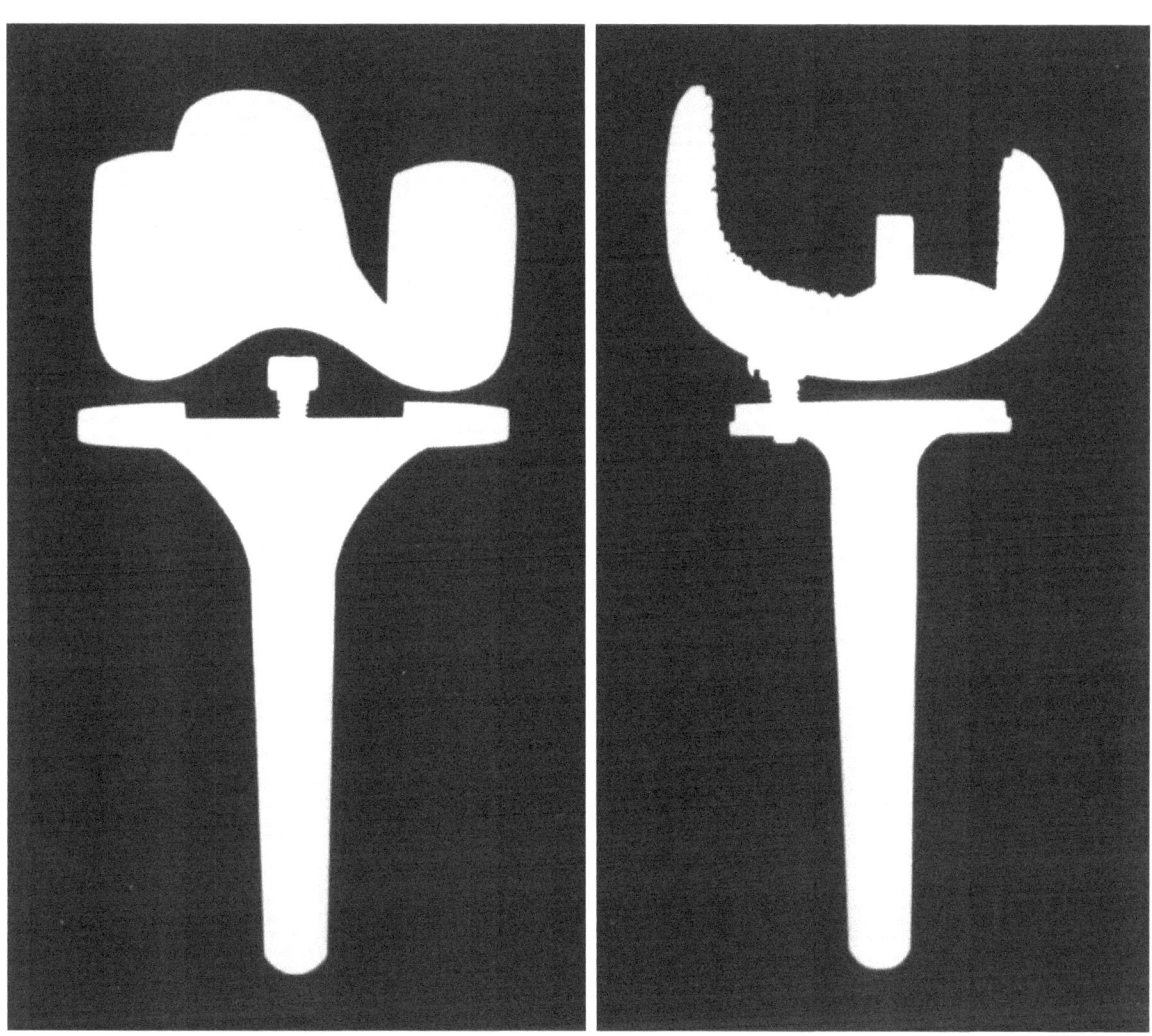

T.A.C.K. Kniegelenkprothese

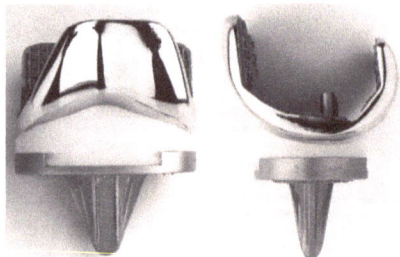

Hersteller	WALDEMAR LINK GmbH & Co. KG Barkhausenweg 10 22339 Hamburg Tel.: 040-5 39 95-0 Fax: 040-5 38 69-29 E-Mail: info@linkhh.de Internet: www.linkhh.de

Vertrieb	WALDEMAR LINK GmbH & Co. KG

Knieprothesensystem	Oberflächenendoprothese

Erfinder	Andrews

implantiert seit	1988

Verankerung	zemen-tiert	zement-frei	Primär-verankerung Schrauben	Intramedulläre Stabveran-kerung	Material	Kompa-tibilität
Femurkomponente	x	x	–	–	CoCrMo	–
Tibiakomponente	x	x	–	–	CoCrMo+PE	–
Patellakomponente	x	–	–	–	PE	–

Inlay	fest	–	mobile bearing	x	deep dished	–	posterior stabilized	x	PE

Bemerkungen	– Verlust der Kreuzbänder

Navigation	–

Literatur	–

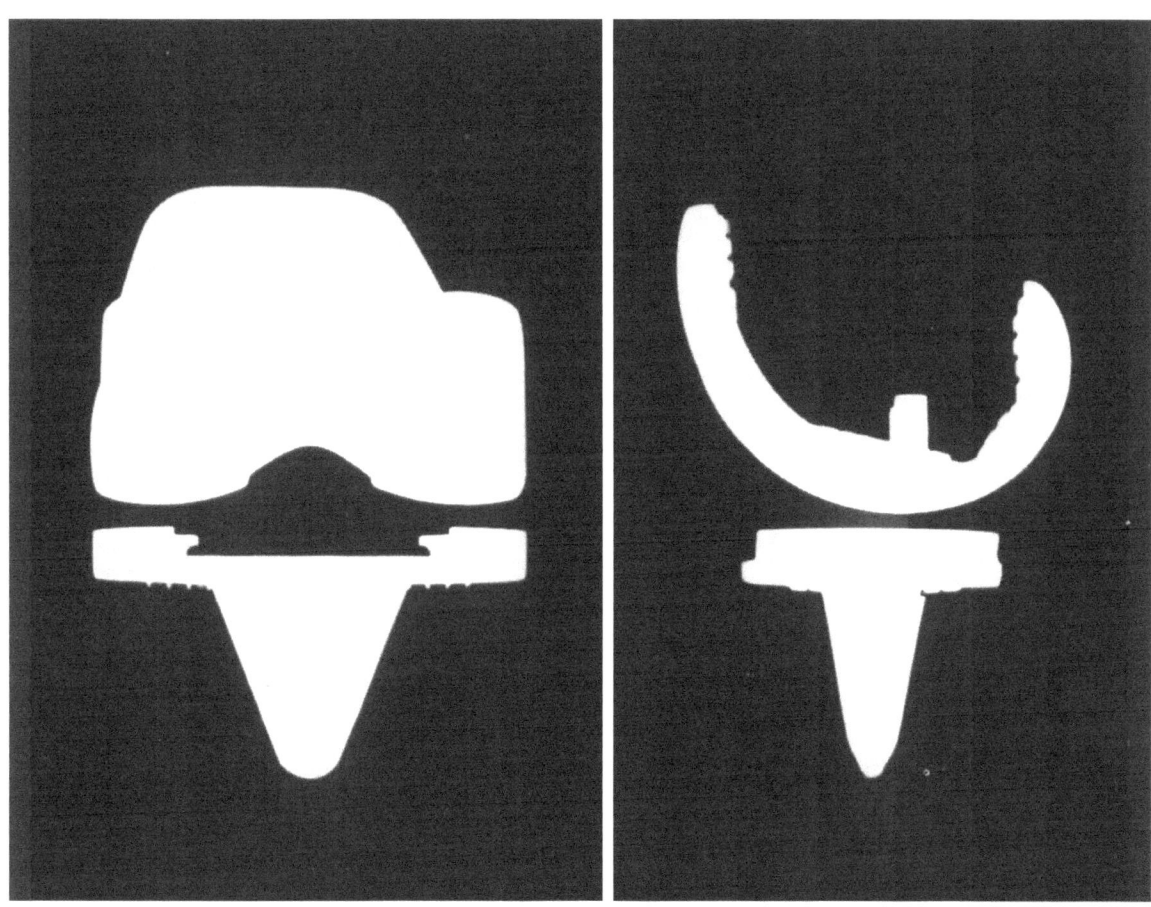

Totale Knieprothese „Endo-Modell"

Hersteller	WALDEMAR LINK GmbH & Co. KG Barkhausenweg 10 22339 Hamburg Tel.: 040-5 39 95-0 Fax: 040-5 38 69-29 E-Mail: info@linkhh.de Internet: www.linkhh.de

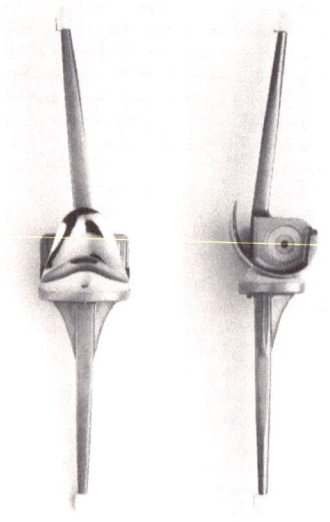

Vertrieb	WALDEMAR LINK GmbH & Co. KG

Knieprothesensystem	Achsknie, gekoppelt

Erfinder	Engelbrecht, Nieder, Keller

implantiert seit	1988

Verankerung	zemen-tiert	zement-frei	Primär-verankerung Schrauben	Intramedulläre Stabveran-kerung	Material	Kompa-tibilität
Femurkomponente	x	–	–	–	CoCrMo	–
Tibiakomponente	x	–	–	–	CoCrMo	–
Patellakomponente	x	–	–	–	PE	–

Inlay	fest	x	mobile bearing	–	deep dished	–	posterior stabilized	–	PE

Bemerkungen	– Intramedulläre Schaftverankerung in Femur und Tibia – mit Patellagleitlager

Navigation	–

Literatur	41, 43, 124

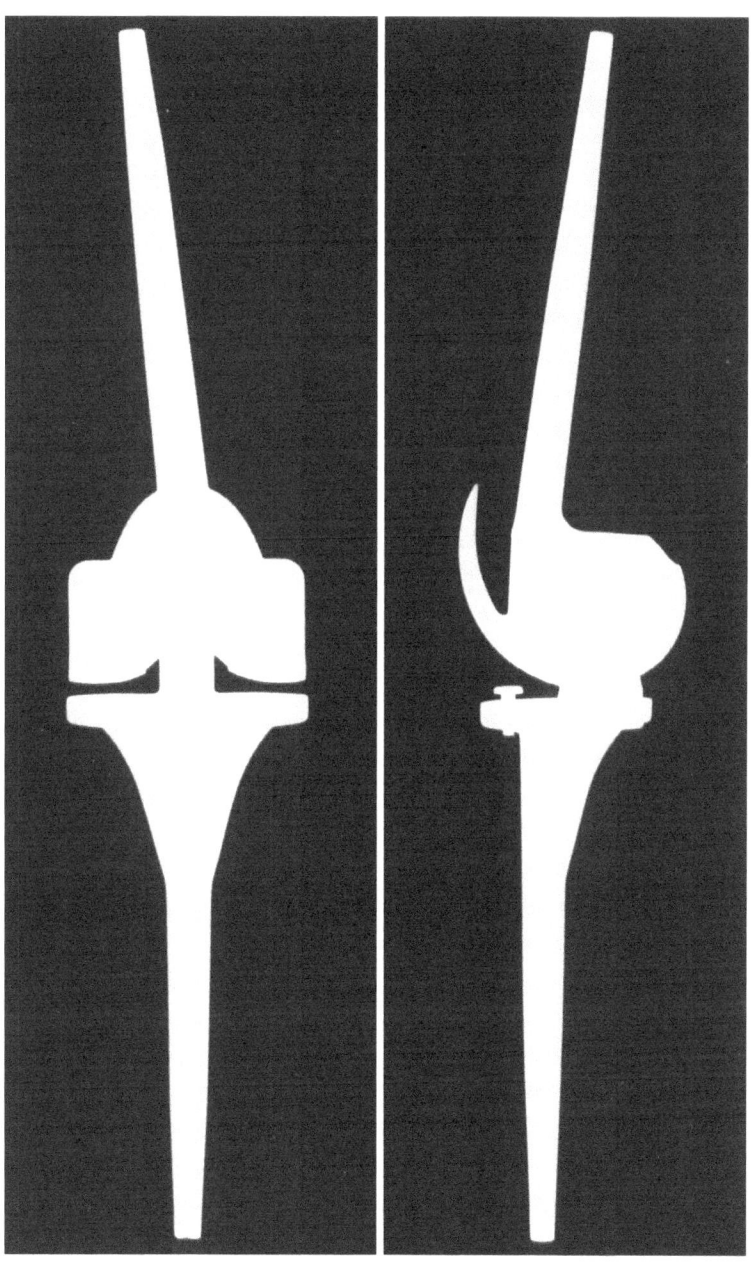

Totale Knieprothese „Endo-Modell"

Hersteller	WALDEMAR LINK GmbH & Co. KG Barkhausenweg 10 22339 Hamburg Tel.: 040-5 39 95-0 Fax: 040-5 38 69-29 E-Mail: info@linkhh.de Internet: www.linkhh.de
Vertrieb	WALDEMAR LINK GmbH & Co. KG
Knieprothesensystem	Achsknie, gekoppelt
Erfinder	Engelbrecht, Nieder, Keller
implantiert seit	1988

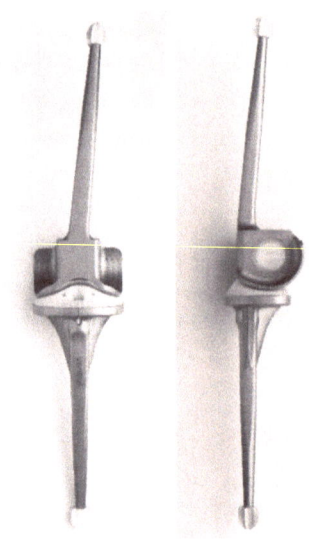

Verankerung	zemen-tiert	zement-frei	Primär-verankerung Schrauben	Intramedulläre Stabveran-kerung	Material	Kompa-tibilität
Femurkomponente	x	-	-	-	CoCrMo	-
Tibiakomponente	x	-	-	-	CoCrMo+PE	-
Patellakomponente	-	-	-	-	-	-

Inlay	fest	x	mobile bearing	-	deep dished	-	posterior stabilized	-	PE

Bemerkungen	– Intramedulläre Schaftverankerung in Femur und Tibia – ohne Patellagleitlager
Navigation	–
Literatur	41, 43, 124

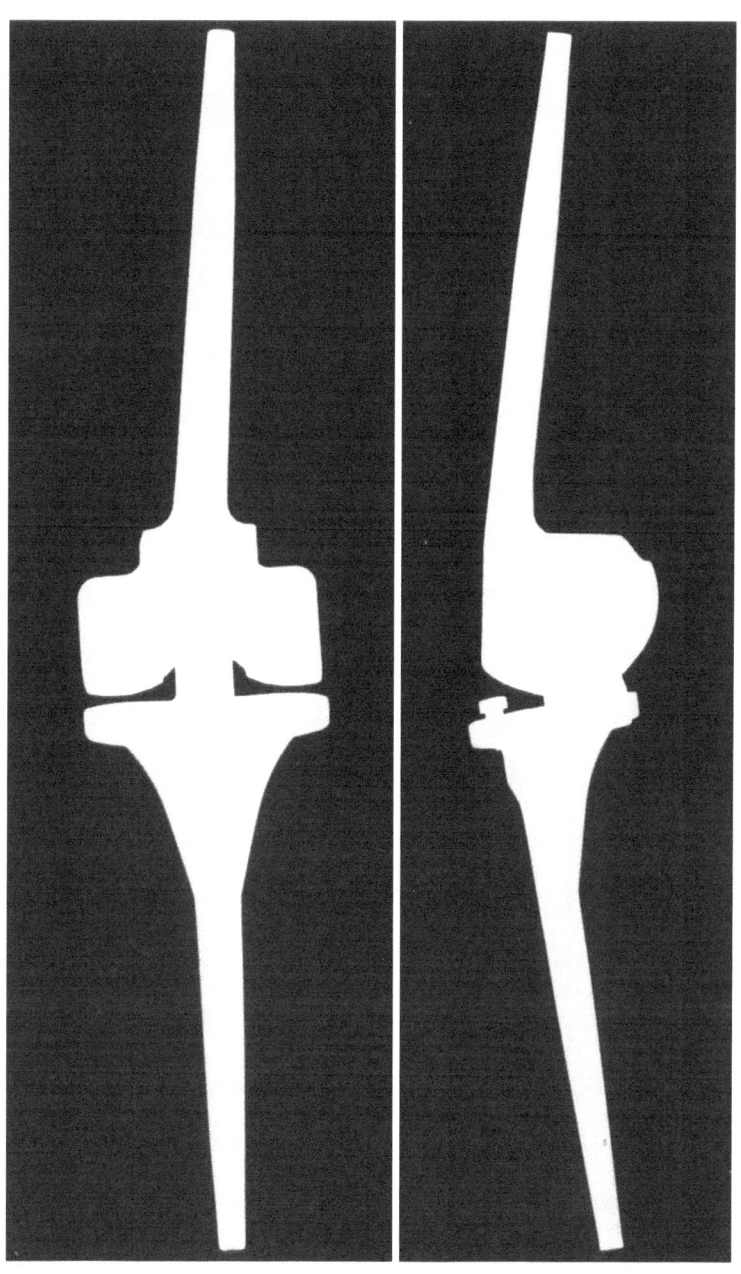

Totale Knieprothese „Modell St. Georg"

Hersteller	WALDEMAR LINK GmbH & Co. KG Barkhausenweg 10 22339 Hamburg Tel.: 040-5 39 95-0 Fax: 040-5 38 69-29 E-Mail: info@linkhh.de Internet: www.linkhh.de
Vertrieb	WALDEMAR LINK GmbH & Co. KG
Knieprothesensystem	Achsknie, gekoppelt
Erfinder	Engelbrecht, Buchholz
implantiert seit	1970

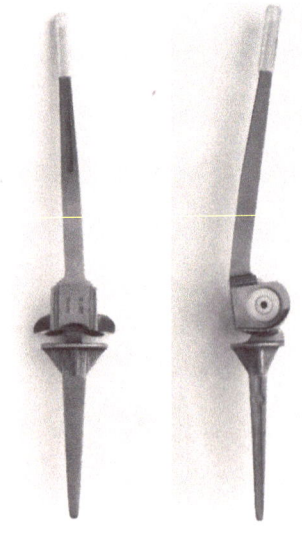

Verankerung	zemen-tiert	zement-frei	Primär-verankerung Schrauben	Intramedulläre Stabveran-kerung	Material	Kompa-tibilität
Femurkomponente	x	–	–	x	CoCrMo+PE	–
Tibiakomponente	x	–	–	x	CoCrMo+PE	–
Patellakomponente	–	–	–	–	–	–

Inlay	fest	x	mobile bearing	–	deep dished	–	posterior stabilized	–	PE

Bemerkungen	– unterschiedliche Schaftlängen
Navigation	–
Literatur	41, 43, 124

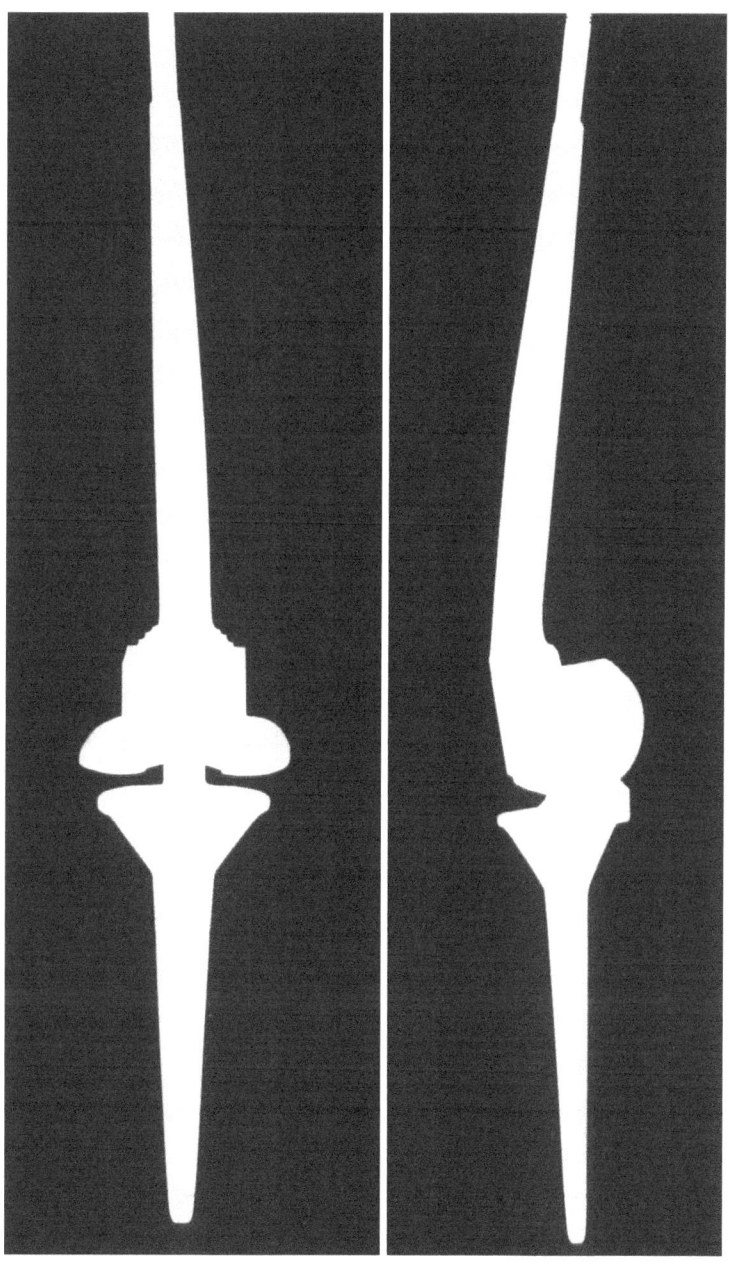

Totale Knieprothese „Modell Tillmann"

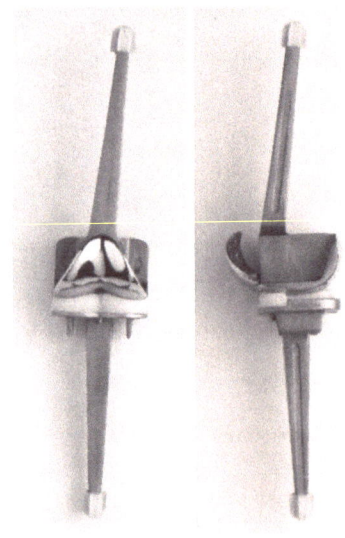

Hersteller	WALDEMAR LINK GmbH & Co. KG Barkhausenweg 10 22339 Hamburg Tel.: 040-5 39 95-0 Fax: 040-5 38 69-29 E-Mail: info@linkhh.de Internet: www.linkhh.de
Vertrieb	WALDEMAR LINK GmbH & Co. KG
Knieprothesensystem	Achsknie, gekoppelt
Erfinder	Tillmann
implantiert seit	1979

Verankerung	zemen-tiert	zement-frei	Primär-verankerung Schrauben	Intramedulläre Stabveran-kerung	Material	Kompa-tibilität
Femurkomponente	x	–	–	x	CoCrMo	–
Tibiakomponente	x	–	–	x	CoCrMo+PE	–
Patellakomponente	x	–	–	–	PE	–

Inlay	fest	x	mobile bearing	–	deep dished	–	posterior stabilized	–	PE

Bemerkungen	– mit Patellagleitlager – mit Gleit-/Schiebemechanismus
Navigation	–
Literatur	178

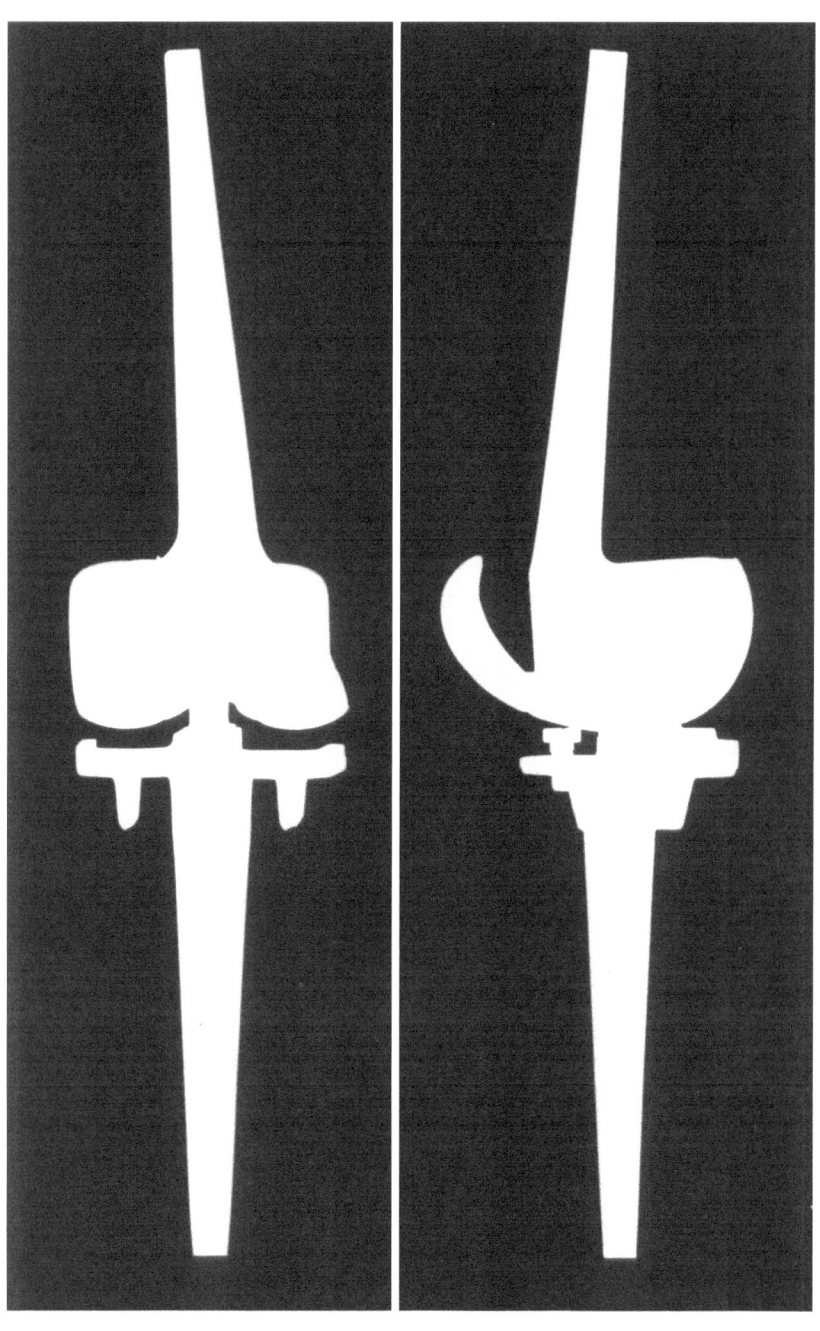

Totale Knieprothese „Modell Tillmann"

Hersteller	WALDEMAR LINK GmbH & Co. KG Barkhausenweg 10 22339 Hamburg Tel.: 040-5 39 95-0 Fax: 040-5 38 69-29 E-Mail: info@linkhh.de Internet: www.linkhh.de
Vertrieb	WALDEMAR LINK GmbH & Co. KG
Knieprothesensystem	Achsknie, gekoppelt
Erfinder	Tillmann
implantiert seit	1979

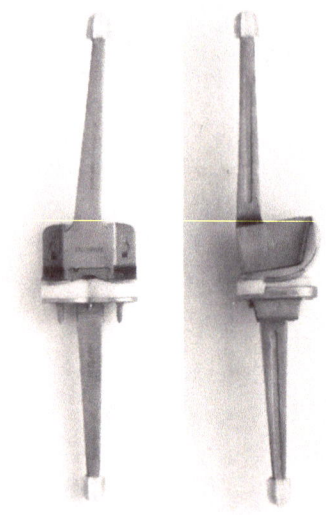

Verankerung	zemen-tiert	zement-frei	Primär-verankerung Schrauben	Intramedulläre Stabveran-kerung	Material	Kompa-tibilität
Femurkomponente	x	–	–	x	CoCrMo	–
Tibiakomponente	x	–	–	x	CoCrMo+PE	–
Patellakomponente	–	–	–	–	–	–

Inlay	fest	x	mobile bearing	–	deep dished	–	posterior stabilized	–	PE

Bemerkungen	– ohne Patellagleitlager – mit Gleit-/Schiebemechanismus
Navigation	–
Literatur	178

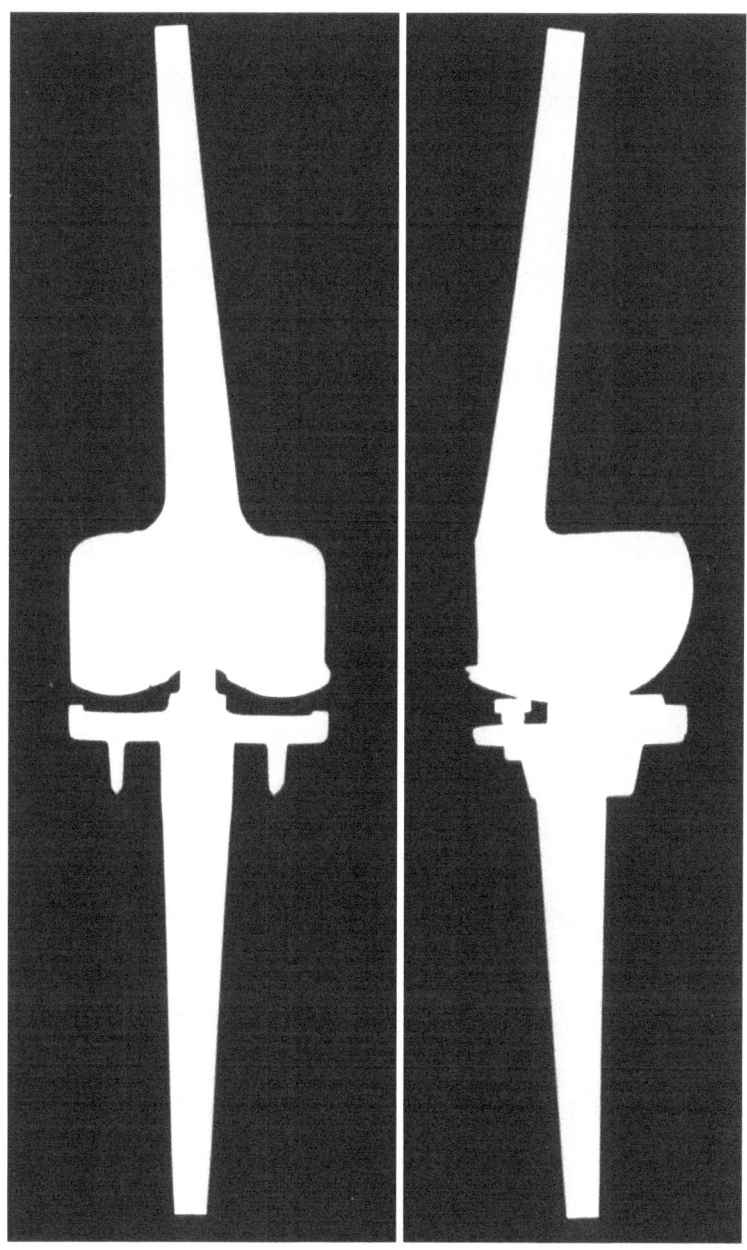

Totale Rotationsknieprothese „Endo-Modell"

Hersteller	WALDEMAR LINK GmbH & Co. KG Barkhausenweg 10 22339 Hamburg Tel.: 040-5 39 95-0 Fax: 040-5 38 69-29 E-Mail: info@linkhh.de Internet: www.linkhh.de
Vertrieb	WALDEMAR LINK GmbH & Co. KG
Knieprothesensystem	Achsknie, ungekoppelt
Erfinder	Engelbrecht, Nieder, Keller
implantiert seit	1982

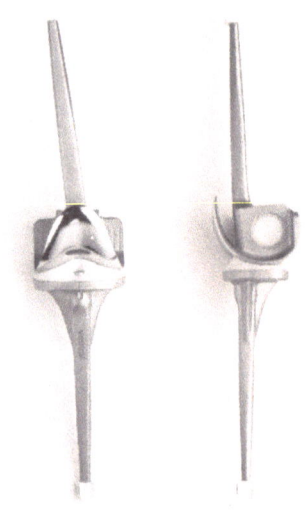

Verankerung	zemen-tiert	zement-frei	Primär-verankerung Schrauben	Intramedulläre Stabveran-kerung	Material	Kompa-tibilität
Femurkomponente	x	–	–	x	CoCrMo+PE	–
Tibiakomponente	x	–	–	x	CoCrMo+PE	–
Patellakomponente	x	–	–	–	PE	–

Inlay	fest	x	mobile bearing	–	deep dished	–	posterior stabilized	–	PE

Bemerkungen	– mit Patellagleitlager – ohne Luxationssicherung
Navigation	–
Literatur	41, 43, 124

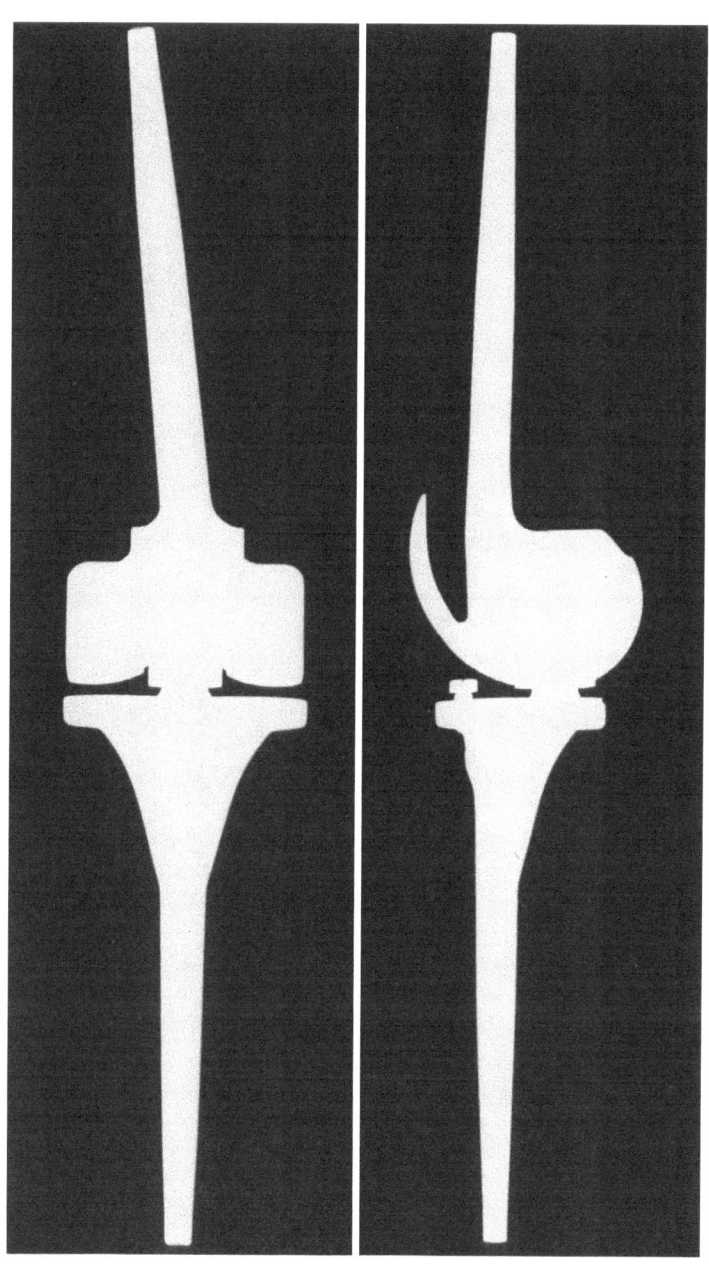

Totale Rotationsknieprothese „Endo-Modell"

Hersteller	WALDEMAR LINK GmbH & Co. KG Barkhausenweg 10 22339 Hamburg Tel.: 040-5 39 95-0 Fax: 040-5 38 69-29 E-Mail: info@linkhh.de Internet: www.linkhh.de
Vertrieb	WALDEMAR LINK GmbH & Co. KG
Knieprothesensystem	Achsknie, ungekoppelt
Erfinder	Engelbrecht, Nieder, Keller
implantiert seit	1982

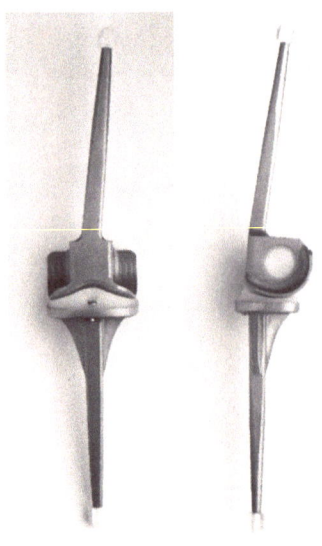

Verankerung	zementiert	zementfrei	Primärverankerung Schrauben	Intramedulläre Stabverankerung	Material	Kompatibilität
Femurkomponente	x	–	–	x	CoCrMo+PE	–
Tibiakomponente	x	–	–	x	CoCrMo+PE	–
Patellakomponente	–	–	–	–	–	–

Inlay	fest	x	mobile bearing	–	deep dished	–	posterior stabilized	–	PE

Bemerkungen	– „Rotationsknie" (Firmenbezeichnung) – ohne Patellagleitlager – ohne Luxationssicherung

Navigation	–

Literatur	41, 43, 124

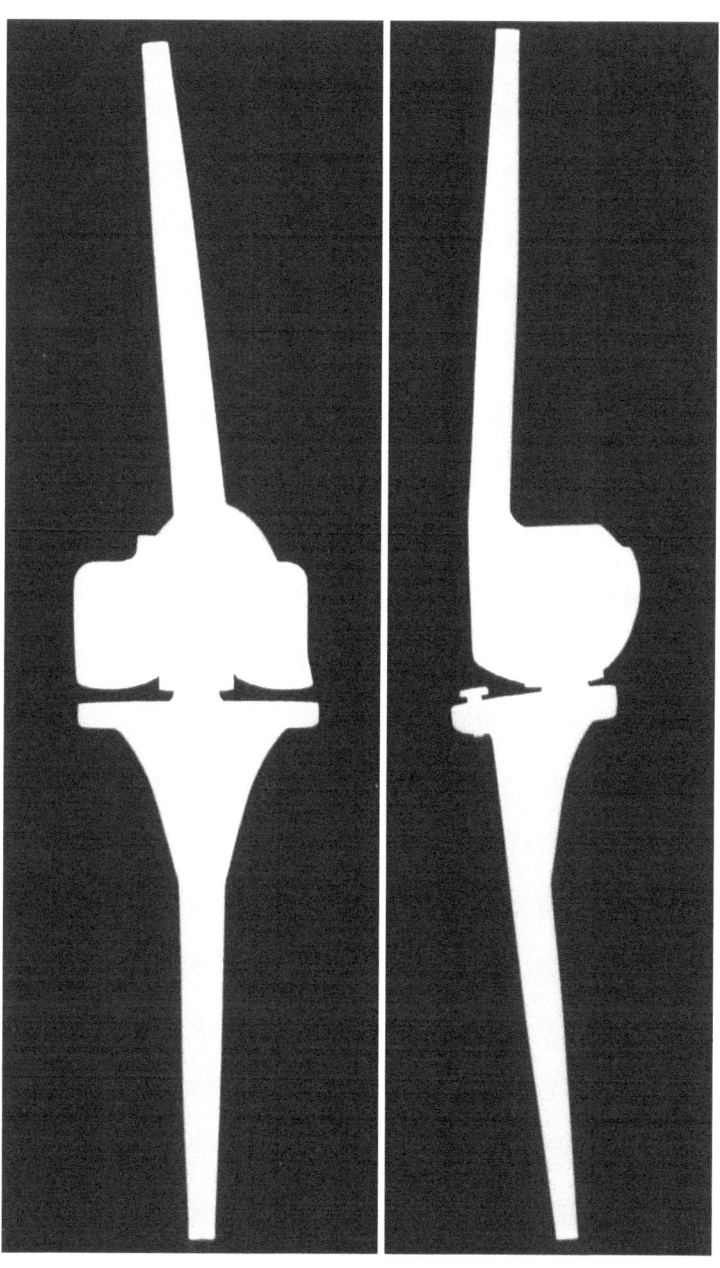

Totale Rotationsknieprothese „Endo-Modell"

Hersteller	WALDEMAR LINK GmbH & Co. KG Barkhausenweg 10 22339 Hamburg Tel.: 040-5 39 95-0 Fax: 040-5 38 69-29 E-Mail: info@linkhh.de Internet: www.linkhh.de

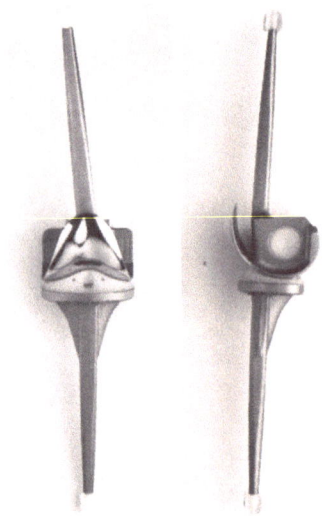

Vertrieb	WALDEMAR LINK GmbH & Co. KG

Knieprothesensystem	Achsknie, gekoppelt

Erfinder	Engelbrecht, Nieder, Keller

implantiert seit	1985

Verankerung	zemen-tiert	zement-frei	Primär-verankerung Schrauben	Intramedulläre Stabveran-kerung	Material	Kompa-tibilität
Femurkomponente	x	–	–	x	CoCrMo	–
Tibiakomponente	x	–	–	x	CoCrMo+PE	–
Patellakomponente	x	–	–	–	PE	–

Inlay	fest	x	mobile bearing	–	deep dished	–	posterior stabilized	–	PE

Bemerkungen	– „Rotationsknie" (Firmenbezeichnung) – mit Patellagleitlager – mit Luxationssicherung

Navigation	–

Literatur	41, 43, 124

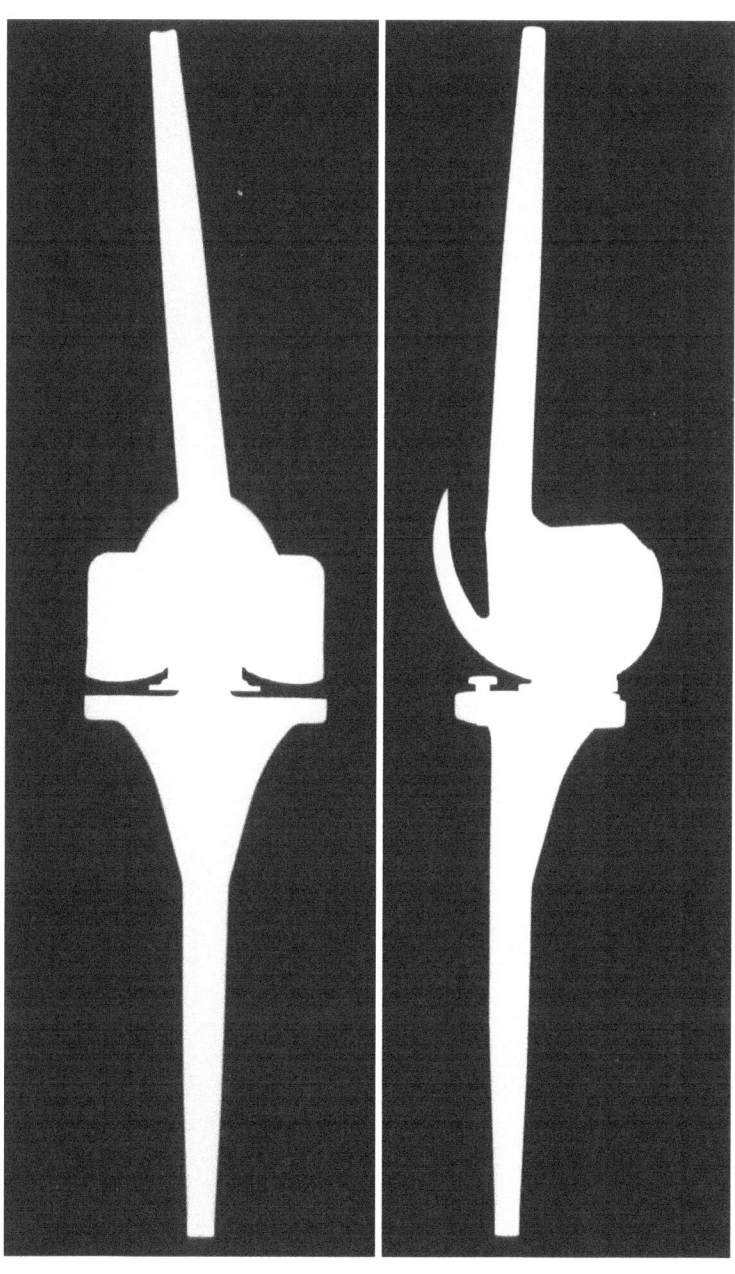

Totale Rotationsknieprothese „Endo-Modell"

Hersteller	WALDEMAR LINK GmbH & Co. KG Barkhausenweg 10 22339 Hamburg Tel.: 040-5 39 95-0 Fax: 040-5 38 69-29 E-Mail: info@linkhh.de Internet: www.linkhh.de

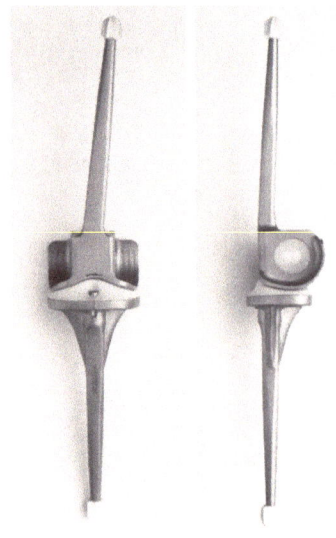

Vertrieb	WALDEMAR LINK GmbH & Co. KG

Knieprothesensystem	Achsknie, gekoppelt

Erfinder	Engelbrecht, Nieder, Keller

implantiert seit	1985

Verankerung	zemen-tiert	zement-frei	Primär-verankerung Schrauben	Intramedulläre Stabveran-kerung	Material	Kompa-tibilität
Femurkomponente	x	–	–	x	CoCrMo	–
Tibiakomponente	x	–	–	x	CoCrMo+PE	–
Patellakomponente	–	–	–	–	–	–

Inlay	fest	x	mobile bearing	–	deep dished	–	posterior stabilized	–	PE

Bemerkungen	– „Rotationsknie" (Firmenbezeichnung) – ohne Patellagleitlager – mit Luxationssicherung

Navigation	–

Literatur	41, 43, 79, 124

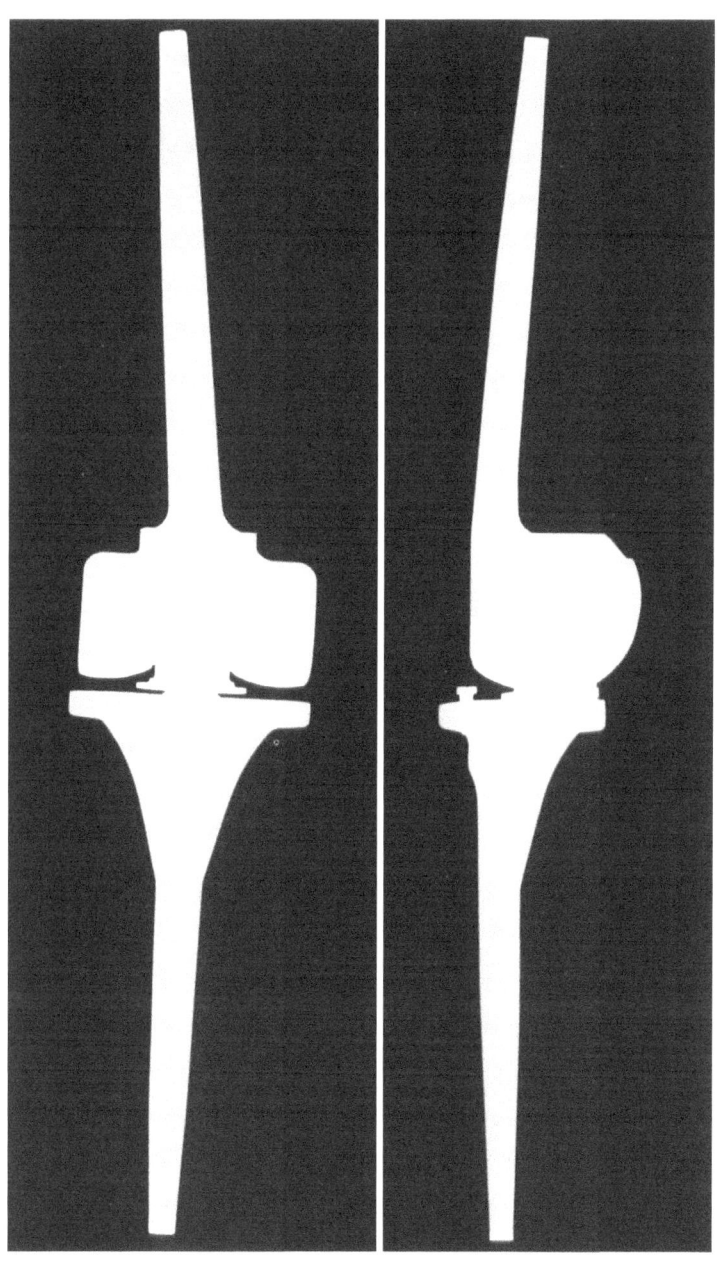

	balanSys

Hersteller	Mathys AG Bettlach Güterstraße 5 CH-2544 Bettlach, Schweiz Tel.: 0041-32-644 1 644 Fax: 0041-32-644 1 161 E-Mail: info@mathysmedical.com Internet: www.mathysmedical.com

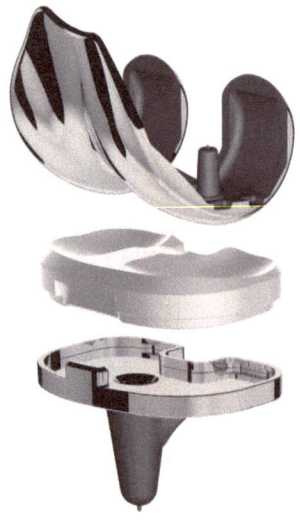

Vertrieb	Mathys AG Bettlach

Knieprothesensystem	Oberflächenendoprothese

Erfinder	Wehrli

implantiert seit	1998

Verankerung	**zemen-tiert**	**zement-frei**	**Primär-verankerung Schrauben**	**Intramedulläre Stabveran-kerung**	**Material**	**Kompa-tibilität**
Femurkomponente	x	x	–	–	CoCrMo	–
Tibiakomponente	x	–	–	–	Titan	–
Patellakomponente	x	–	–	–	PE	–

Inlay	fest	x	mobile bearing	–	deep dished	–	posterior stabilized	–	PE

Bemerkungen	– balancierte Kollateralbänder durch Weichteilspanner möglich

Navigation	Praxim

Literatur	–

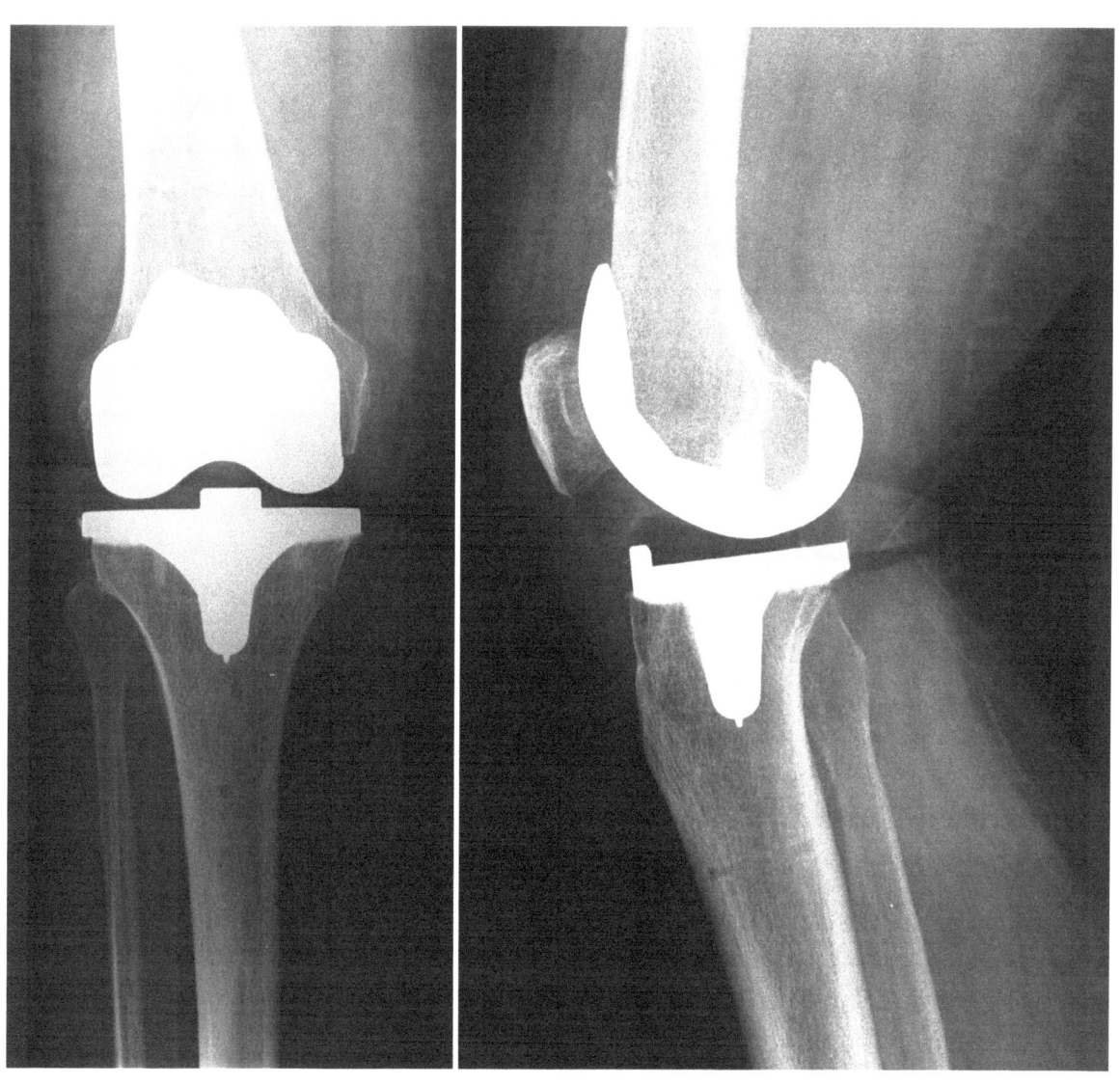

balanSys (mobile bearing)

Hersteller	Mathys AG Bettlach Güterstraße 5 CH-2544 Bettlach, Schweiz Tel.: 0041-32-644 1 644 Fax: 0041-32-644 1 161 E-Mail: info@mathysmedical.com Internet: www.mathysmedical.com

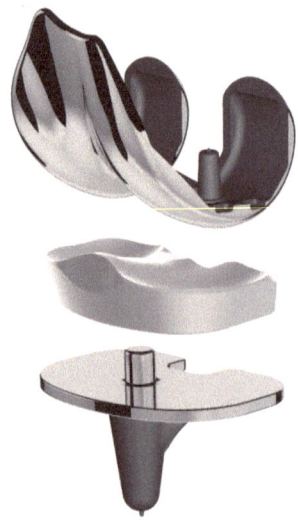

Vertrieb	Mathys AG Bettlach

Knieprothesensystem	Oberflächenendoprothese

Erfinder	Wehrli, Wymenga

implantiert seit	2004

Verankerung	zemen-tiert	zement-frei	Primär-verankerung Schrauben	Intramedulläre Stabveran-kerung	Material	Kompa-tibilität
Femurkomponente	x	x	–	–	CoCrMo	–
Tibiakomponente	x	–	–	–	Titan	–
Patellakomponente	x	–	–	–	PE	–

Inlay	fest	–	mobile bearing	x	deep dished	–	posterior stabilized	–	PE

Bemerkungen	– balancierte Kollateralbänder durch Weichteilspanner möglich

Navigation	Praxim

Literatur	–

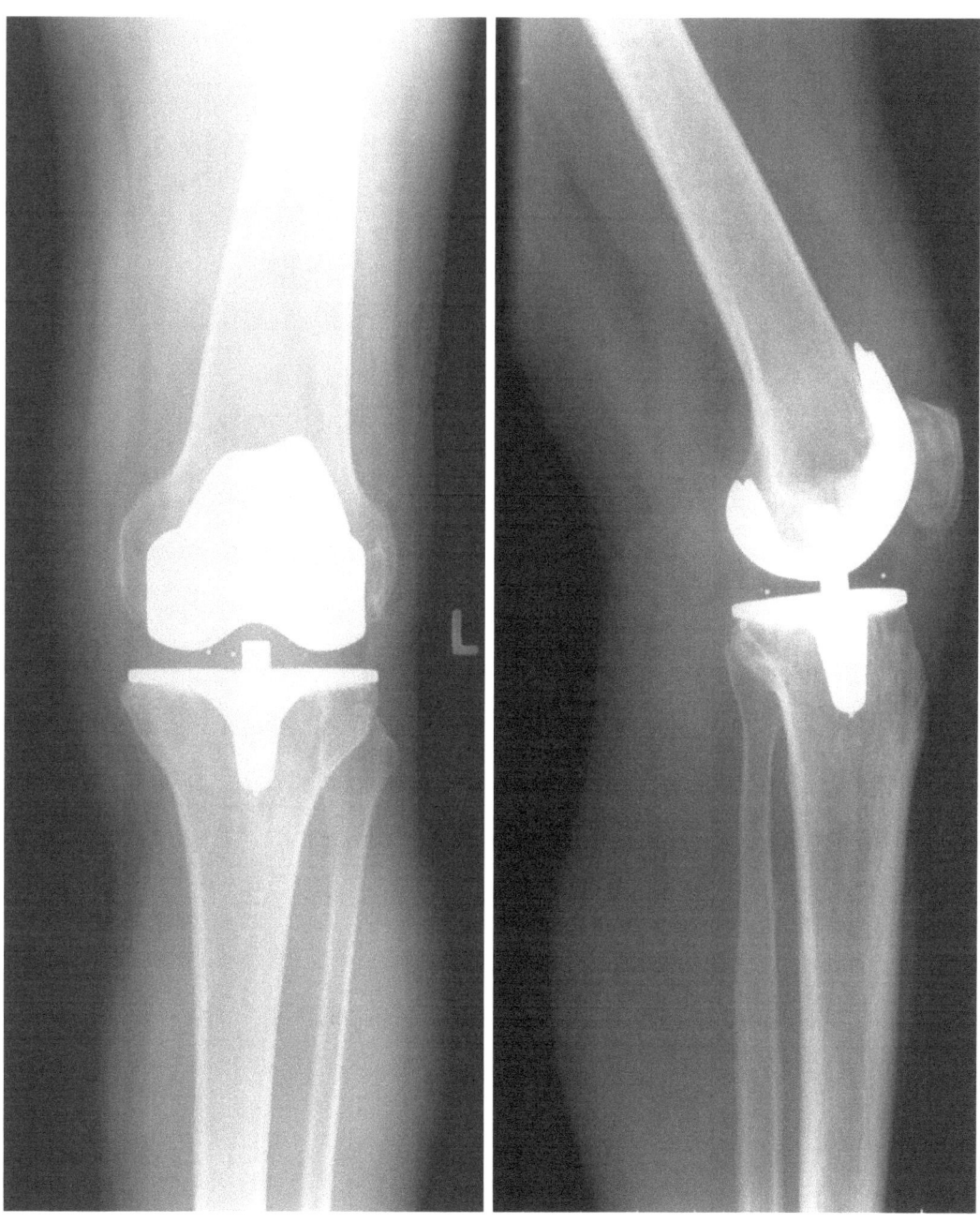

balanSys UNI

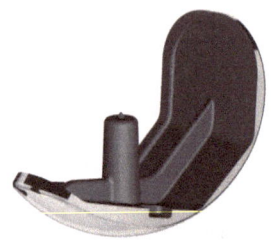
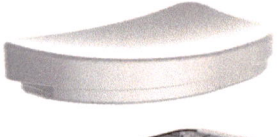
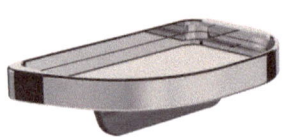

Hersteller	Mathys AG Bettlach Güterstraße 5 CH-2544 Bettlach, Schweiz Tel.: 0041-32-644 1 644 Fax: 0041-32-644 1 161 E-Mail: info@mathysmedical.com Internet: www.mathysmedical.com

Vertrieb	Mathys AG Bettlach

Knieprothesensystem	Oberflächenhemiprothese

Erfinder	Hoffmann

implantiert seit	2003

Verankerung	zemen-tiert	zement-frei	Primär-verankerung Schrauben	Intramedulläre Stabveran-kerung	Material	Kompa-tibilität
Femurkomponente	x	–	–	–	CoCr	–
Tibiakomponente	x	–	–	–	Titan	–
Patellakomponente	–	–	–	–	–	–

Inlay	fest	x	mobile bearing	x	deep dished	–	posterior stabilized	–	PE

Bemerkungen	–

Navigation	Praxim

Literatur	–

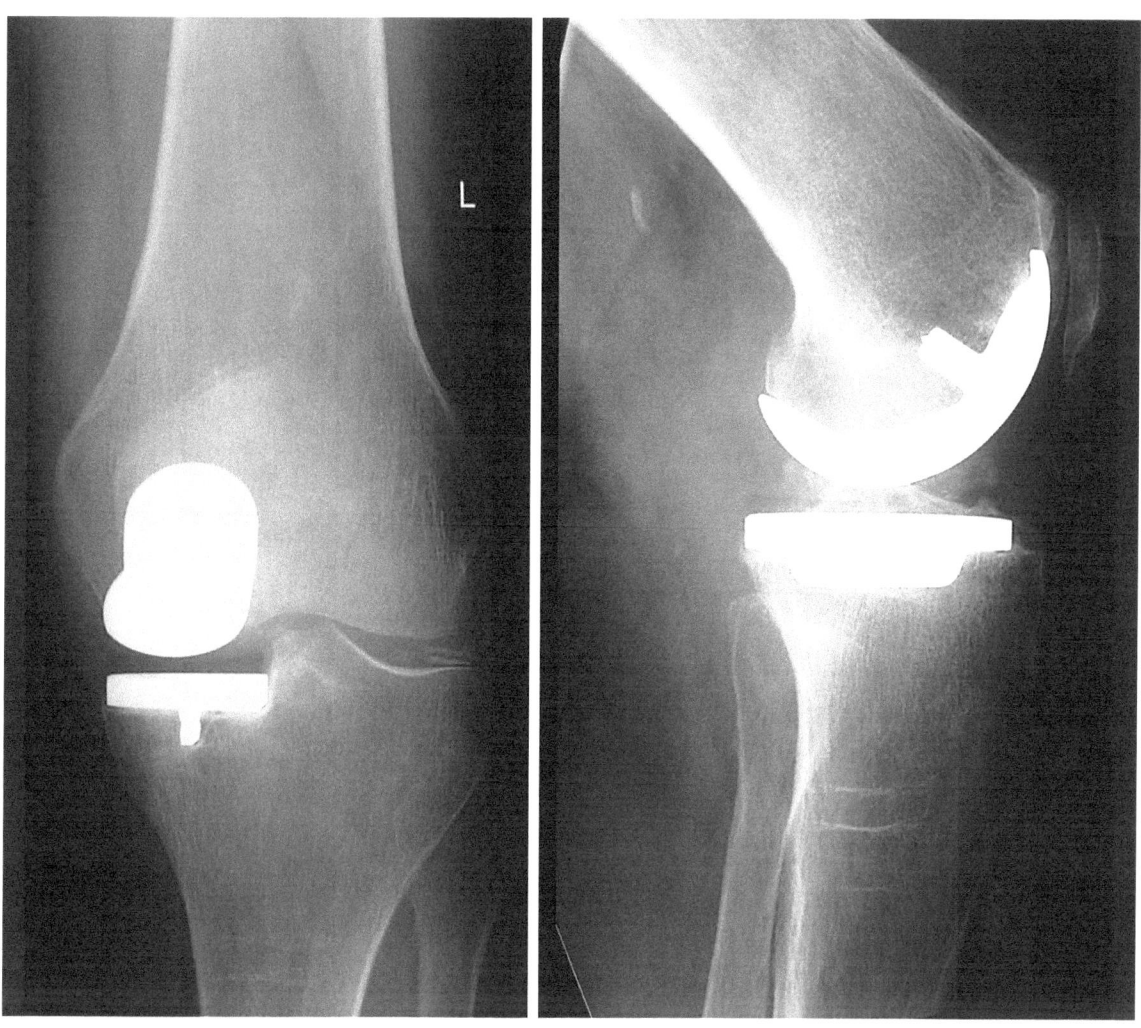

Cinetique

Hersteller	MEDACTA International SA Strada Regina CH-6874 Castel San Pietro, Schweiz Tel.: 0041-91-696 60 60 Fax: 0041-91-696 60 66 E-Mail: info@medacta.ch Internet: www.medacta.ch

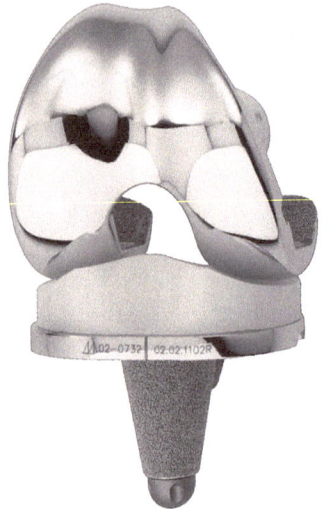

Vertrieb	MEDACTA International SA

Knieprothesensystem	Oberflächenendoprothese

Erfinder	Medacta Team France

implantiert seit	2002

Verankerung	zemen-tiert	zement-frei	Primär-verankerung Schrauben	Intramedulläre Stabveran-kerung	Material	Kompa-tibilität
Femurkomponente	x	x	-	-	CoCrMo	-
Tibiakomponente	x	x	-	-	CoCrMo	-
Patellakomponente	x	-	-	-	PE	-

Inlay	fest	-	mobile bearing	x	deep dished	x	posterior stabilized	-	PE

Bemerkungen	-

Navigation	iMNS

Literatur	-

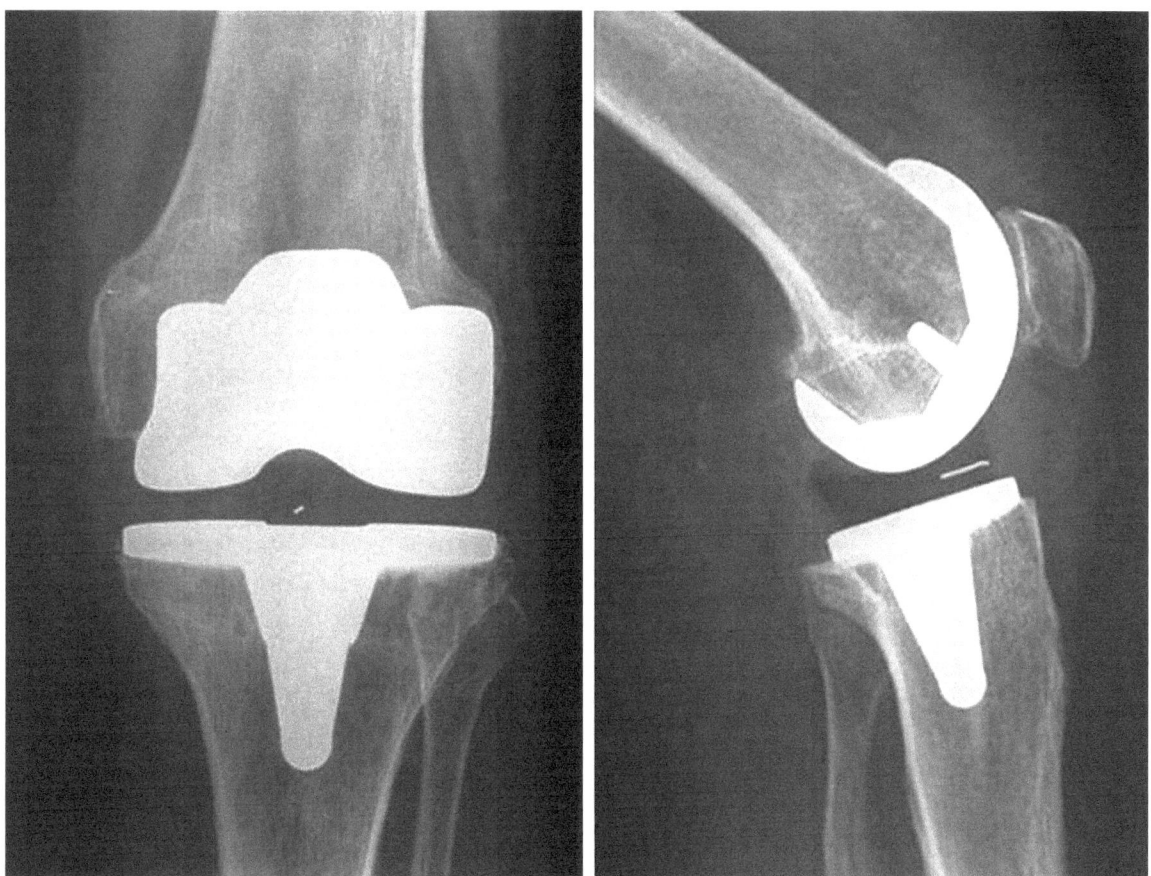

	Evolis

Hersteller	MEDACTA International SA Strada Regina CH-6874 Castel San Pietro, Schweiz Tel.: 0041-91-696 60 60 Fax: 0041-91-696 60 66 E-Mail: info@medacta.ch Internet: www.medacta.ch

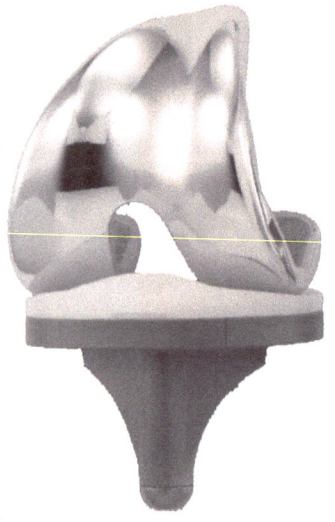

Vertrieb	MEDACTA International SA

Knieprothesensystem	Oberflächenendoprothese

Erfinder	Medacta Team France

implantiert seit	1996

Verankerung	**zemen-tiert**	**zement-frei**	**Primär-verankerung Schrauben**	**Intramedulläre Stabveran-kerung**	**Material**	**Kompa-tibilität**
Femurkomponente	x	x	–	–	CoCrMo	–
Tibiakomponente	x	x	–	–	Titan	–
Patellakomponente	x	–	–	–	PE	–

Inlay	fest	x	mobile bearing	–	deep dished	x	posterior stabilized	x	PE

Bemerkungen	– mit und ohne Stem

Navigation	–

Literatur	–

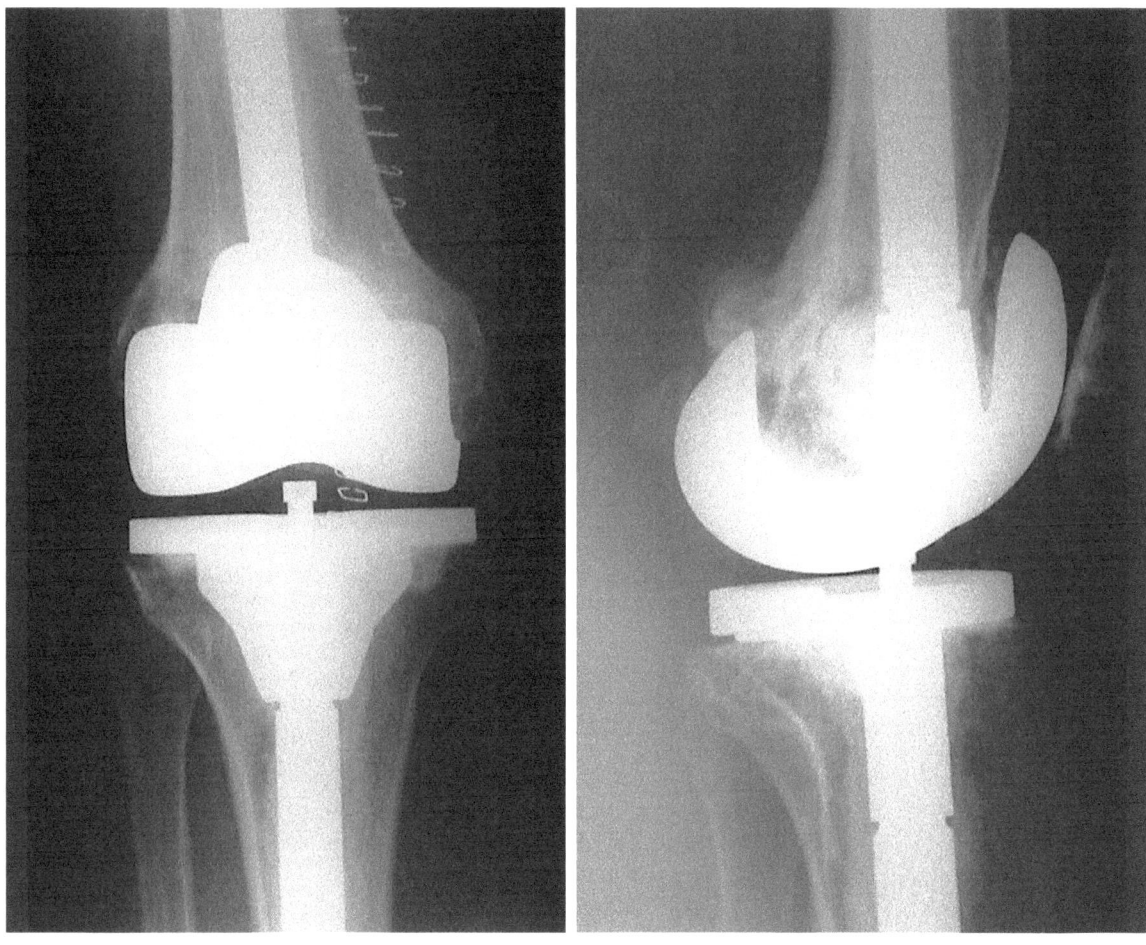

Solution EPP

Hersteller	OHST Medizintechnik AG Grünauer Fenn 3 14712 Rathenow Tel.: 03385-5420-0 Fax: 03385-5420-99 E-Mail: info@ohst.de Internet: www.ohst.de

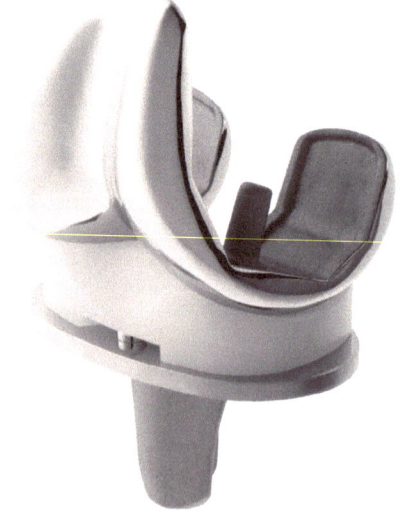

Vertrieb	Endoplant GmbH Mainstraße 2 45768 Marl Tel.: 02365-9181-0 Fax: 02365-9181-10 E-Mail: info@endoplus.de Internet: www.endoplus.de

Knieprothesensystem	Oberflächenendoprothese

Erfinder	Schroeder-Boersch

implantiert seit	2000

Verankerung	zemen-tiert	zement-frei	Primär-verankerung Schrauben	Intramedulläre Stabveran-kerung	Material	Kompa-tibilität
Femurkomponente	x	x	–	–	CoCrMo	–
Tibiakomponente	x	x	–	x	CoCrMo	–
Patellakomponente	x	–	–	–	PE	–

Inlay	fest	–	mobile bearing	x	deep dished	x	posterior stabilized	–	PE

Bemerkungen	– Inlay Varianten: rotierende Plattform – lateral Pivot – zementfreie Variante mit Ti-Plasma-Beschichtung – Meniskallager

Navigation	PiGalileo, BrainLAB

Literatur	–

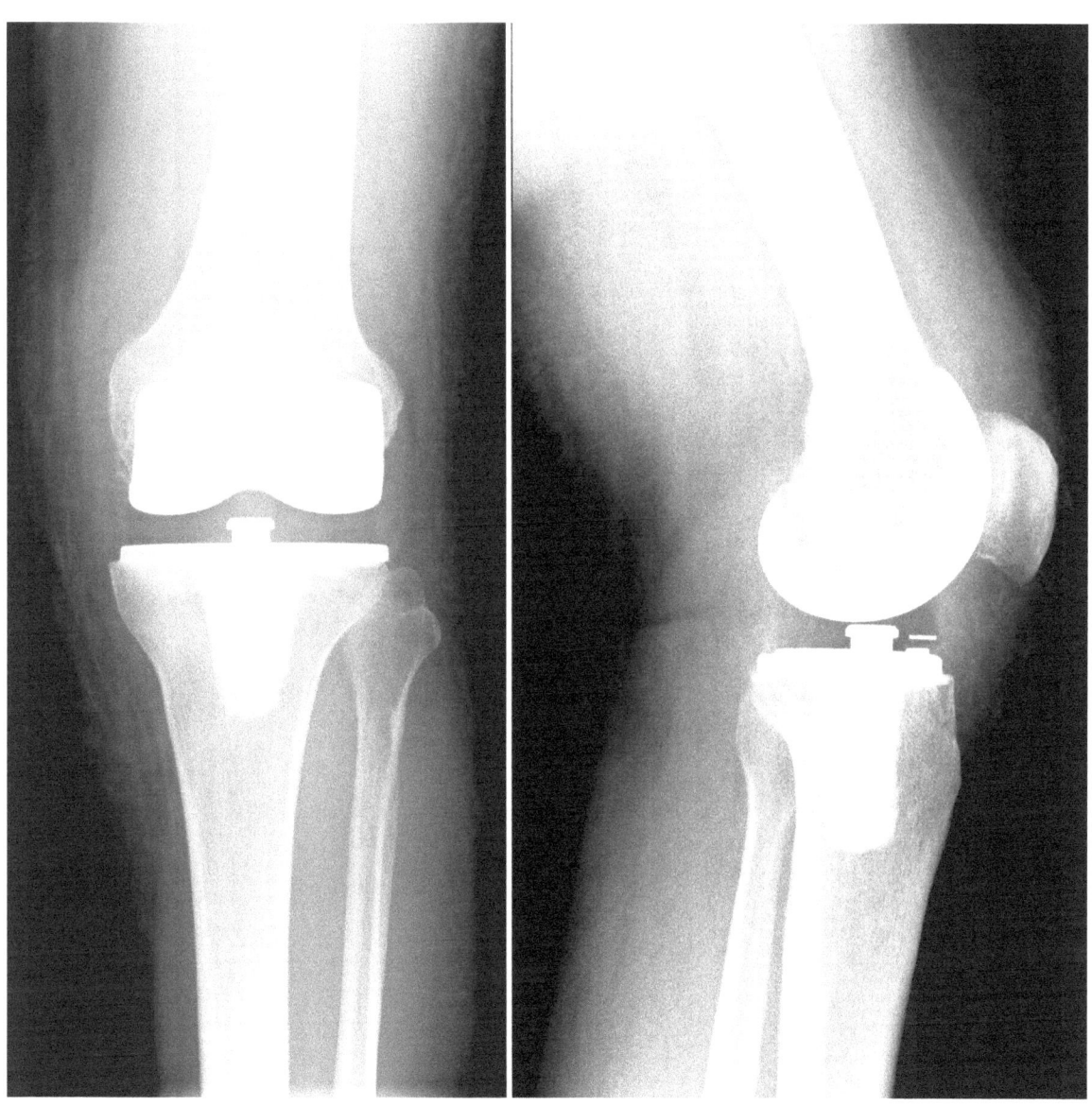

TC-PLUS fixed

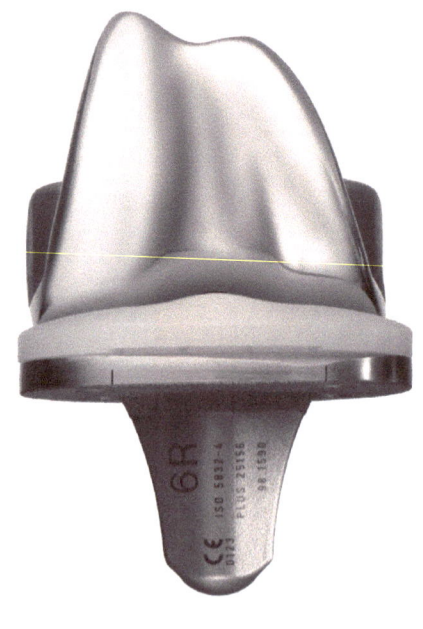

Hersteller	Plus Orthopedics AG Erlenstraße 4 a CH-6343 Rotkreuz Tel.: +41 (0)41-7984111 Fax: +41 (0)41-7984100 E-Mail: info@plusorthopedics.com Internet: www.plusorthopedics.com
Vertrieb	Plus Orthopedics GmbH Mainstraße 2 45768 Marl Tel.: 02365-9181-0 Fax: 02365-9181-10 E-Mail: info@endoplus.de Internet: www.endoplus.de
Knieprothesensystem	Oberflächenendoprothese
Erfinder	Schuler, Malzer
implantiert seit	1996

Verankerung	zemen-tiert	zement-frei	Primär-verankerung Schrauben	Intramedulläre Stabveran-kerung	Material	Kompa-tibilität
Femurkomponente	x	x	–	–	CoCrMo	–
Tibiakomponente	x	x	–	–	CoCrMo	–
Patellakomponente	x	–	–	–	PE	–

Inlay	fest	x	mobile bearing	–	deep dished	x	posterior stabilized	x	PE

Bemerkungen	– Erhalt des hinteren Kreuzbandes – auch MIS-Technik – Material: zementfreie Patella PE+Ti
Navigation	PiGalileo, BrainLAB
Literatur	–

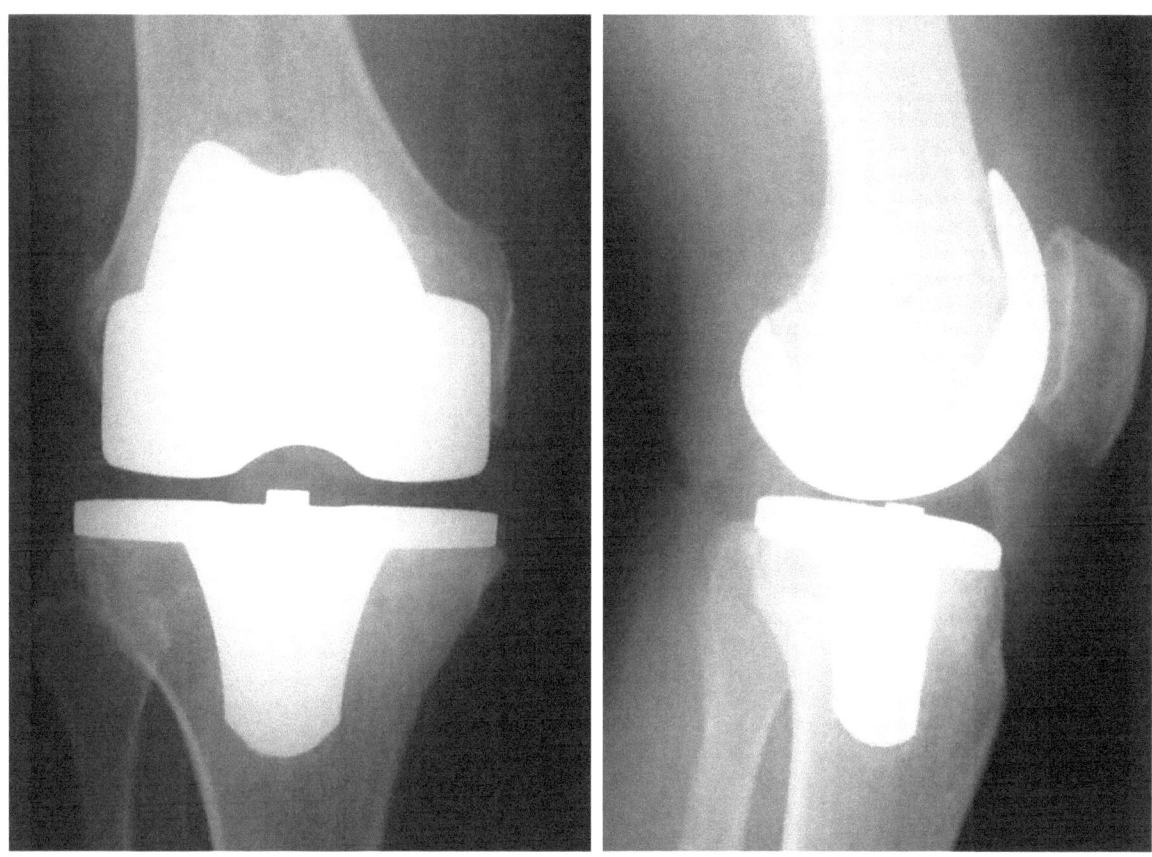

TC-PLUS mobile

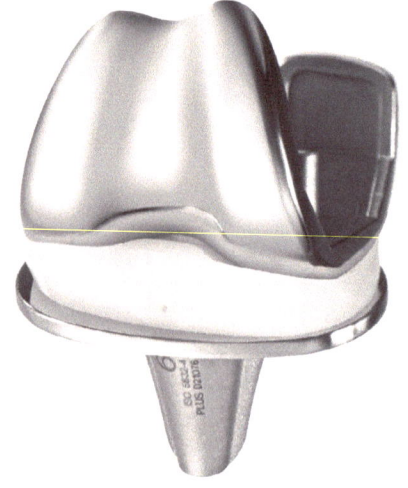

Hersteller	Plus Orthopedics AG Erlenstraße 4 a CH-6343 Rotkreuz Tel.: +41 (0)41-7984111 Fax: +41 (0)41-7984100 E-Mail: info@plusorthopedics.com Internet: www.plusorthopedics.com
Vertrieb	Plus Orthopedics GmbH Mainstraße 2 45768 Marl Tel.: 02365-9181-0 Fax: 02365-9181-10 E-Mail: info@endoplus.de Internet: www.endoplus.de
Knieprothesensystem	Oberflächenendoprothese
Erfinder	Plus Orthopedics AG
implantiert seit	2001

Verankerung	zemen-tiert	zement-frei	Primär-verankerung Schrauben	Intramedulläre Stabveran-kerung	Material	Kompa-tibilität
Femurkomponente	x	x	–	–	CoCrMo	–
Tibiakomponente	x	x	–	–	CoCrMo	–
Patellakomponente	x	–	–	–	PE	–

Inlay	fest	–	mobile bearing	x	deep dished	x	posterior stabilized	–	PE

Bemerkungen	– Erhalt des hinteren Kreuzbandes – auch MIS-Technik – Material: zementfreie Patella PE+Ti

Navigation	PiGalileo, BrainLAB
Literatur	–

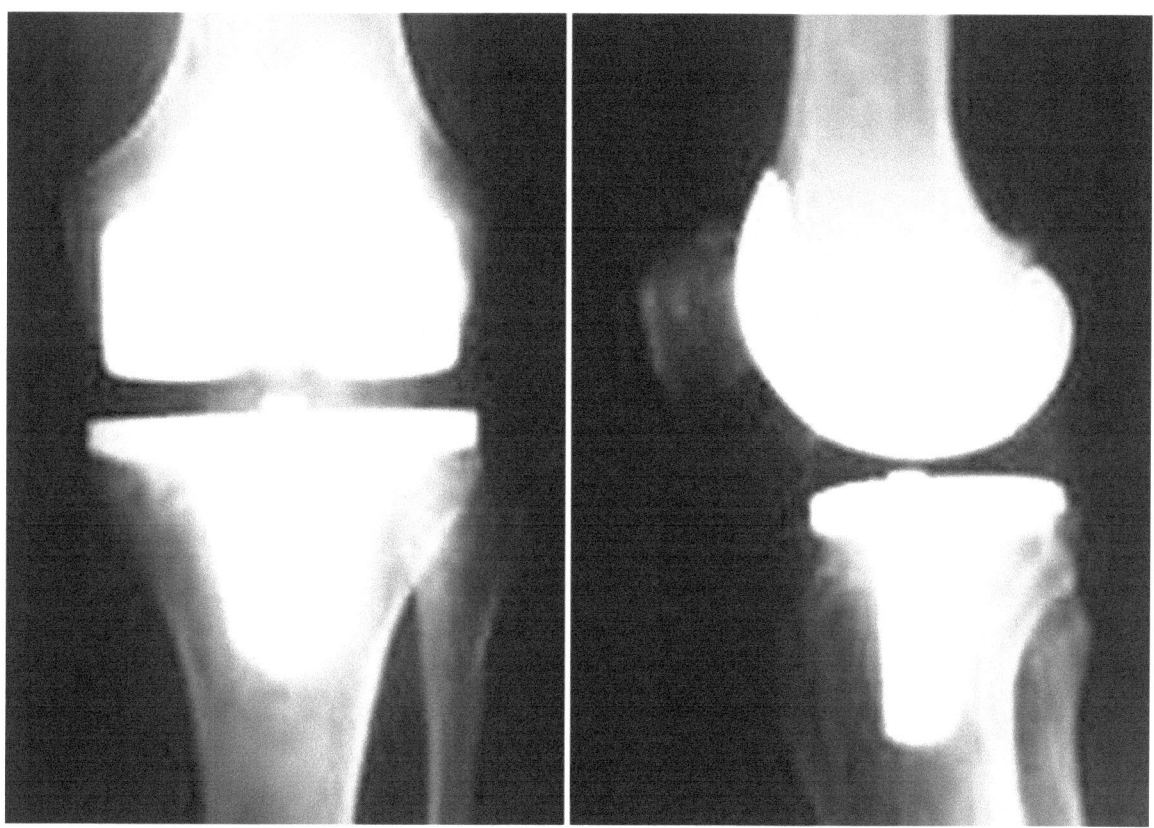

	Genesis II CC

Hersteller	Smith & Nephew Inc. 1450 Brooks Road Memphis, TN 38116, USA Tel.: 001-901-3962121 Fax: 001-901-3996990 E-Mail: Information.Center@smith-nephew.com Internet: www.smith-nephew.com
Vertrieb	Smith & Nephew GmbH Osterbrooksweg 71, 22869 Schenefeld Tel.: 040-839003-0 Fax: 040-8307026 E-Mail: Info.Hamburg@smith-nephew.com Internet: www.smith-nephew.com
Knieprothesensystem	Oberflächenendoprothese
Erfinder	Laskin, Rand, Gustillo, Bourne, Rres, Haas, Rasmussen, Victor, Swanson, Hart, Snyder, Smith
implantiert seit	1997

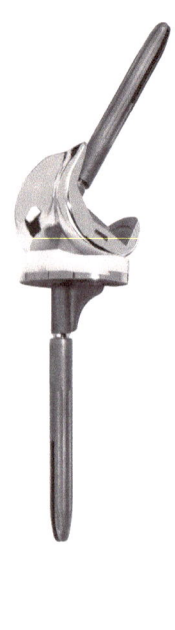

Verankerung	zemen-tiert	zement-frei	Primär-verankerung Schrauben	Intramedulläre Stabveran-kerung	Material	Kompa-tibilität
Femurkomponente	x	–	–	x	CoCrMo	Legion
Tibiakomponente	x	–	–	x	Titan-legierung	Legion
Patellakomponente	x	–	–	–	UHMWPE	Legion

Inlay	fest	x	mobile bearing	–	deep dished	–	posterior stabilized	–	UHMWPE

Bemerkungen	– teilgeführt – Revisionskomponente – hinteres Kreuzband und Seitenband stabilisierend – unterschiedliche Schaftlängen
Navigation	BrainLAB
Literatur	–

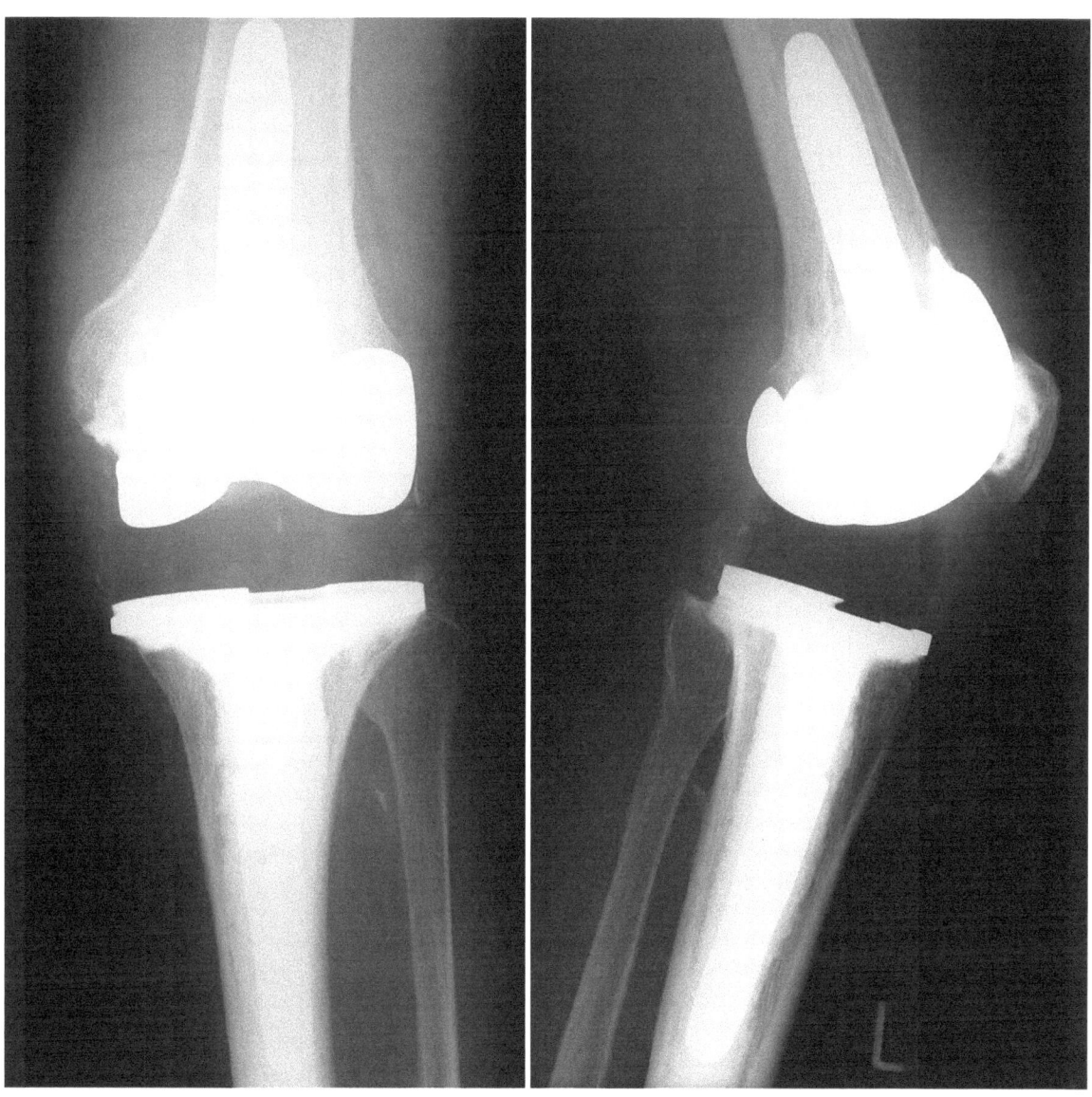

	Genesis CR

Hersteller	Smith & Nephew Inc. 1450 Brooks Road Memphis, TN 38116, USA Tel.: 001-901-3962121 Fax: 001-901-3996990 E-Mail: Information.Center@smith-nephew.com Internet: www.smith-nephew.com

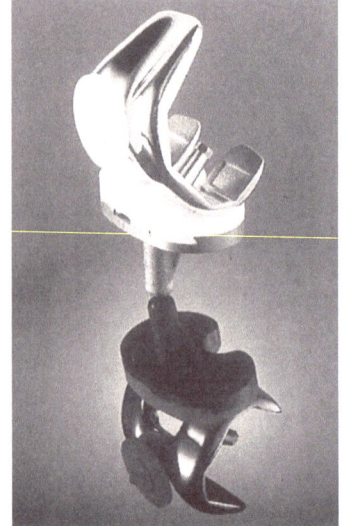

Vertrieb	Smith & Nephew GmbH Osterbrooksweg 71 22869 Schenefeld Tel.: 040-839003-0 Fax: 040-8307026 E-Mail: info.Hamburg@smith-nephew.com Internet: www.smith-nephew.com

Knieprothesensystem	Oberflächenendoprothese

Erfinder	Laskin, Gustilo, Rand, Howe

implantiert seit	1990

Verankerung	**zementiert**	**zementfrei**	**Primärverankerung Schrauben**	**Intramedulläre Stabverankerung**	**Material**	**Kompatibilität**
Femurkomponente	x	–	–	x	CoCrMo	Genesis II
Tibiakomponente	x	–	–	x	Titan	Tricon
Patellakomponente	x	–	–	–	UHMWPE	–

Inlay	fest	x	mobile bearing	–	deep dished	–	posterior stabilized	–	UHMWPE

Bemerkungen	– Erhalt des hinteren Kreuzbandes

Navigation	BrainLAB

Literatur	–

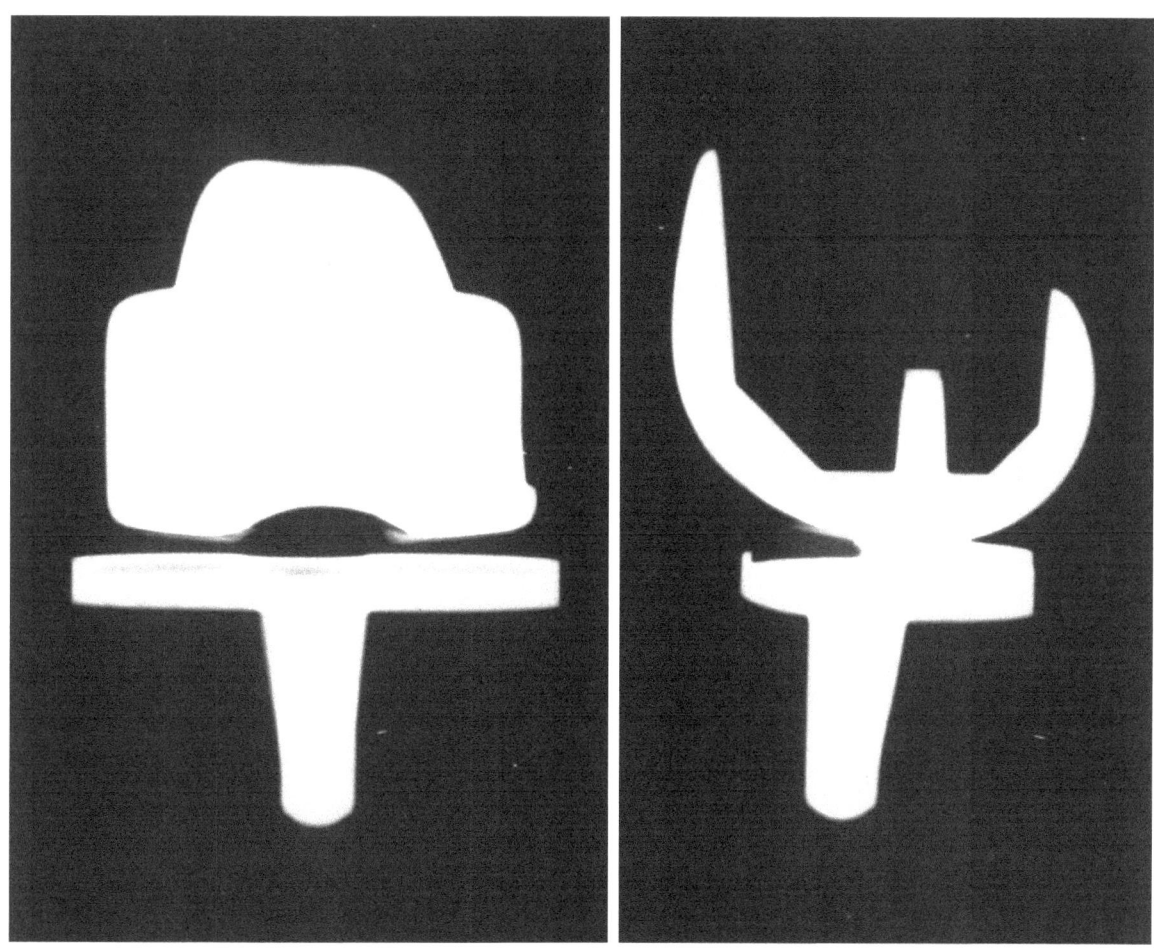

Genesis II CR

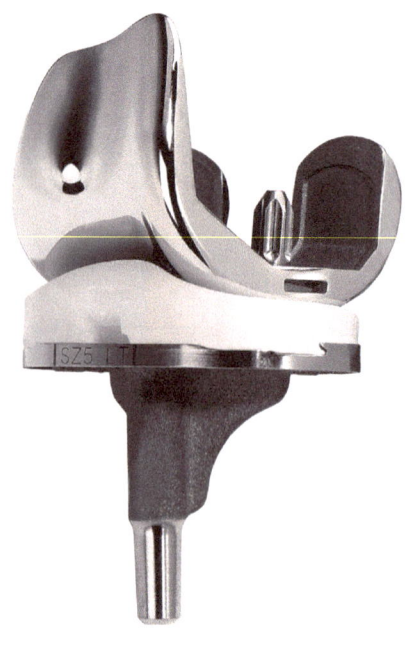

Hersteller	Smith & Nephew Inc. 1450 Brooks Road Memphis, TN 38116, USA Tel.: 001-901-3962121 Fax: 001-901-3996990 E-Mail: Information.Center@smith-nephew.com Internet:www.smith-nephew.com
Vertrieb	Smith & Nephew GmbH Osterbrooksweg 71 22869 Schenefeld Tel.: 040-839003-0 Fax: 040-8307026 E-Mail: Info.Hamburg@smith-nephew.com Internet: www.smith-nephew.com
Knieprothesensystem	Oberflächenendoprothese
Erfinder	Laskin, Rand, Gustillo, Bourne, Rres, Haas, Rasmussen, Victor, Swanson, Hart, Snyder, Smith
implantiert seit	1995

Verankerung	zemen-tiert	zement-frei	Primär-verankerung Schrauben	Intramedulläre Stabveran-kerung	Material	Kompa-tibilität
Femurkomponente	x	–	–	x	CoCr+ Oxinium	Legion
Tibiakomponente	x	–	–	x	Titan-legierung	Genesis Legion
Patellakomponente	x	–	–	–	UHMWPE	Legion

Inlay	fest	x	mobile bearing	–	deep dished	x	posterior stabilized	–	UHMWPE

Bemerkungen	– hinteres Kreuzband erhaltend – Hybrid möglich
Navigation	BrainLAB
Literatur	–

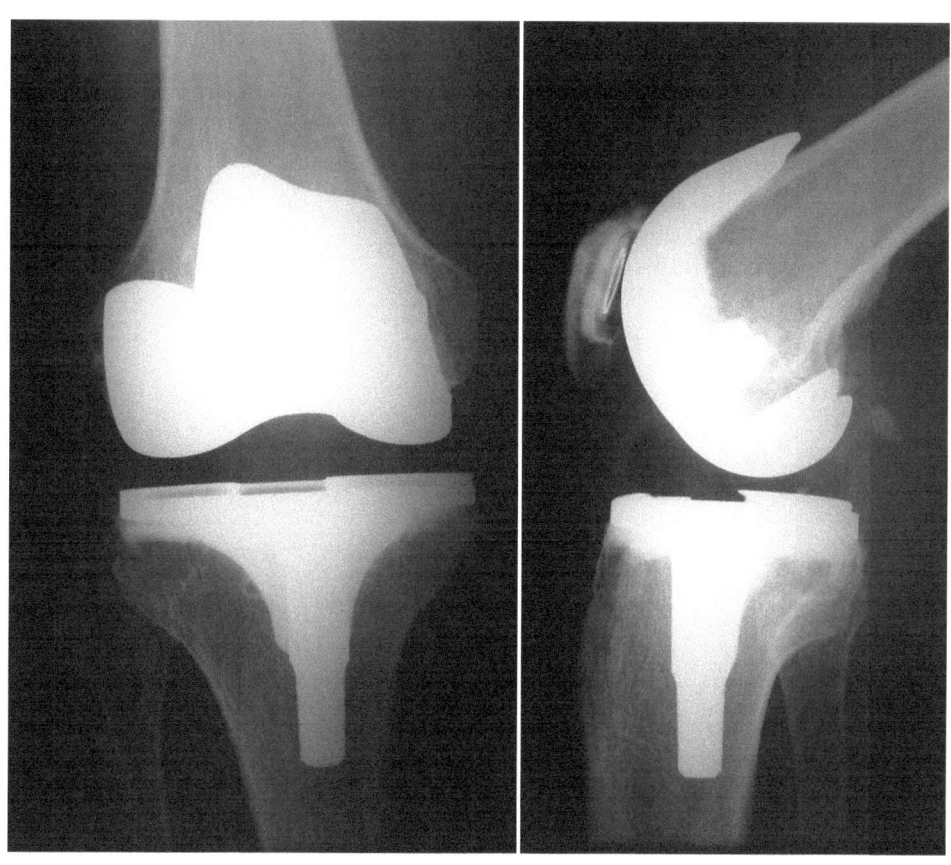

Genesis CS

Hersteller	Smith & Nephew Inc. 1450 Brooks Road Memphis, TN 38116, USA Tel.: 001-901-3962121 Fax: 001-901-3996990 E-Mail: Information.Center@smith-nephew.com Internet: www.smith-nephew.com

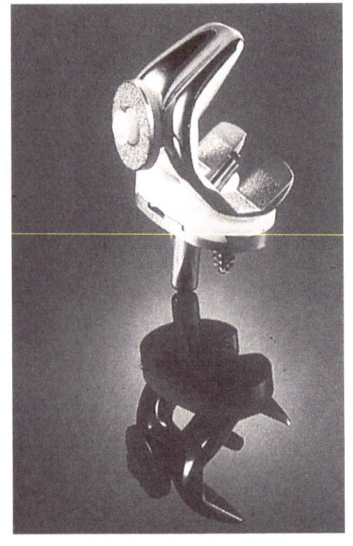

Vertrieb	Smith & Nephew GmbH Osterbrooksweg 71 22869 Schenefeld Tel.: 040-839003-0 Fax: 040-8307026 E-Mail: info.Hamburg@smith-nephew.com Internet: www.smith-nephew.com

Knieprothesensystem	Oberflächenendoprothese

Erfinder	Laskin, Gustilo, Rand, Howe

implantiert seit	1991

Verankerung	zemen-tiert	zement-frei	Primär-verankerung Schrauben	Intramedulläre Stabveran-kerung	Material	Kompa-tibilität
Femurkomponente	–	x	–	x	CoCrMo	Genesis II
Tibiakomponente	–	x	x	x	Titan + UHMWPE	Tricon
Patellakomponente	–	x	–	–	Titan + UHMWPE	–

Inlay	fest	x	mobile bearing	–	deep dished	x	posterior stabilized	x	UHMWPE

Bemerkungen	– Erhalt des hinteren Kreuzbandes – Femur: CoCr-Kugeln/UHMWPE-Dübel; – Tibia: Titankugeln + PE-Dübel – Patella: Titankugeln + PE-Dübel

Navigation	BrainLAB

Literatur	100

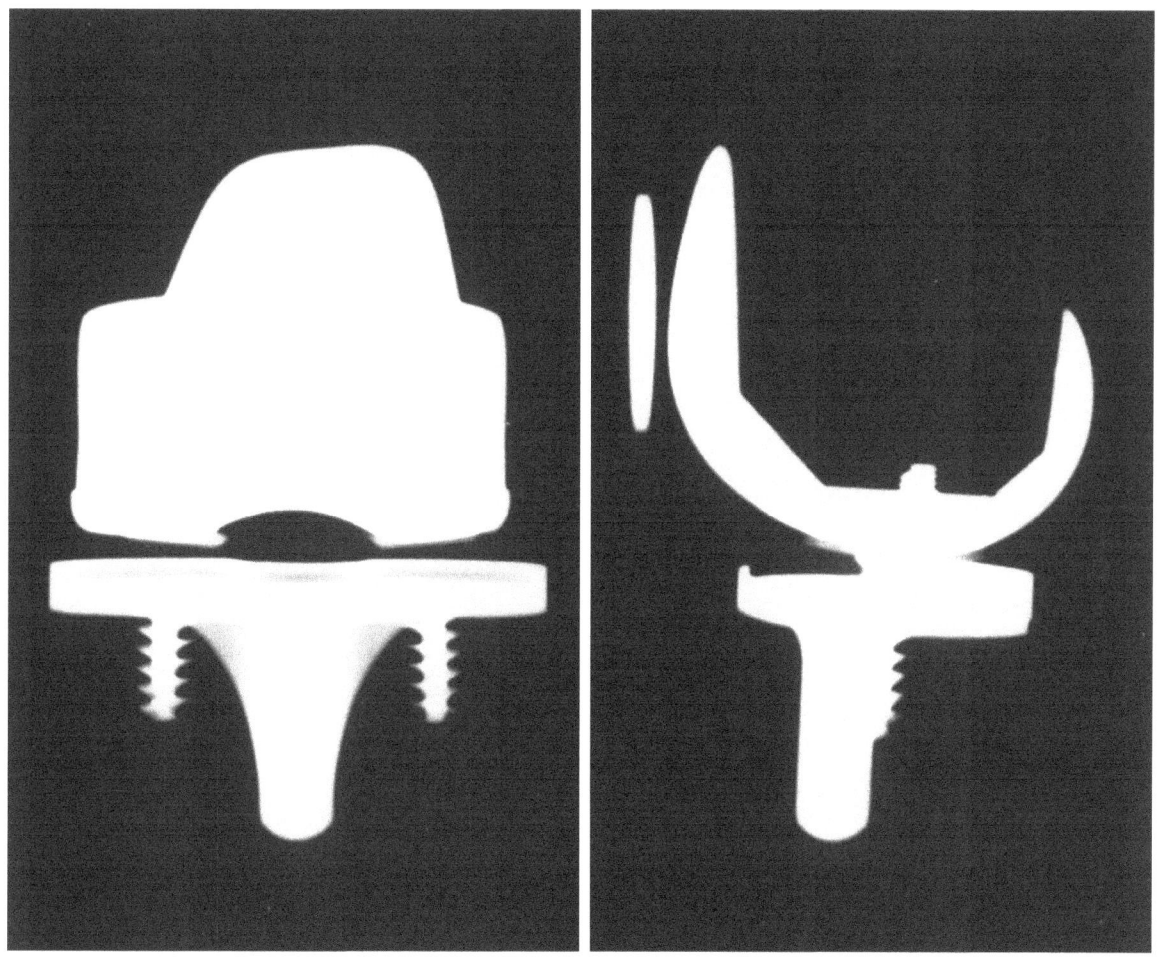

Genesis II CS

Hersteller	Smith & Nephew Inc. 1450 Brooks Road Memphis, TN 38116, USA Tel.: 001-901-3962121 Fax: 001-901-3996990 E-Mail: Information.Center@smith-nephew.com Internet: www.smith-nephew.com
Vertrieb	Smith & Nephew GmbH Osterbrooksweg 71 22869 Schenefeld Tel.: 040-839003-0 Fax: 040-8307026 E-Mail: Info.Hamburg@smith-nephew.com Internet: www.smith-nephew.com
Knieprothesensystem	Oberflächenendoprothese
Erfinder	Laskin, Rand, Gustillo, Bourne, Rres, Haas, Rasmussen, Victor, Swanson, Hart, Snyder, Smith
implantiert seit	1996

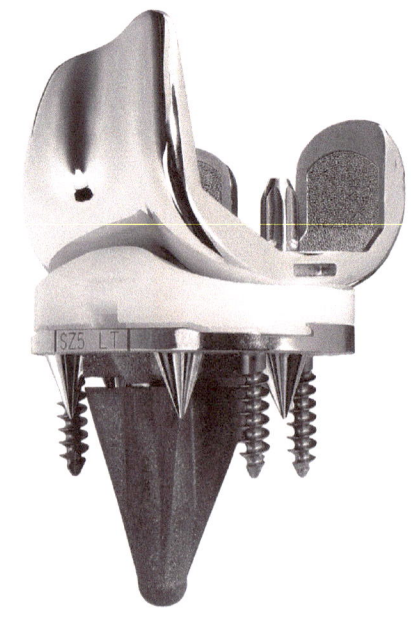

Verankerung	zementiert	zementfrei	Primär- verankerung Schrauben	Intramedulläre Stabveran- kerung	Material	Kompa- tibilität
Femurkomponente	–	x	–	–	CoCrMo	Legion
Tibiakomponente	–	x	x	x	Titan- legierung	Genesis Legion
Patellakomponente	x	–	–	–	UHMWPE	Legion

Inlay	fest	x	mobile bearing	–	deep dished	x	posterior stabilized	–	UHMWPE

Bemerkungen	– hinteres Kreuzband erhaltend – Hybrid möglich
Navigation	BrainLAB
Literatur	–

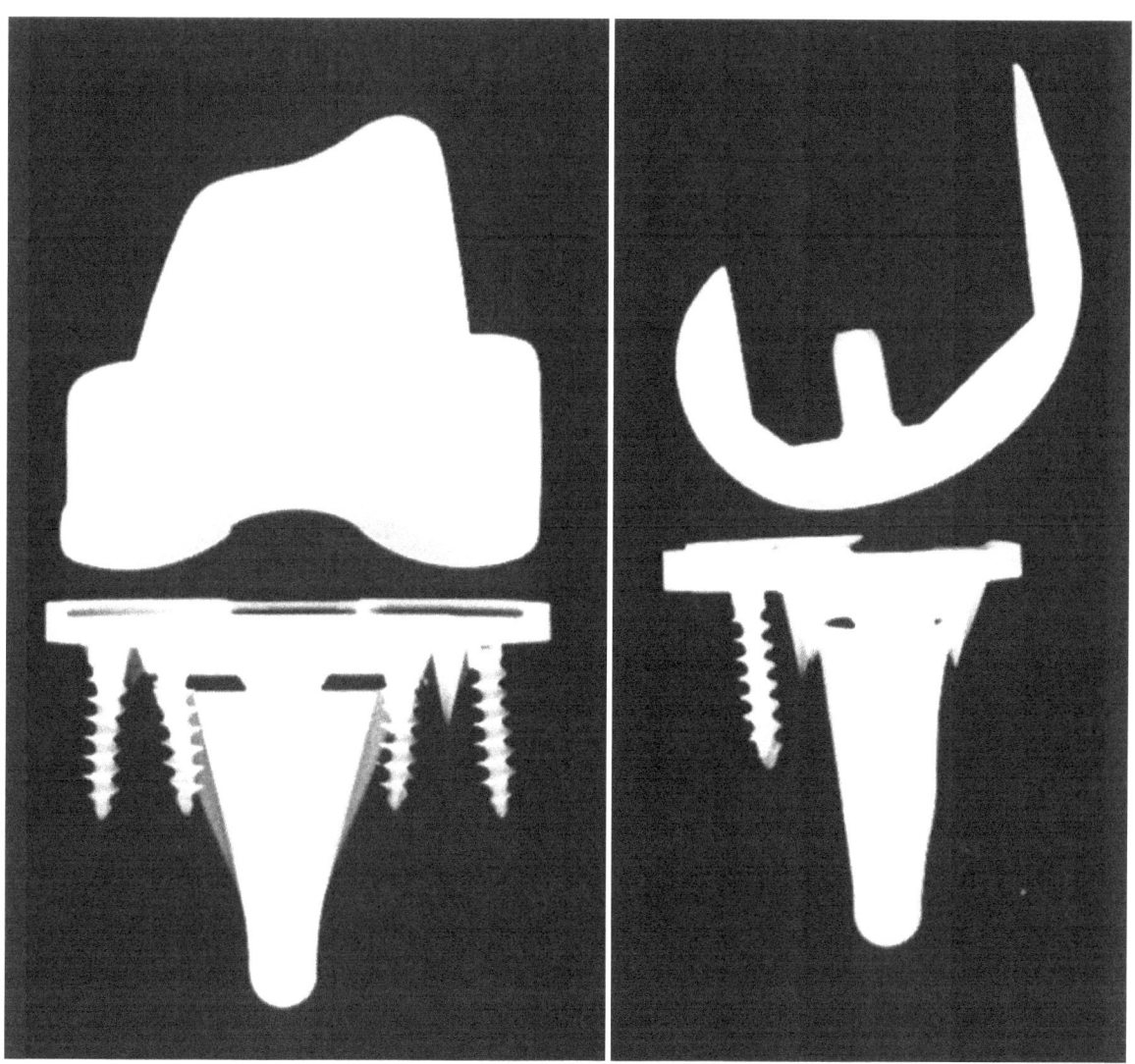

Genesis LS

Hersteller	Smith & Nephew Inc. 1450 Brooks Road Memphis, TN 38116, USA Tel.: 001-901-3962121 Fax: 001-901-3996990 E-Mail: Information.Center@smith-nephew.com Internet: www.smith-nephew.com
Vertrieb	Smith & Nephew GmbH Osterbrooksweg 71 22869 Schenefeld Tel.: 040-839003-0 Fax: 040-8307026 E-Mail: info.Hamburg@smith-nephew.com Internet: www.smith-nephew.com

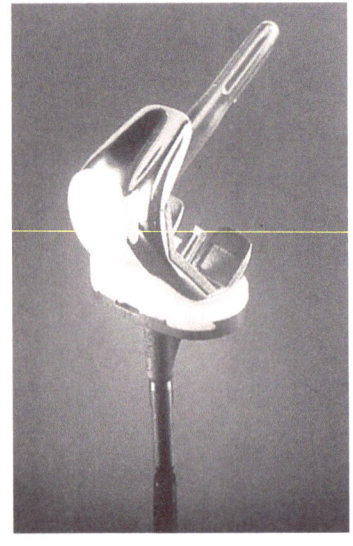

Knieprothesensystem	Oberflächenendoprothese
Erfinder	Laskin, Gustilo, Rand, Howe
implantiert seit	1990

Verankerung	zemen-tiert	zement-frei	Primär-verankerung Schrauben	Intramedulläre Stabveran-kerung	Material	Kompa-tibilität
Femurkomponente	x	–	–	x	CoCrMo	Genesis II
Tibiakomponente	x	–	–	x	Titan	Tricon
Patellakomponente	x	–	–	–	UHMWPE	–

Inlay	fest	x	mobile bearing	–	deep dished	–	posterior stabilized	–	UHMWPE

Bemerkungen	– Langschaft + Augmentationskeile aus Titan – Revisionsform

Navigation	BrainLAB

Literatur	–

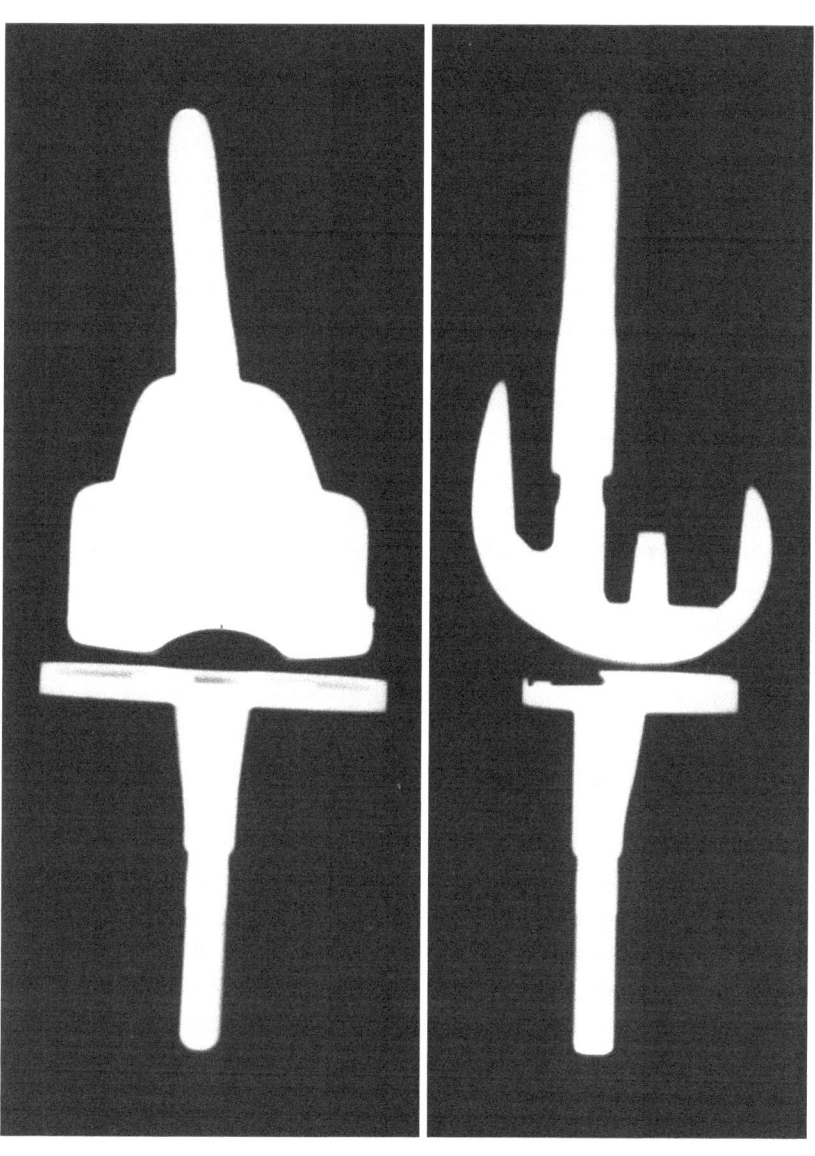

Genesis II MB

Hersteller	Smith & Nephew Inc. 1450 Brooks Road Memphis, TN, 38116, USA Tel.: 001-901-3962121 Fax: 001-901-3996990 E-Mail: Information.Center@smith-nephew.com Internet: www.smith-nephew.com

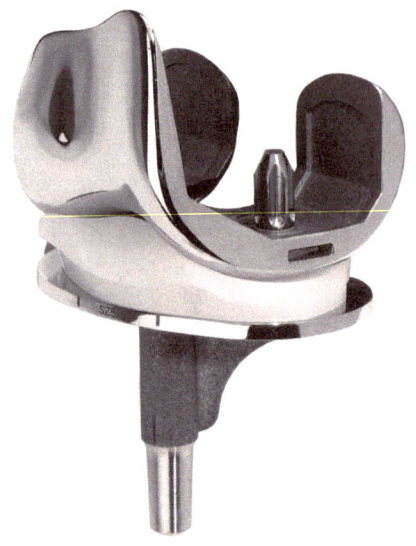

Vertrieb	Smith & Nephew GmbH Osterbrooksweg 71 22869 Schenefeld Tel.: 040-839003-0 Fax: 040-8307026 E-Mail: Info.Hamburg@smith-nephew.com Internet: www.smith-nephew.com

Knieprothesensystem	Oberflächenendoprothese

Erfinder	Laskin, Rand, Gustillo, Bourne, Rres, Haas, Rasmussen, Victor, Swanson, Hart, Snyder, Smith

implantiert seit	1999

Verankerung	zementiert	zementfrei	Primärverankerung Schrauben	Intramedulläre Stabverankerung	Material	Kompatibilität
Femurkomponente	x	–	–	–	CoCrMo+ Oxinium	Legion
Tibiakomponente	x	–	–	x	CoCrMo	Legion
Patellakomponente	x	–	–	–	UHMWPE	Legion

Inlay	fest	–	mobile bearing	x	deep dished	–	posterior stabilized	–	UHMWPE

Bemerkungen	– teilgeführt – hinteres Kreuzband erhaltend – wahlweise mit/ohne Translation über Rotationsschraube

Navigation	BrainLAB

Literatur	–

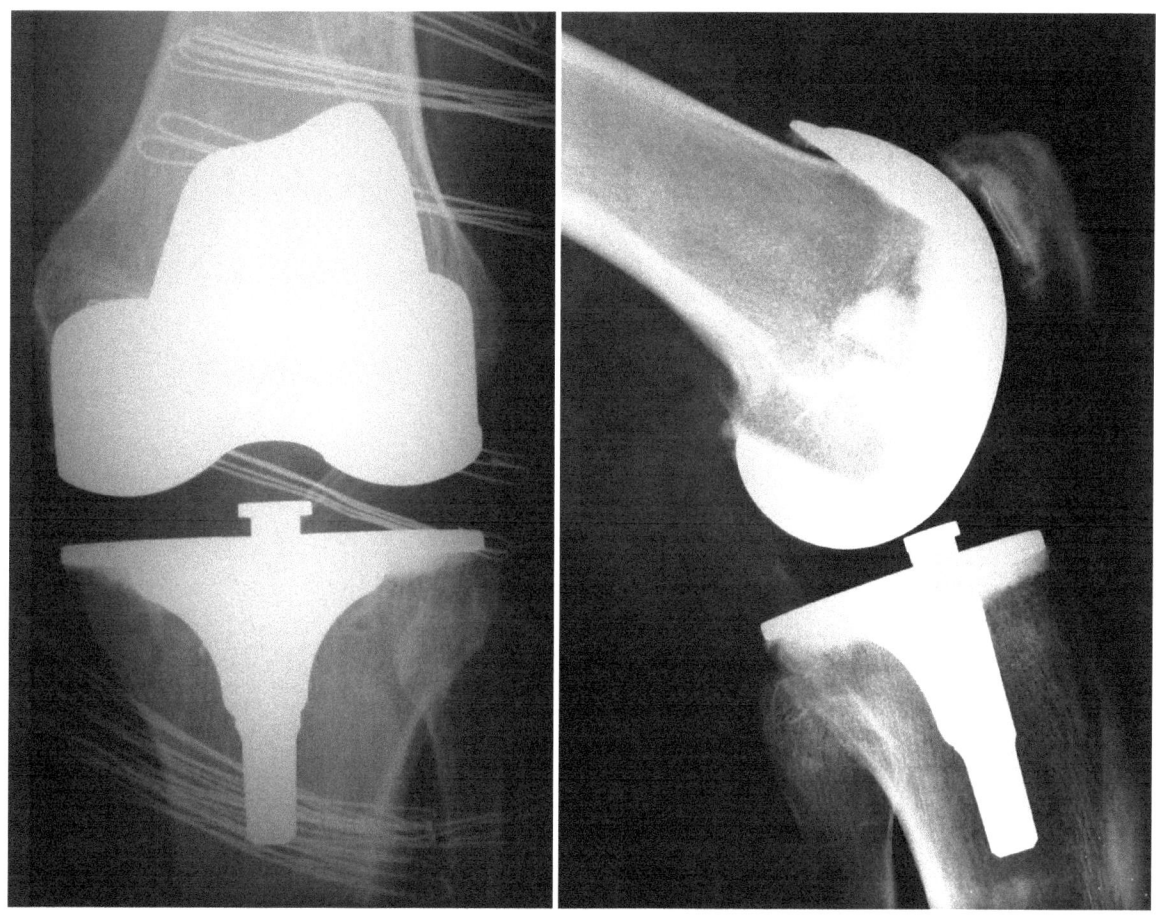

Genesis II MBX

Hersteller	Smith & Nephew Inc. 1450 Brooks Road Memphis, TN, 38116, USA Tel.: 001-901-3962121 Fax: 001-901-3996990 E-Mail: Information.Center@smith-nephew.com Internet: www.smith-nephew.com
Vertrieb	Smith & Nephew GmbH Osterbrooksweg 71 22869 Schenefeld Tel.: 040-839003-0 Fax: 040-8307026 E-Mail: Info.Hamburg@smith-nephew.com Internet: www.smith-nephew.com
Knieprothesensystem	Oberflächenendoprothese
Erfinder	Laskin, Rand, Gustillo, Bourne, Rres, Haas, Rasmussen, Victor, Swanson, Hart, Snyder, Smith
implantiert seit	2006

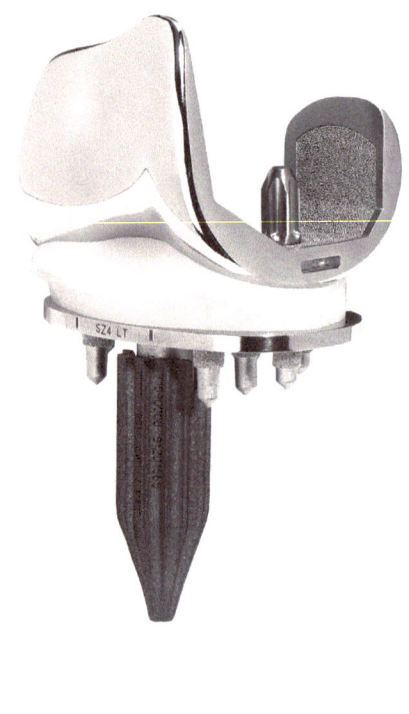

Verankerung	zemen-tiert	zement-frei	Primär-verankerung Schrauben	Intramedulläre Stabveran-kerung	Material	Kompa-tibilität
Femurkomponente	–	x	–	–	CoCrMo+ Oxinium	Legion
Tibiakomponente	–	x	–	x	CoCrMo	Legion
Patellakomponente	x	–	–	–	UHMWPE	Legion

Inlay	fest	–	mobile bearing	x	deep dished	–	posterior stabilized	–	UHMWPE

Bemerkungen	– teilgeführt – hinteres Kreuzband erhaltend – wahlweise mit/ohne Translation über Rotationsschraube
Navigation	BrainLAB
Literatur	–

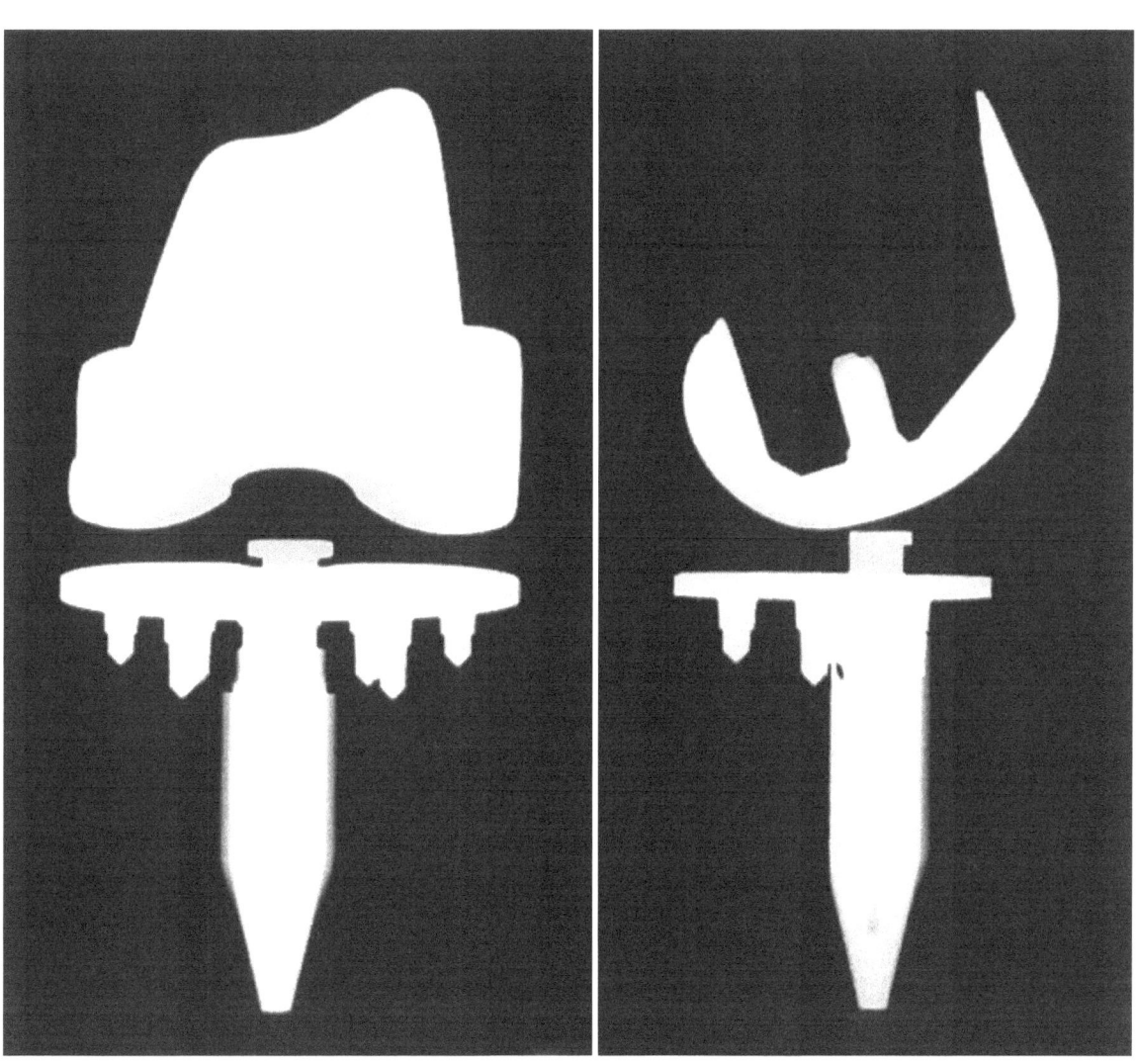

Genesis PLS-Revision

Hersteller	Smith & Nephew Inc. 1450 Brooks Road Memphis, TN 38116, USA Tel.: 001-901-3962121 Fax: 001-901-3996990 E-Mail: Information.Center@smith-nephew.com Internet: www.smith-nephew.com
Vertrieb	Smith & Nephew GmbH Osterbrooksweg 71 22869 Schenefeld Tel.: 040-839003-0 Fax: 040-8307026 E-Mail: info.Hamburg@smith-nephew.com Internet: www.smith-nephew.com

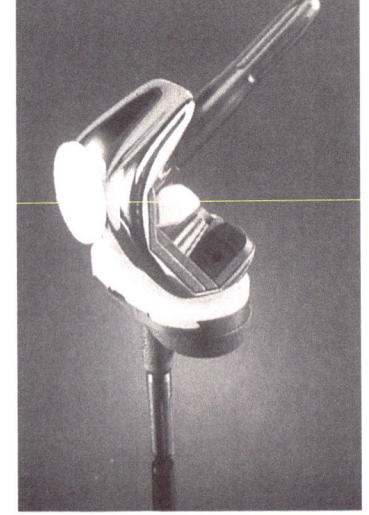

Knieprothesensystem	Oberflächenendoprothese
Erfinder	Laskin, Gustilo, Rand, Howe
implantiert seit	1991

Verankerung	zemen-tiert	zement-frei	Primär-verankerung Schrauben	Intramedulläre Stabveran-kerung	Material	Kompa-tibilität
Femurkomponente	x	–	–	x	CoCrMo	Genesis II
Tibiakomponente	x	–	–	x	Titan	Tricon
Patellakomponente	x	–	–	–	UHMWPE	–

Inlay	fest	x	mobile bearing	–	deep dished	–	posterior stabilized	x	UHMWPE

Bemerkungen	– teilgeführt – medulläre Schäfte – Langschaft + Augmentationskeile aus Titan – seit 1996 als CC Knie modifiziert

Navigation	BrainLAB

Literatur	–

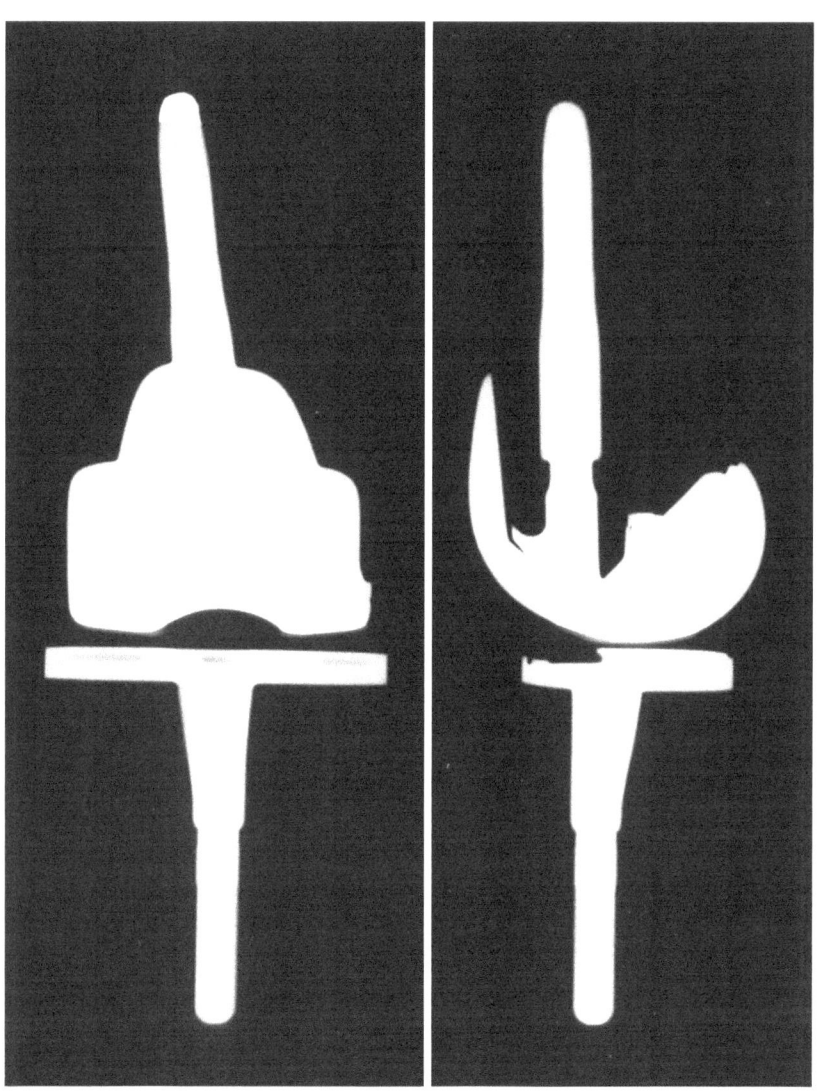

Genesis PS

Hersteller	Smith & Nephew Inc. 1450 Brooks Road Memphis, TN 38116, USA Tel.: 001-901-3962121 Fax: 001-901-3996990 E-Mail: Information.Center@smith-nephew.com Internet: www.smith-nephew.com

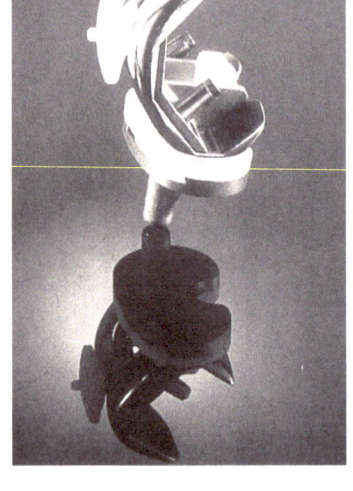

Vertrieb	Smith & Nephew GmbH Osterbrooksweg 71 22869 Schenefeld Tel.: 040-839003-0 Fax: 040-8307026 E-Mail: info.Hamburg@smith-nephew.com Internet: www.smith-nephew.com

Knieprothesensystem	Oberflächenendoprothese

Erfinder	Laskin, Gustilo, Rand, Howe

implantiert seit	1991

Verankerung	zemen-tiert	zement-frei	Primär-verankerung Schrauben	Intramedulläre Stabveran-kerung	Material	Kompa-tibilität
Femurkomponente	x	–	–	x	CoCrMo	Genesis II
Tibiakomponente	x	–	–	x	Titan + UHMWPE	Tricon
Patellakomponente	x	–	–	–	UHMWPE	–

Inlay	fest	x	mobile bearing	–	deep dished	–	posterior stabilized	x	UHMWPE

Bemerkungen	– teilgeführt

Navigation	BrainLAB

Literatur	–

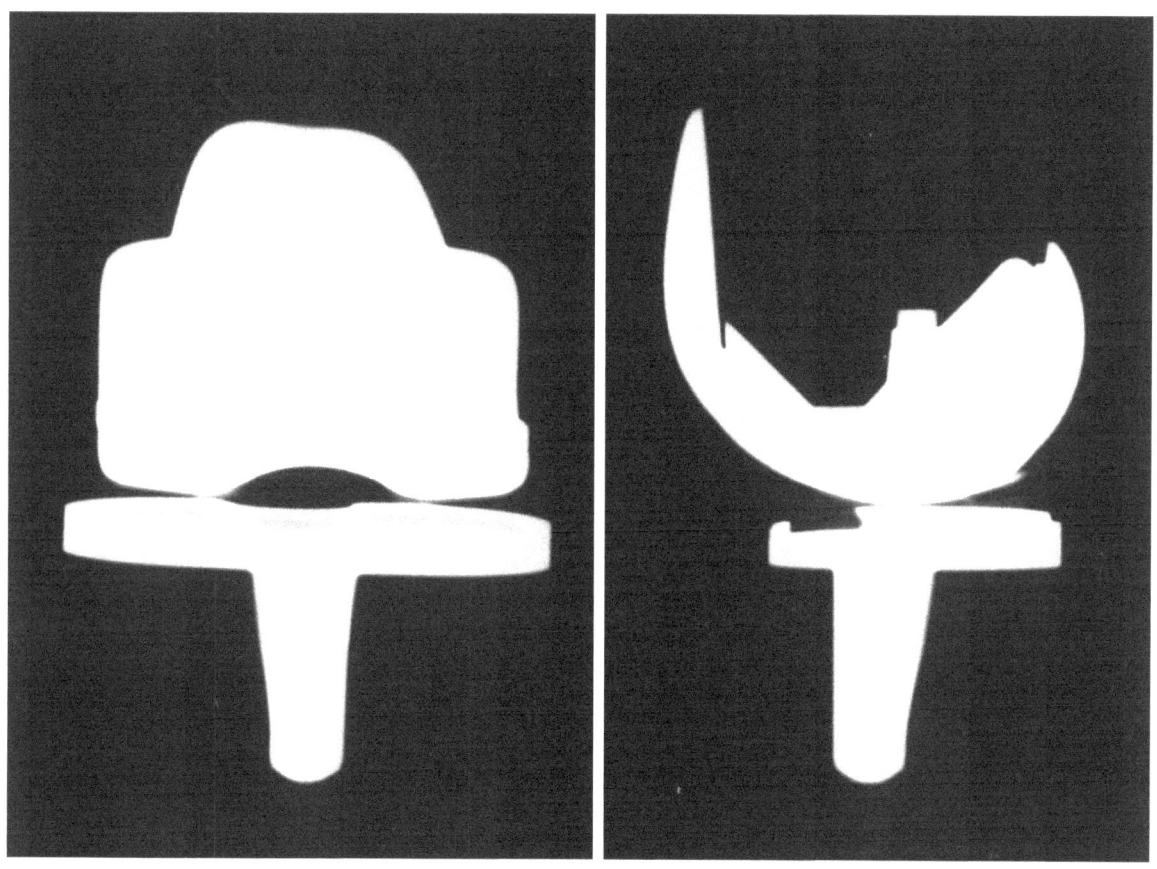

Genesis Version Uni

Hersteller	Smith & Nephew Inc. 1450 Brooks Road Memphis, TN 38116, USA Tel.: 001-901-396-2121 Fax: 001-901-399-6990 E-Mail: Information.Center@smith-nephew.com Internet: www.smith-nephew.com

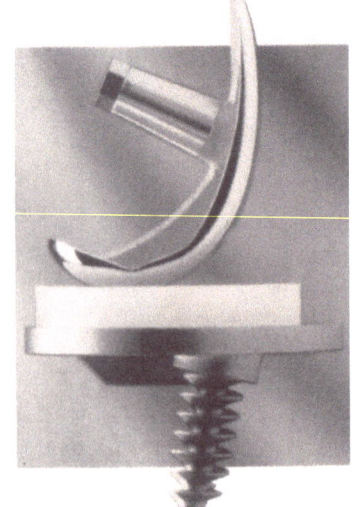

Vertrieb	Smith & Nephew GmbH Osterbrooksweg 71 22869 Schenefeld Tel.: 040-839003-0 Fax: 040-8307026 E-Mail: info.Hamburg@smith-nephew.com Internet: www.smith-nephew.com

Knieprothesensystem	Oberflächenhemiprothese
Erfinder	Cartier, Kennedy
implantiert seit	1993

Verankerung	zemen-tiert	zement-frei	Primär-verankerung Schrauben	Intramedulläre Stabveran-kerung	Material	Kompa-tibilität
Femurkomponente	x	–	–	–	CoCrMo/ Oxinium	alle Größen unter-einander
Tibiakomponente	x	–	x	–	Titan/ All-Poly	
Patellakomponente	–	–	–	–	–	–

Inlay	fest	x	mobile bearing	–	deep dished	–	posterior stabilized	–	UHMWPE

Bemerkungen	–
Navigation	BrainLAB
Literatur	–

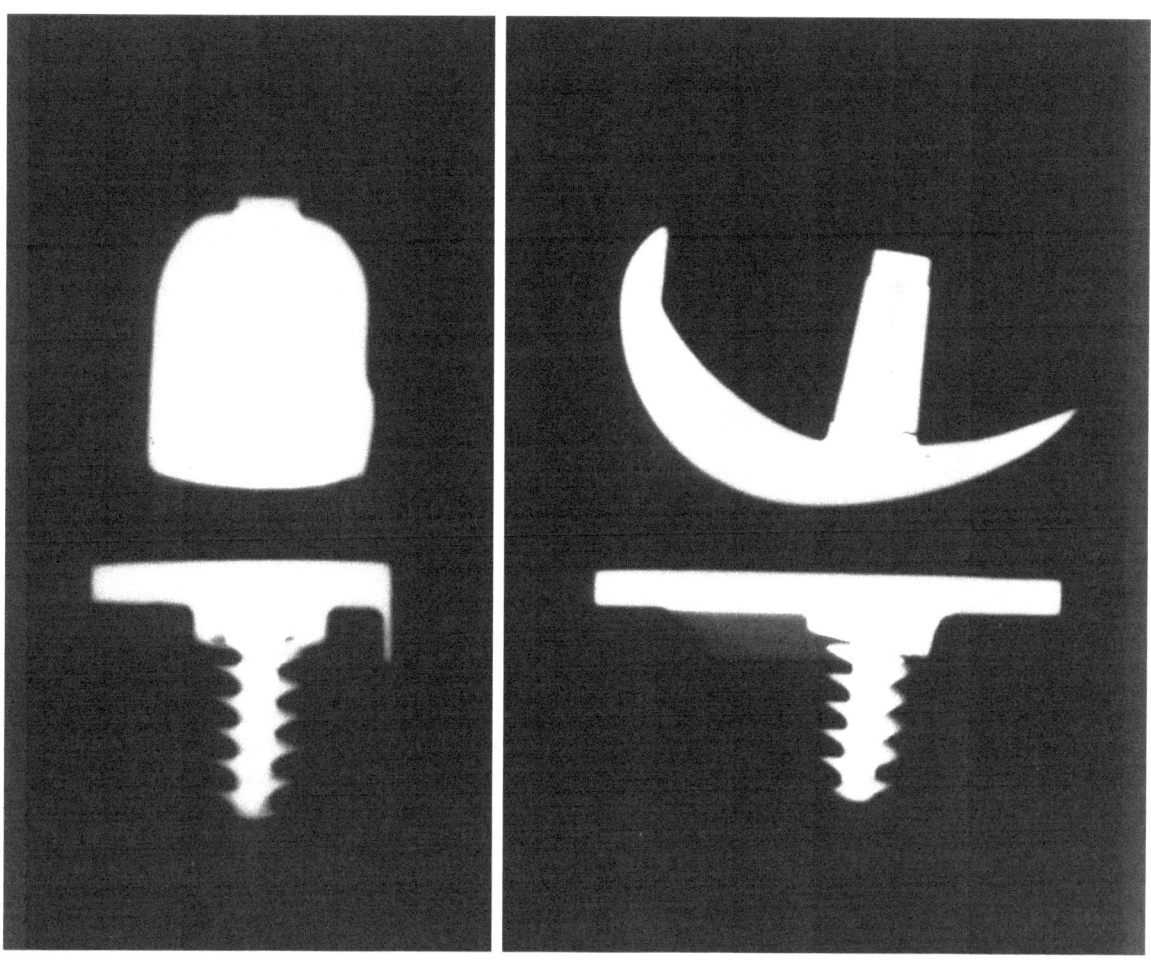

	Journey BCS

Hersteller	Smith & Nephew Inc. 1450 Brooks Road Memphis, TN 38116, USA Tel.: 001-901-3962121 Fax: 001-901-3996990 E-Mail: Information.Center@smith-nephew.com Internet: www.smith-nephew.com

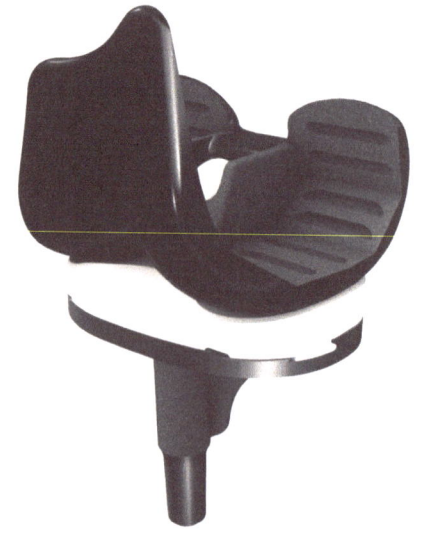

Vertrieb	Smith & Nephew GmbH Osterbrooksweg 71 22869 Schenefeld Tel.: 040-839003-0 Fax: 040-8307026 E-Mail: Info.Hamburg@smith-nephew.com Internet: www.smith-nephew.com

Knieprothesensystem	Oberflächenendoprothese

Erfinder	Bellemanns, Ries

implantiert seit	2005

Verankerung	zemen-tiert	zement-frei	Primär-verankerung Schrauben	Intramedulläre Stabveran-kerung	Material	Kompa-tibilität
Femurkomponente	x	–	–	–	Oxinium	–
Tibiakomponente	x	–	–	x	Titan-legierung	–
Patellakomponente	x	–	–	–	UHMWPE	–

Inlay	fest	x	mobile bearing	–	deep dished	–	posterior stabilized	x	UHMWPE

Bemerkungen	– kinematisch geführt – vorderes, hinteres und beide Kreuzbänder stabilisierend – Asymmetrisches Inlay rekonstruiert 3° Gelenklinie

Navigation	BrainLAB

Literatur	–

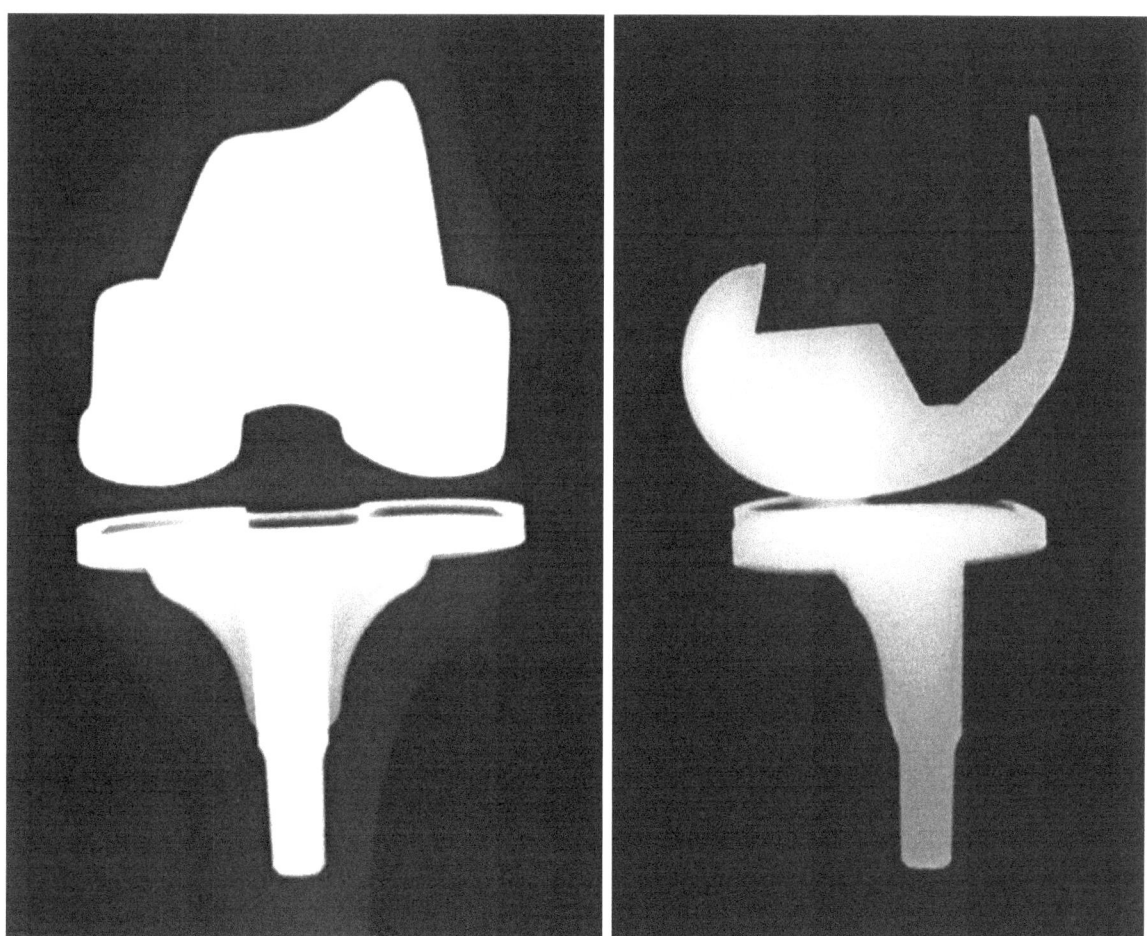

Modular 1

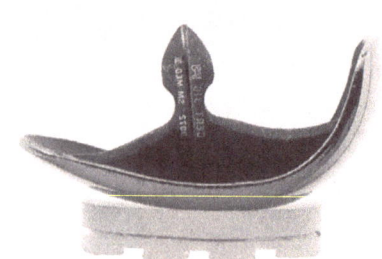

Hersteller	Smith & Nephew Inc. 1450 Brooks Road Memphis, TN 38116, USA Tel.: 001-901-3962121 Fax: 001-901-3996990 E-Mail: Information.Center@smith-nephew.com Internet: www.smith-nephew.com
Vertrieb	Smith & Nephew GmbH Osterbrooksweg 71 22869 Schenefeld Tel.: 040-839003-0 Fax: 040-8307026 E-Mail: info.Hamburg@smith-nephew.com Internet: www.smith-nephew.com
Knieprothesensystem	Oberflächenhemiprothese
Erfinder	Marmor
implantiert seit	1977

Verankerung	zemen-tiert	zement-frei	Primär-verankerung Schrauben	Intramedulläre Stabveran-kerung	Material	Kompa-tibilität
Femurkomponente	x	–	–	–	CoCrMo	alle firmen-eigenen Modular-systeme
Tibiakomponente	x	–	–	–	UHMWPE	
Patellakomponente	–	–	–	–	–	–

Inlay	fest	x	mobile bearing	–	deep dished	–	posterior stabilized	–	UHMWPE

Bemerkungen	– UHMWPE = ASTMF 648

Navigation	–

Literatur	8, 65, 66, 186

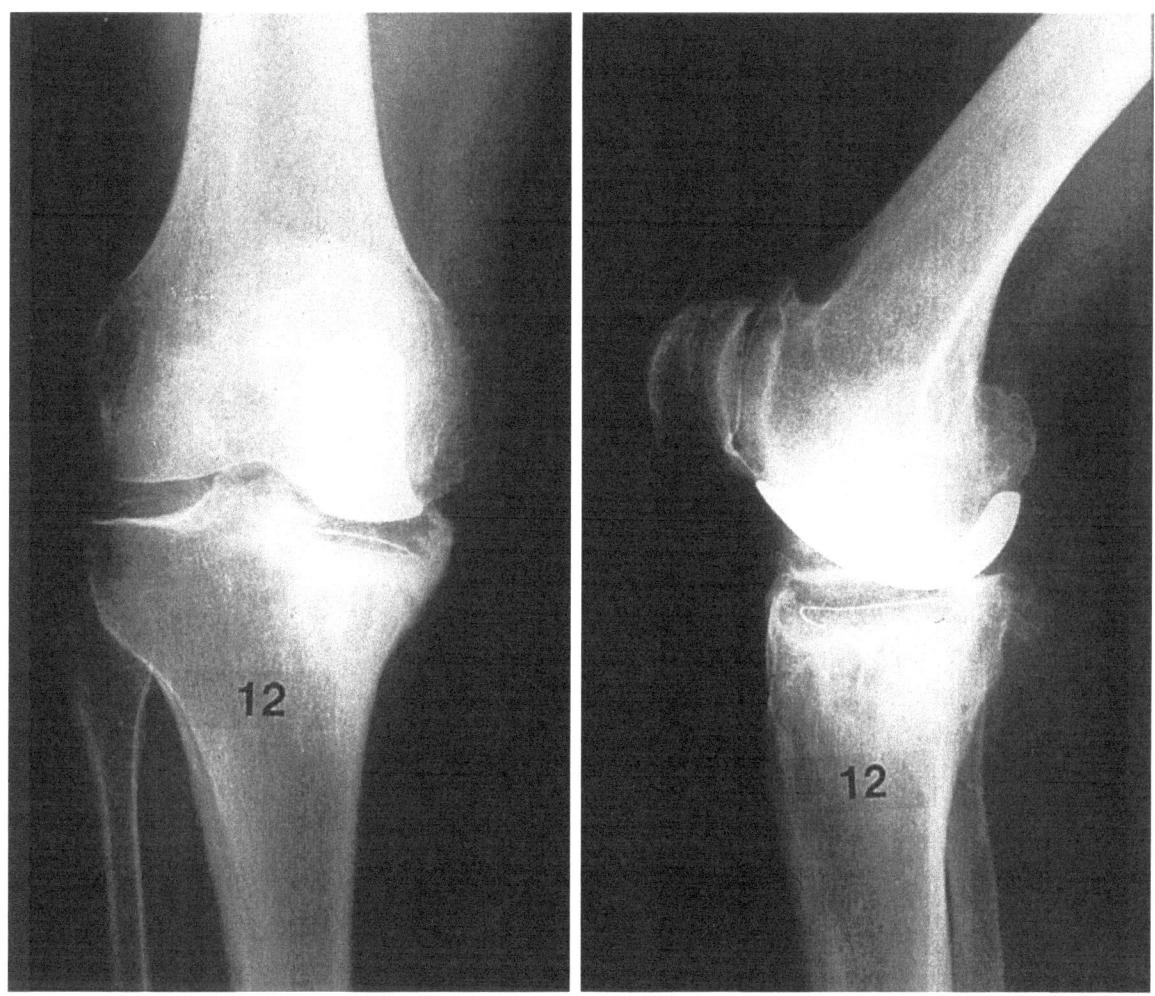

Modular 2

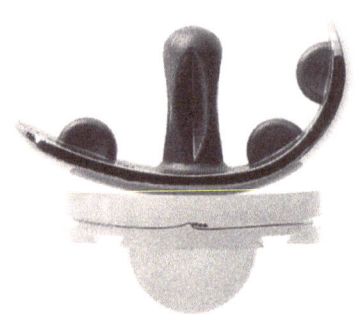

Hersteller	Smith & Nephew Inc. 1450 Brooks Road Memphis, TN 38116, USA Tel.: 001-901-3962121 Fax: 001-901-3996990 E-Mail: Information.Center@smith-nephew.com Internet: www.smith-nephew.com
Vertrieb	Smith & Nephew GmbH Osterbrooksweg 71 22869 Schenefeld Tel.: 040-839003-0 Fax: 040-8307026 E-Mail: info.Hamburg@smith-nephew.com Internet: www.smith-nephew.com
Knieprothesensystem	Oberflächenhemiprothese
Erfinder	Blazina
implantiert seit	1977

Verankerung	zemen-tiert	zement-frei	Primär-verankerung Schrauben	Intramedulläre Stabveran-kerung	Material	Kompa-tibilität
Femurkomponente	x	–	–	–	CoCrMo	alle firmen-eigenen Modular-systeme
Tibiakomponente	x	–	–	–	UHMWPE	
Patellakomponente	–	–	–	–	–	–

Inlay	fest	x	mobile bearing	–	deep dished	–	posterior stabilized	–	UHMWPE

Bemerkungen	– UHMWPE = ASTMF 648

Navigation	–

Literatur	8, 27

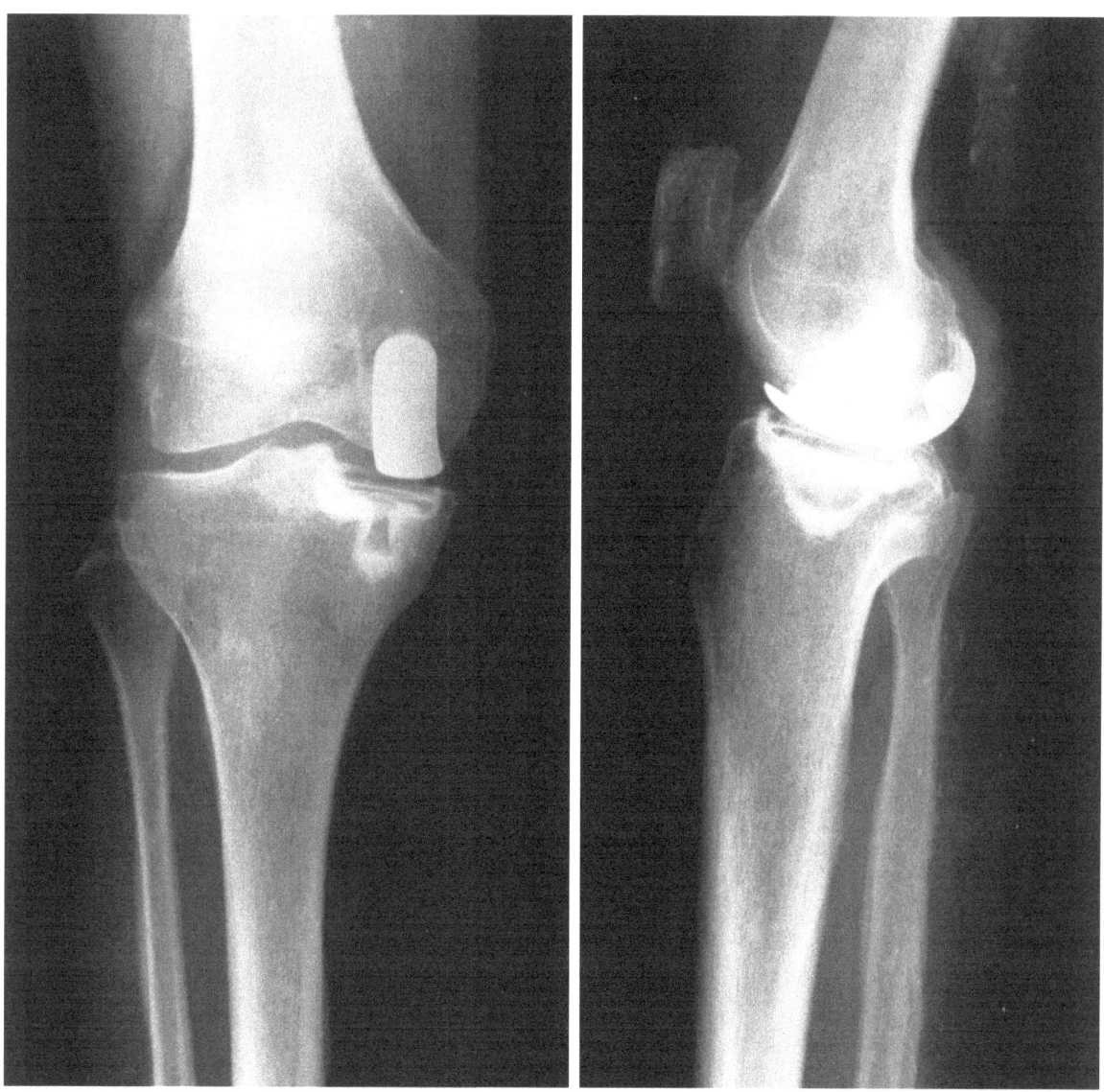

Hersteller	Smith & Nephew Inc. 1450 Brooks Road Memphis, TN 38116, USA Tel.: 001-901-3962121 Fax: 001-901-3996990 E-Mail: Information.Center@smith-nephew.com Internet: www.smith-nephew.com

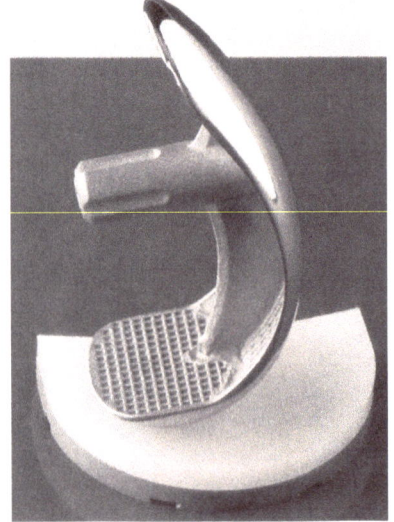

Vertrieb	Smith & Nephew GmbH Osterbrooksweg 71 22869 Schenefeld Tel.: 040-839003-0 Fax: 040-8307026 E-Mail: info.Hamburg@smith-nephew.com Internet: www.smith-nephew.com

Knieprothesensystem	Oberflächenhemiprothese

Erfinder	Cartier

implantiert seit	1989

Verankerung	zementiert	zementfrei	Primärverankerung Schrauben	Intramedulläre Stabverankerung	Material	Kompatibilität
Femurkomponente	x	–	–	–	CoCrMo	alle firmeneigenen Modularsysteme
Tibiakomponente	x	–	–	–	CoCrMo + UHMWPE	
Patellakomponente	–	–	–	–	–	–

Inlay	fest	x	mobile bearing	–	deep dished	–	posterior stabilized	–	UHMWPE

Bemerkungen	– UHMWPE = ASTMF 648 – CoCr = ASTMF 75

Navigation	–

Literatur	–

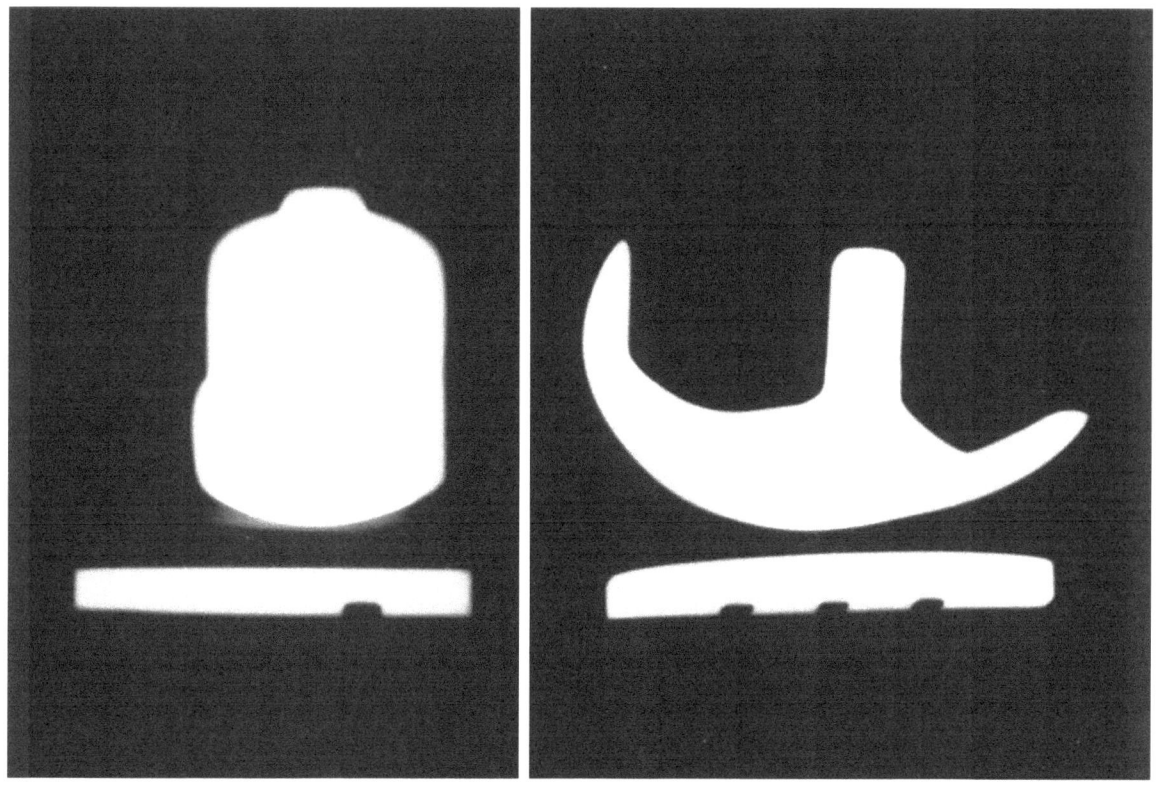

Profix CC

Hersteller	Smith & Nephew Inc. 1450 Brooks Road Memphis, TN 38116, USA Tel.: 001-901-3962121 Fax: 001-901-3996990 E-Mail: Information.Center@smith-nephew.com Internet: www.smith-nephew.com

Vertrieb	Smith & Nephew GmbH Osterbrooksweg 71 22869 Schenefeld Tel.: 040-839003-0 Fax: 040-8307026 E-Mail: Info.Hamburg@smith-nephew.com Internet: www.smith-nephew.com

Knieprothesensystem	Achsknie, ungekoppelt

Erfinder	Whiteside

implantiert seit	1996

Verankerung	zementiert	zementfrei	Primärverankerung Schrauben	Intramedulläre Stabverankerung	Material	Kompatibilität
Femurkomponente	x	–	–	x	CoCrMo	–
Tibiakomponente	x	–	–	x	Titanlegierung	–
Patellakomponente	x	–	–	–	UHMWPE	–

Inlay	fest	x	mobile bearing	–	deep dished	–	posterior stabilized	x	UHMWPE

Bemerkungen	– teilgeführt – hinteres Kreuzband und Seitenband stabilisierend

Navigation	BrainLAB

Literatur	–

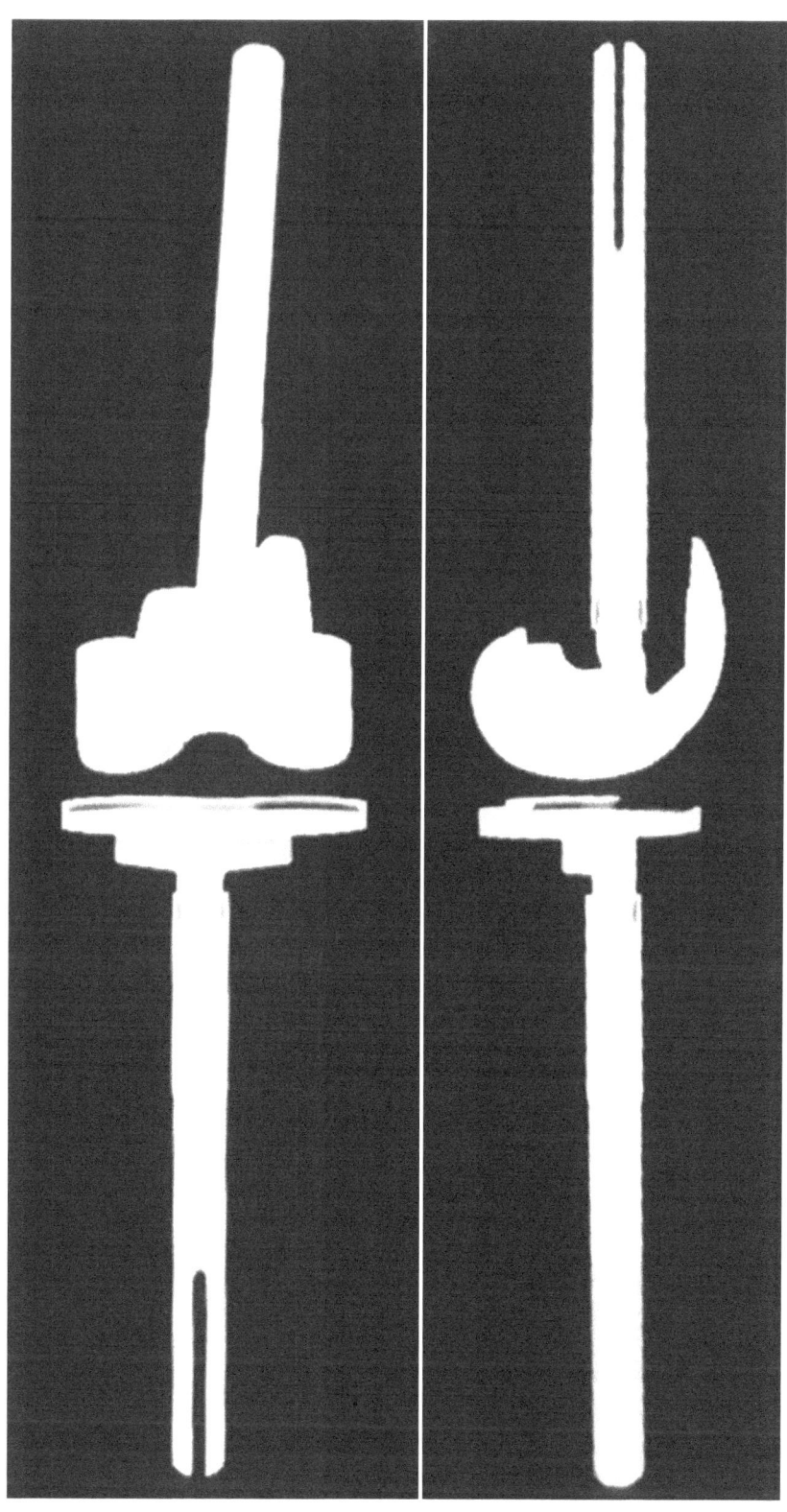

Profix CR

Hersteller	Smith & Nephew Inc. 1450 Brooks Road Memphis, TN 38116, USA Tel.: 001-901-3962121 Fax: 001-901-3996990 E-Mail: Information.Center@smith-nephew.com Internet: www.smith-nephew.com

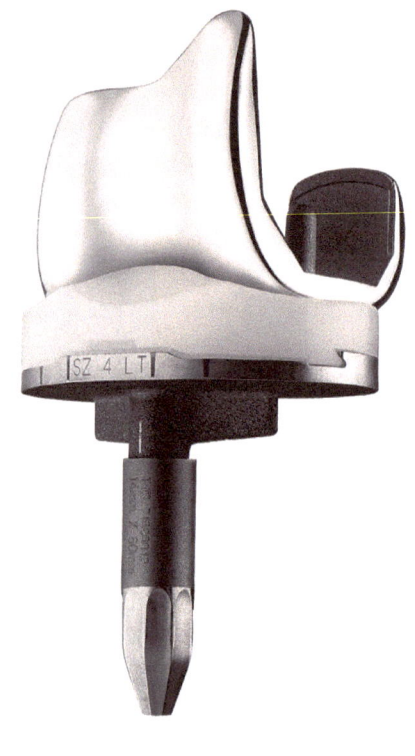

Vertrieb	Smith & Nephew GmbH Osterbrooksweg 71 22869 Schenefeld Tel.: 040-839003-0 Fax: 040-8307026 E-Mail: Info.Hamburg@smith-nephew.com Internet: www.smith-nephew.com
Knieprothesensystem	Oberflächenendoprothese
Erfinder	Whiteside
implantiert seit	1995

Verankerung	zemen-tiert	zement-frei	Primär-verankerung Schrauben	Intramedulläre Stabveran-kerung	Material	Kompa-tibilität
Femurkomponente	x	–	–	–	CoCrMo+ Oxinium	–
Tibiakomponente	x	–	–	x	Titan-legierung	–
Patellakomponente	x	–	–	–	UHMWPE	–

Inlay	fest	x	mobile bearing	–	deep dished	x	posterior stabilized	–	UHMWPE

Bemerkungen	– hinteres Kreuzband erhaltend
Navigation	BrainLAB
Literatur	–

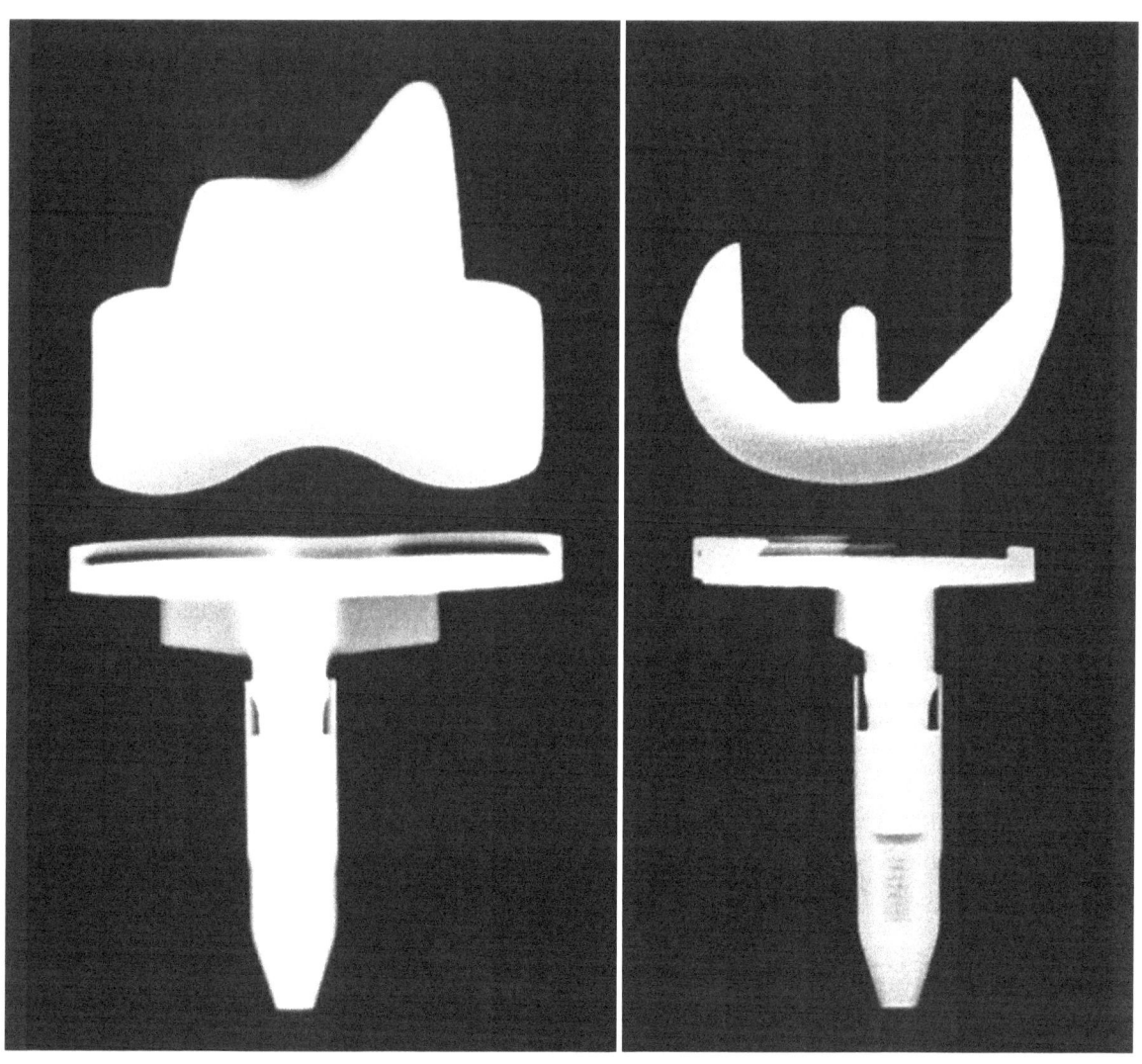

	Profix CRX

Hersteller	Smith & Nephew Inc. 1450 Brooks Road Memphis, TN 38116, USA Tel.: 001-901-3962121 Fax: 001-901-3996990 E-Mail: Information.Center@smith-nephew.com Internet: www.smith-nephew.com
Vertrieb	Smith & Nephew GmbH Osterbrooksweg 71 22869 Schenefeld Tel.: 040-839003-0 Fax: 040-8307026 E-Mail: Info.Hamburg@smith-nephew.com Internet: www.smith-nephew.com
Knieprothesensystem	Oberflächenendoprothese
Erfinder	Whiteside
implantiert seit	1995

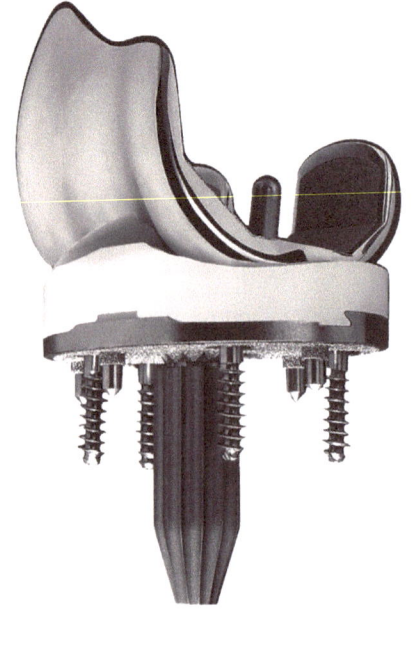

Verankerung	zemen-tiert	zement-frei	Primär-verankerung Schrauben	Intramedulläre Stabveran-kerung	Material	Kompa-tibilität
Femurkomponente	–	x	–	–	CoCrMo	–
Tibiakomponente	–	x	x	x	Titan-legierung	–
Patellakomponente	x	–	–	–	UHMWPE	–

Inlay	fest	x	mobile bearing	–	deep dished	x	posterior stabilized	–	UHMWPE

Bemerkungen	– hinteres Kreuzband erhaltend – zementfreie Tibia auch ohne Schraubenlöcher
Navigation	BrainLAB
Literatur	–

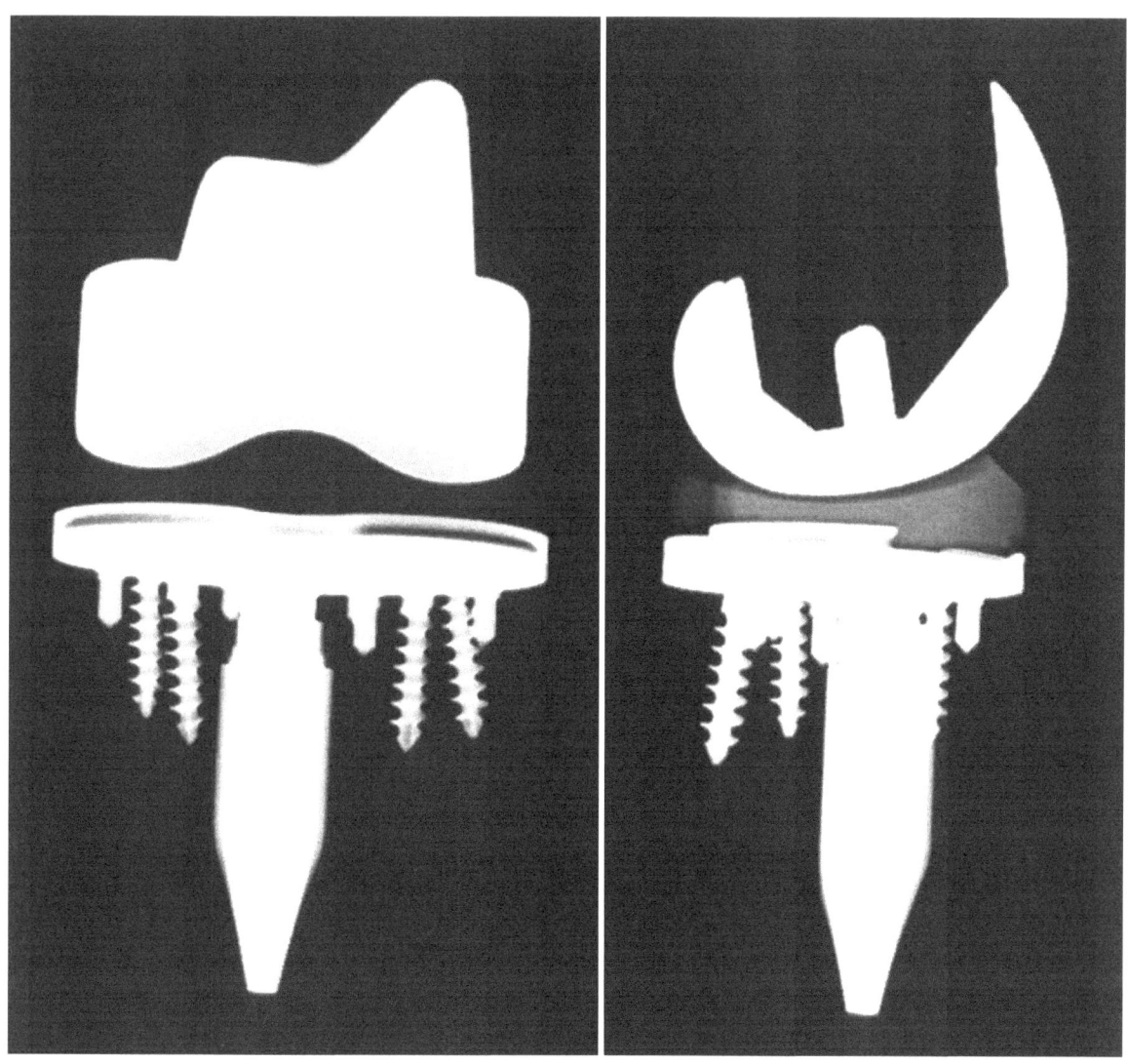

Profix LS

Hersteller	Smith & Nephew Inc. 1450 Brooks Road Memphis, TN 38116, USA Tel.: 001-901-3962121 Fax: 001-901-3996990 E-Mail: Information.Center@smith-nephew.com Internet: www.smith-nephew.com
Vertrieb	Smith & Nephew GmbH Osterbrooksweg 71 22869 Schenefeld Tel.: 040-839003-0 Fax: 040-8307026 E-Mail: Info.Hamburg@smith-nephew.com Internet: www.smith-nephew.com
Knieprothesensystem	Achsknie, ungekoppelt
Erfinder	Whiteside
implantiert seit	1995

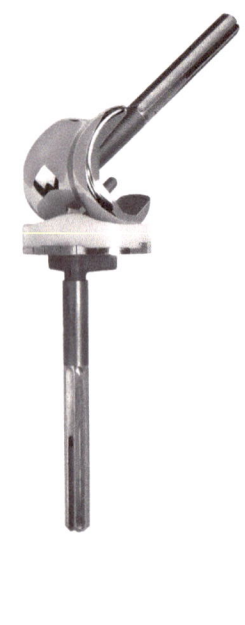

Verankerung	zemen-tiert	zement-frei	Primär-verankerung Schrauben	Intramedulläre Stabveran-kerung	Material	Kompa-tibilität
Femurkomponente	x	x	–	x	CoCrMo	–
Tibiakomponente	x	x	–	x	Titan-legierung	–
Patellakomponente	x	–	–	–	UHMWPE	–

Inlay	fest	x	mobile bearing	–	deep dished	x	posterior stabilized	–	UHMWPE

Bemerkungen	– hinteres Kreuzband erhaltend – mit medullären Schäften
Navigation	BrainLAB
Literatur	–

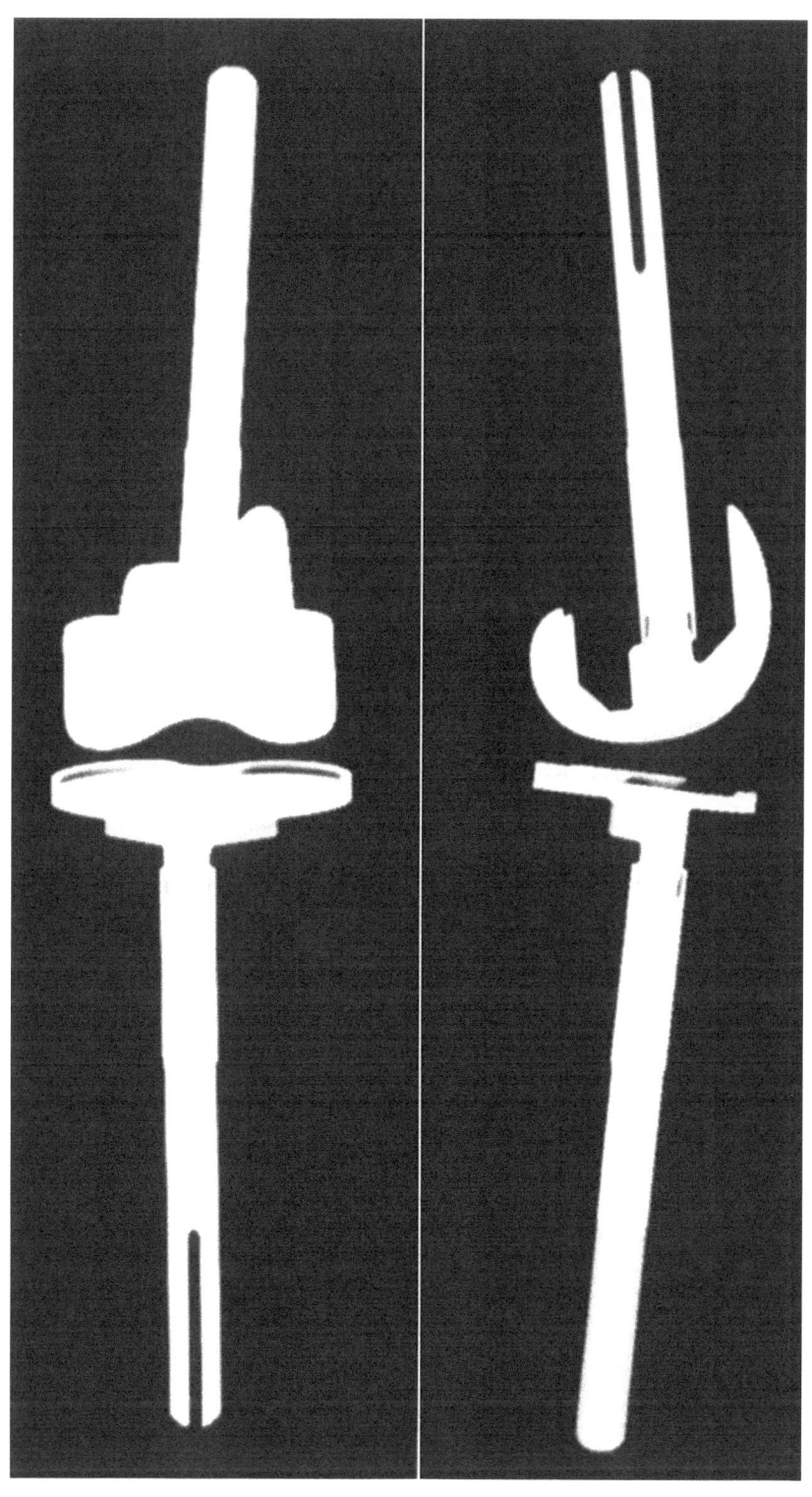

Profix MB	

Hersteller	Smith & Nephew Inc. 1450 Brooks Road Memphis, TN 38116, USA Tel.: 001-901-3962121 Fax: 001-901-3996990 E-Mail: Information.Center@smith-nephew.com Internet: www.smith-nephew.com

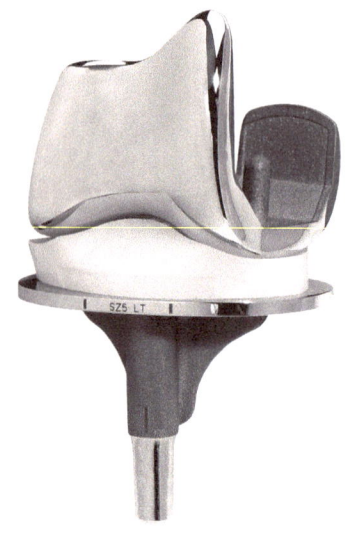

Vertrieb	Smith & Nephew GmbH Osterbrooksweg 71 22869 Schenefeld Tel.: 040-839003-0 Fax: 040-8307026 E-Mail: Info.Hamburg@smith-nephew.com Internet: www.smith-nephew.com

Knieprothesensystem	Oberflächenendoprothese

Erfinder	Whiteside, Laskin, Bourne, Ries, Victor, Gustrilo, Haas, Hart, Rand, Rasmussen, Smith, Snyder, Swanson

implantiert seit	1999

Verankerung	zemen-tiert	zement-frei	Primär-verankerung Schrauben	Intramedulläre Stabveran-kerung	Material	Kompa-tibilität
Femurkomponente	x	–	–	–	CoCrMo+ Oxinium	–
Tibiakomponente	x	–	–	x	CoCrMo	Legion
Patellakomponente	x	–	–	–	UHMWPE	–

Inlay	fest	–	mobile bearing	x	deep dished	x	posterior stabilized	–	UHMWPE

Bemerkungen	– hinteres Kreuzband erhaltend – wahlweise mit/ohne Translation über Rotationsschraube

Navigation	BrainLAB

Literatur	–

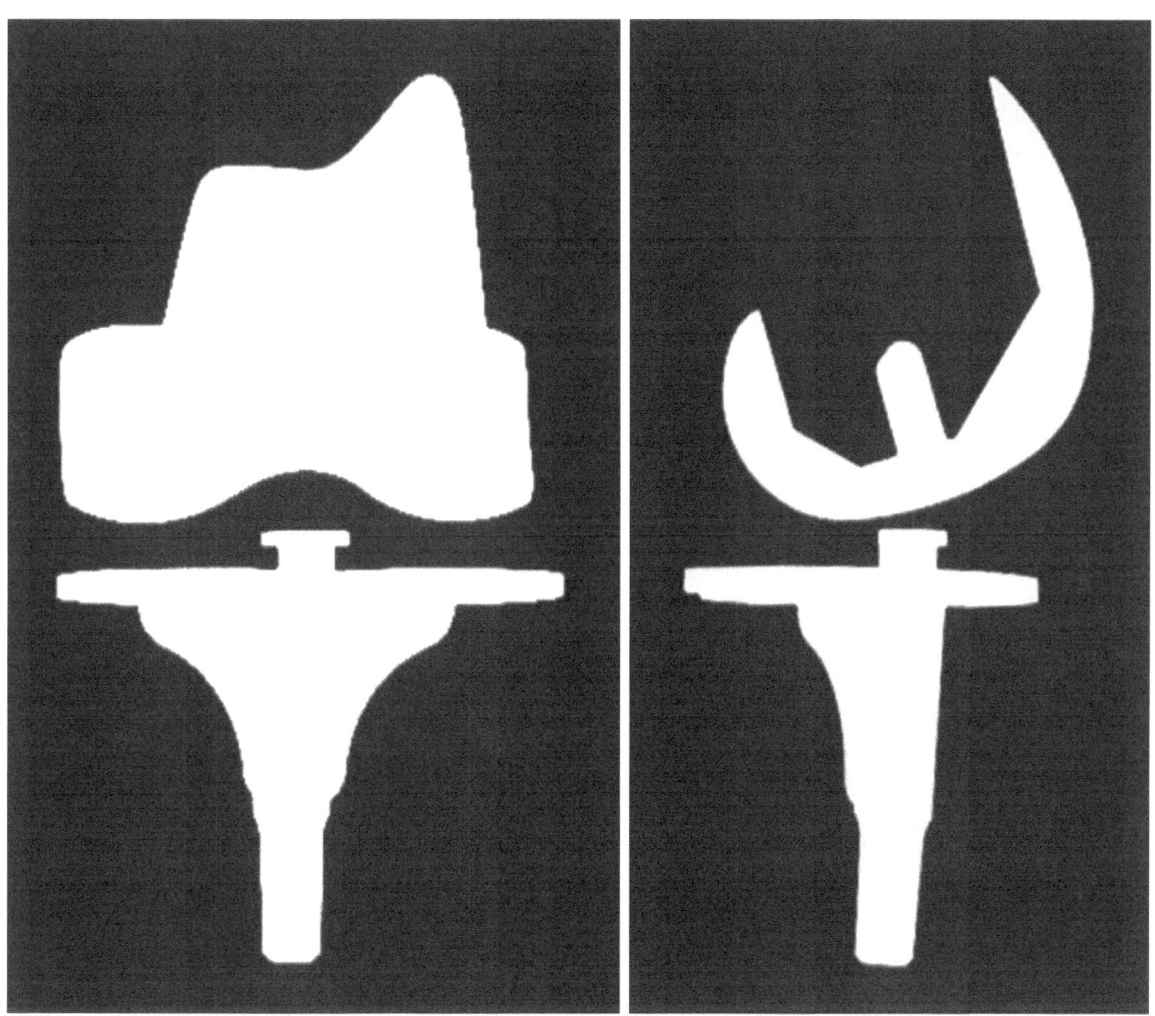

Profix MBX

Hersteller	Smith & Nephew Inc. 1450 Brooks Road Memphis, TN 38116, USA Tel.: 001-901-3962121 Fax: 001-901-3996990 E-Mail: Information.Center@smith-nephew.com Internet: www.smith-nephew.com

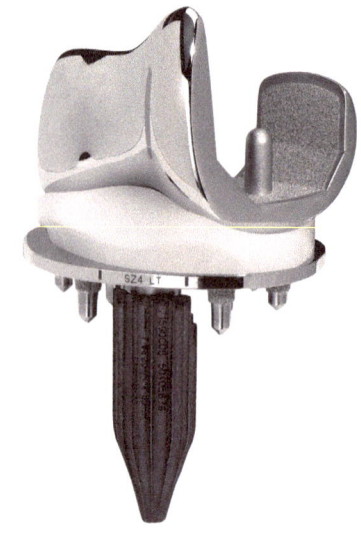

Vertrieb	Smith & Nephew GmbH Osterbrooksweg 71 22869 Schenefeld Tel.: 040-839003-0 Fax: 040-8307026 E-Mail: Info.Hamburg@smith-nephew.com Internet: www.smith-nephew.com
Knieprothesensystem	Oberflächenendoprothese
Erfinder	Whiteside, Laskin, Bourne, Ries, Victor, Gustrilo, Haas, Hart, Rand, Rasmussen, Smith, Snyder, Swanson
implantiert seit	1999

Verankerung	zemen-tiert	zement-frei	Primär-verankerung Schrauben	Intramedulläre Stabveran-kerung	Material	Kompa-tibilität
Femurkomponente	–	x	–	–	CoCrMo+ Oxinium	–
Tibiakomponente	–	x	–	x	CoCrMo	Legion
Patellakomponente	x	–	–	–	UHMWPE	–

Inlay	fest	–	mobile bearing	x	deep dished	x	posterior stabilized	–	UHMWPE

Bemerkungen	– hinteres Kreuzband erhaltend – wahlweise mit/ohne Translation über Rotationsschraube
Navigation	BrainLAB
Literatur	–

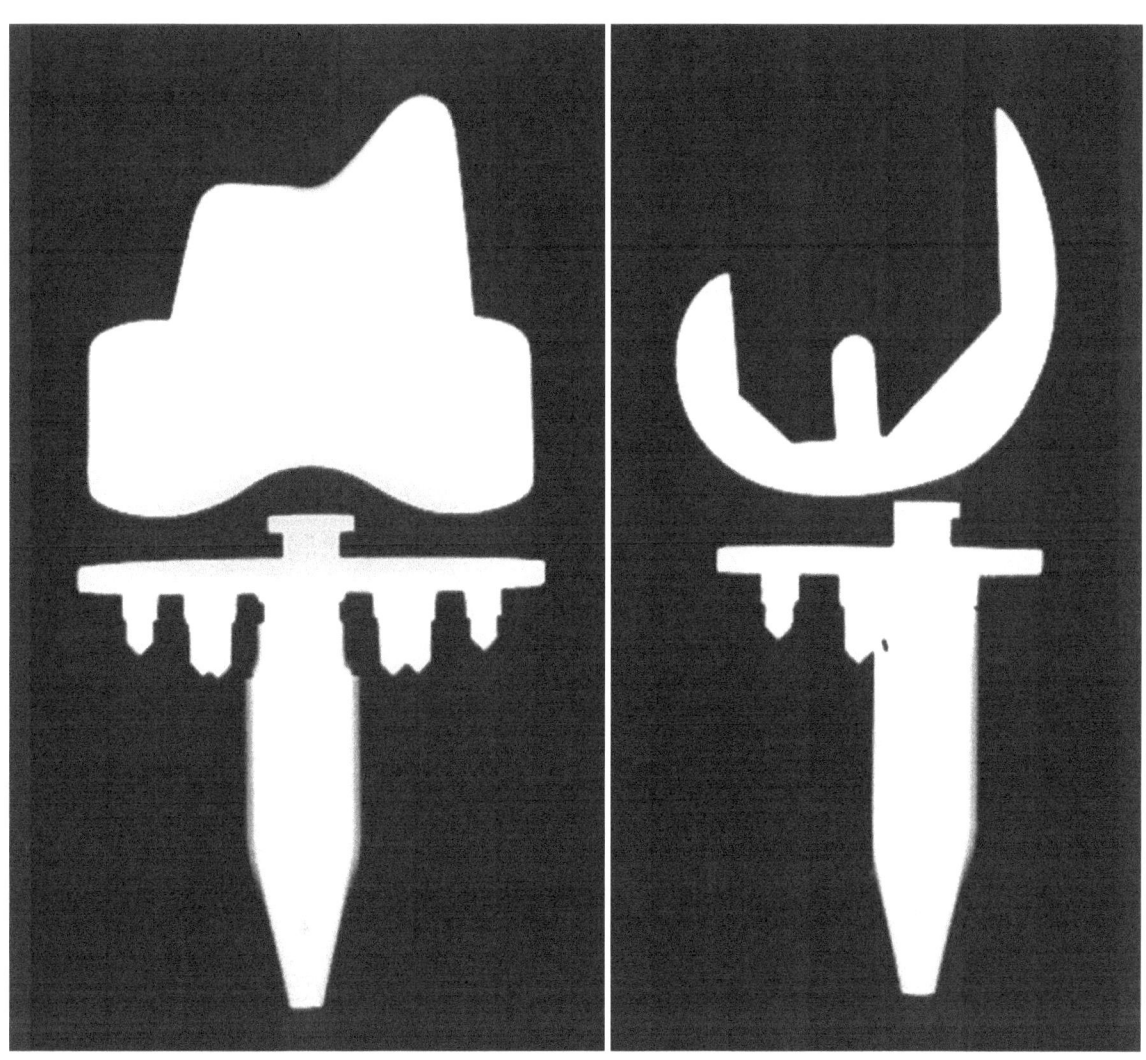

Profix PS

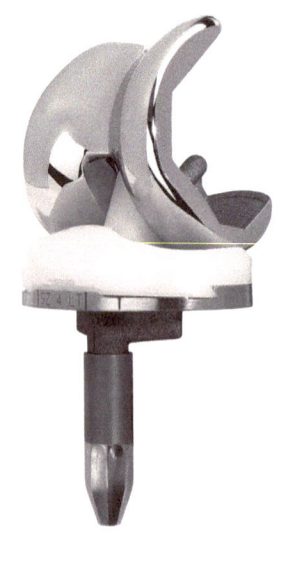

Hersteller	Smith & Nephew Inc. 1450 Brooks Road Memphis, TN 38116, USA Tel.: 001-901-3962121 Fax: 001-901-3996990 E-Mail: Information.Center@smith-nephew.com Internet: www.smith-nephew.com
Vertrieb	Smith & Nephew GmbH Osterbrooksweg 71 22869 Schenefeld Tel.: 040-839003-0 Fax: 040-8307026 E-Mail: Info.Hamburg@smith-nephew.com Internet: www.smith-nephew.com
Knieprothesensystem	Oberflächenendoprothese
Erfinder	Whiteside
implantiert seit	1996

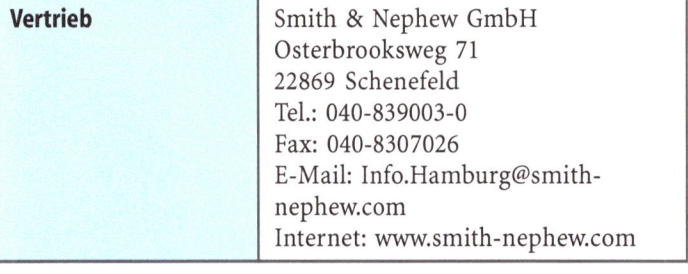

Verankerung	zementiert	zementfrei	Primär-verankerung Schrauben	Intramedulläre Stabveran-kerung	Material	Kompa-tibilität
Femurkomponente	x	x	–	–	CoCrMo+ Oxinium	–
Tibiakomponente	x	x	–	x	Titan-legierung	–
Patellakomponente	x	–	–	–	UHMWPE	–

Inlay	fest	x	mobile bearing	–	deep dished	–	posterior stabilized	x	UHMWPE

Bemerkungen	– teilgeführt
Navigation	BrainLAB
Literatur	–

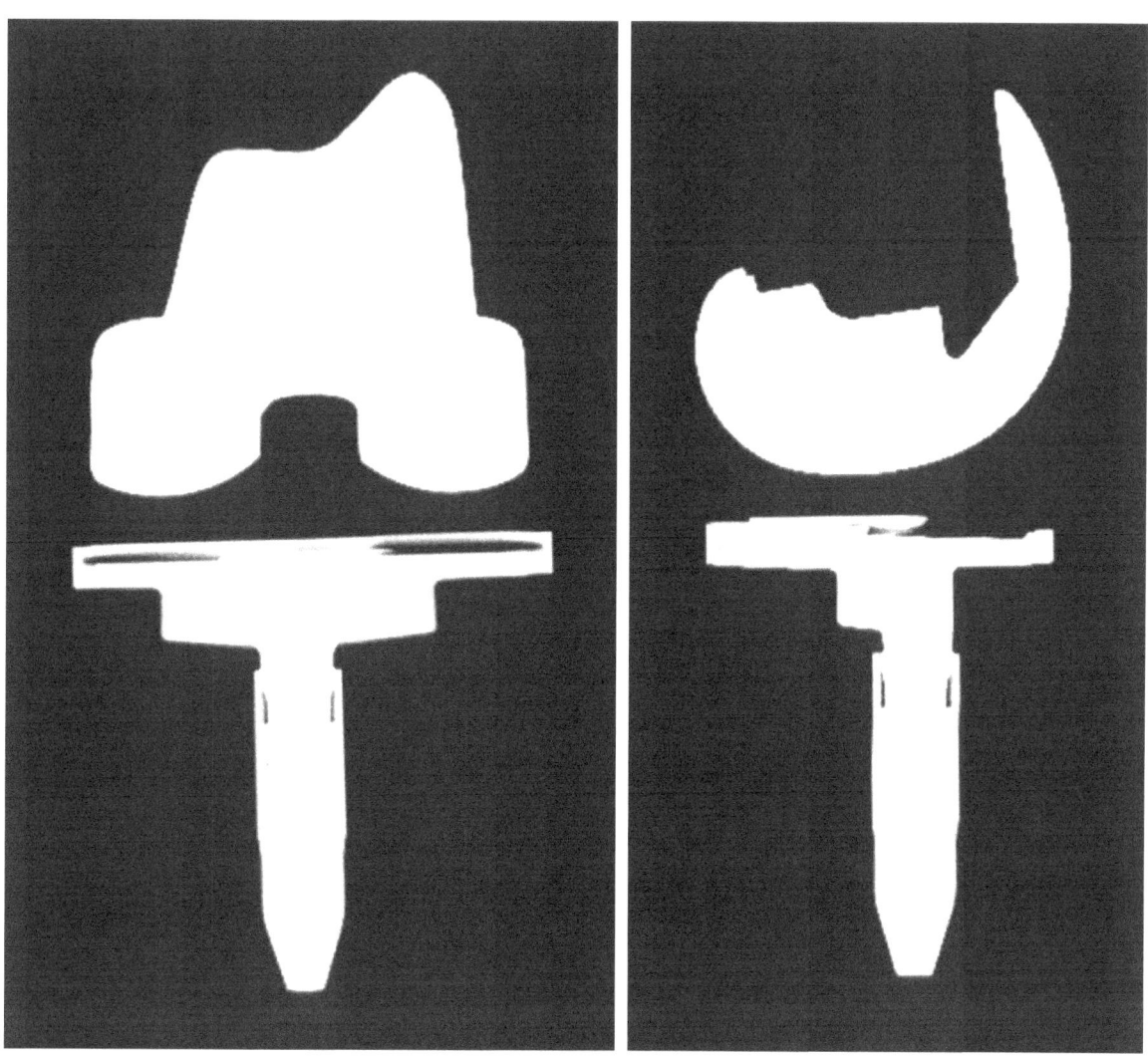

	Tricon C

Hersteller	Smith & Nephew Inc. 1450 Brooks Road Memphis, TN 38116, USA Tel.: 001-901-3962121 Fax: 001-901-3996990 E-Mail: Information.Center@smith-nephew.com Internet: www.smith-nephew.com

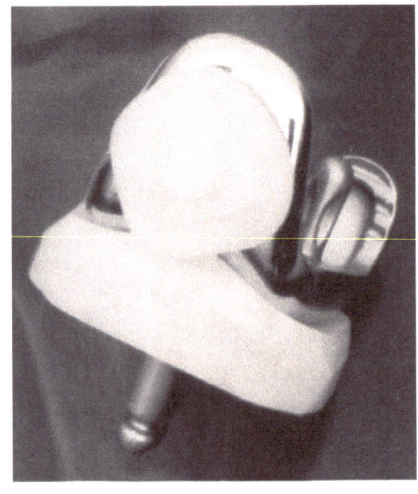

Vertrieb	Smith & Nephew GmbH Osterbrooksweg 71 22869 Schenefeld Tel.: 040-839003-0 Fax: 040-8307026 E-Mail: info.Hamburg@smith-nephew.com Internet: www.smith-nephew.com

Knieprothesensystem	Oberflächenendoprothese

Erfinder	Laskin

implantiert seit	1970

Verankerung	zemen-tiert	zement-frei	Primär-verankerung Schrauben	Intramedulläre Stabveran-kerung	Material	Kompa-tibilität
Femurkomponente	x	–	–	–	CoCrMo	Genesis
Tibiakomponente	x	–	–	–	CoCrMo + UHMWPE	–
Patellakomponente	x	–	–	–	UHMWPE	–

Inlay	fest	x	mobile bearing	–	deep dished	–	posterior stabilized	–	UHMWPE

Bemerkungen	– Erhalt des hinteren Kreuzbandes – bis 1986 „RMC"

Navigation	–

Literatur	–

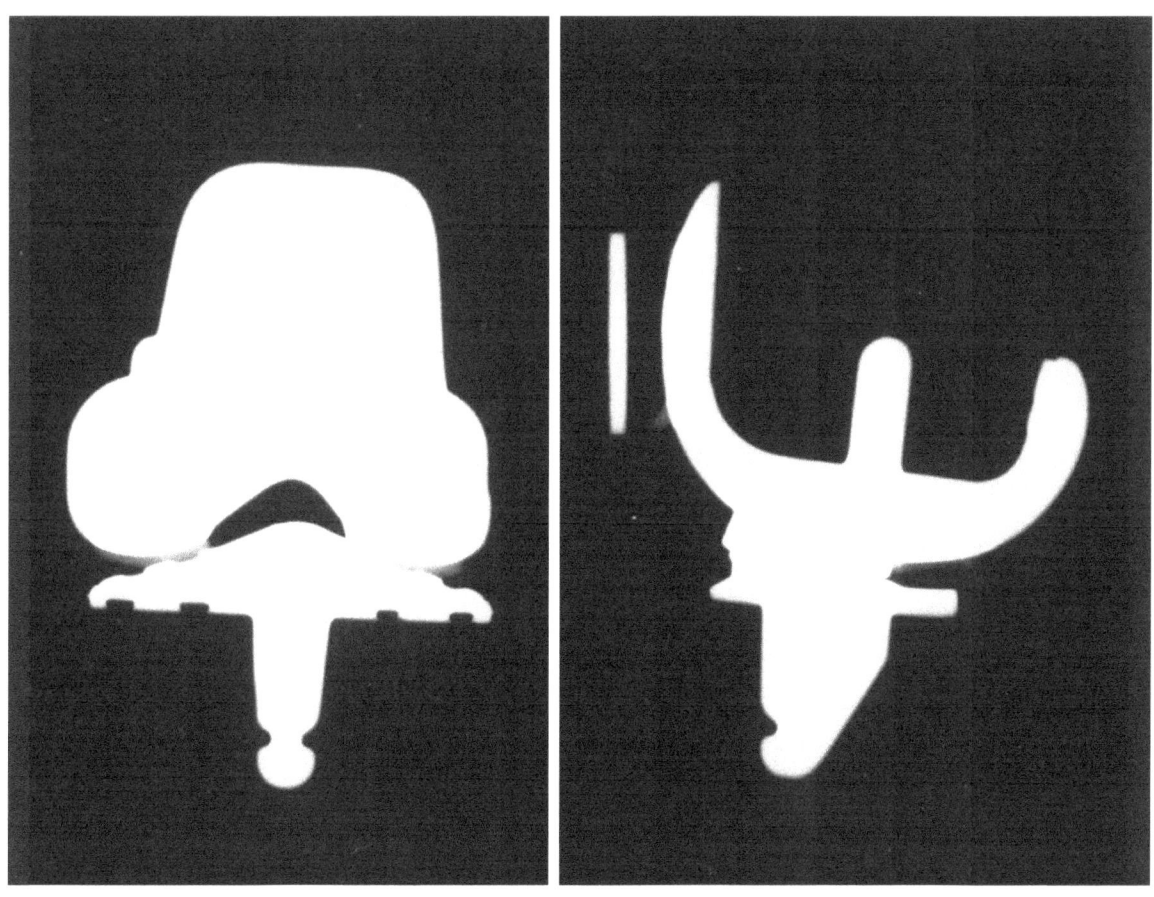

	Tricon LS

Hersteller	Smith & Nephew Inc. 1450 Brooks Road Memphis, TN 38116, USA Tel.: 001-901-3962121 Fax: 001-901-3996990 E-Mail: Information.Center@smith-nephew.com Internet: www.smith-nephew.com

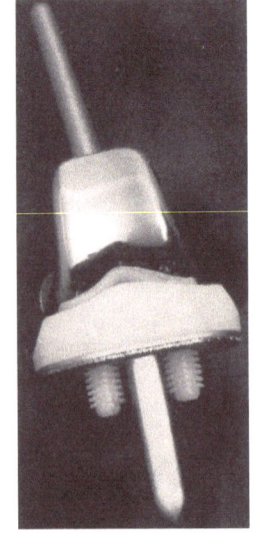

Vertrieb	Smith & Nephew GmbH Osterbrooksweg 71 22869 Schenefeld Tel.: 040-839003-0 Fax: 040-8307026 E-Mail: info.Hamburg@smith-nephew.com Internet: www.smith-nephew.com

Knieprothesensystem	Oberflächenendoprothese

Erfinder	Laskin, Cameron

implantiert seit	1984

Verankerung	zementiert	zementfrei	Primär-verankerung Schrauben	Intramedulläre Stabveran-kerung	Material	Kompa-tibilität
Femurkomponente	–	x	–	x	CoCrMo	alle Tricon-Kompo-nenten
Tibiakomponente	–	x	–	x	CoCrMo	
Patellakomponente	–	x	–	–	CoCrMo + UHMWPE	

Inlay	fest	x	mobile bearing	–	deep dished	–	posterior stabilized	–	UHMWPE

Bemerkungen	– Erhalt des hinteren Kreuzbandes – Revisionsform

Navigation	–

Literatur	–

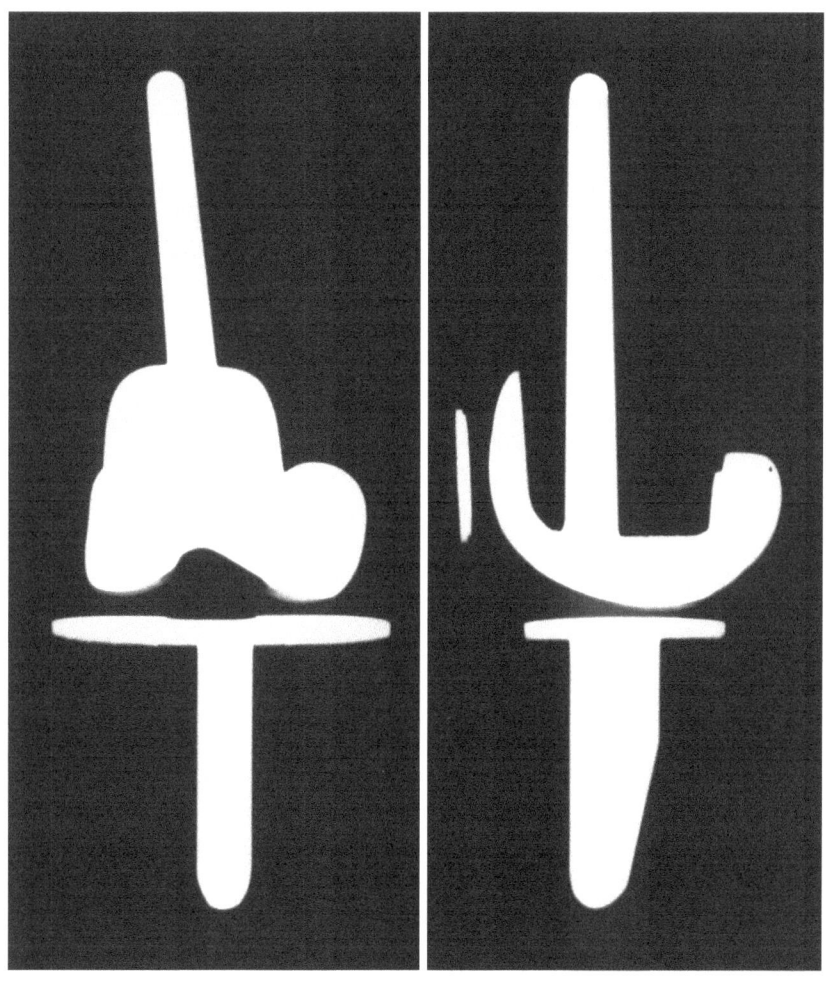

Tricon M

Hersteller	Smith & Nephew Inc. 1450 Brooks Road Memphis, TN 38116, USA Tel.: 001-901-3962121 Fax: 001-901-3996990 E-Mail: Information.Center@smith-nephew.com Internet: www.smith-nephew.com

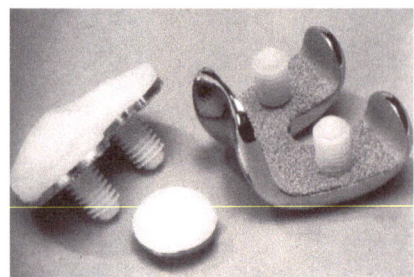

Vertrieb	Smith & Nephew GmbH Osterbrooksweg 71 22869 Schenefeld Tel.: 040-839003-0 Fax: 040-8307026 E-Mail: info.Hamburg@smith-nephew.com Internet: www.smith-nephew.com

Knieprothesensystem	Oberflächenendoprothese

Erfinder	Laskin, Cameron

implantiert seit	1984

Verankerung	zemen-tiert	zement-frei	Primär-verankerung Schrauben	Intramedulläre Stabveran-kerung	Material	Kompa-tibilität
Femurkomponente	–	x	–	–	CoCrMo	Genesis
Tibiakomponente	–	x	–	–	CoCrMo + UHMWPE	–
Patellakomponente	–	x	–	–	CoCrMo + UHMWPE	–

Inlay	fest	x	mobile bearing	–	deep dished	–	posterior stabilized	–	UHMWPE

Bemerkungen	– Erhalt des hinteren Kreuzbandes – CoCr = ASTMF 75 – UHMWPE = ASTMF 648

Navigation	–

Literatur	–

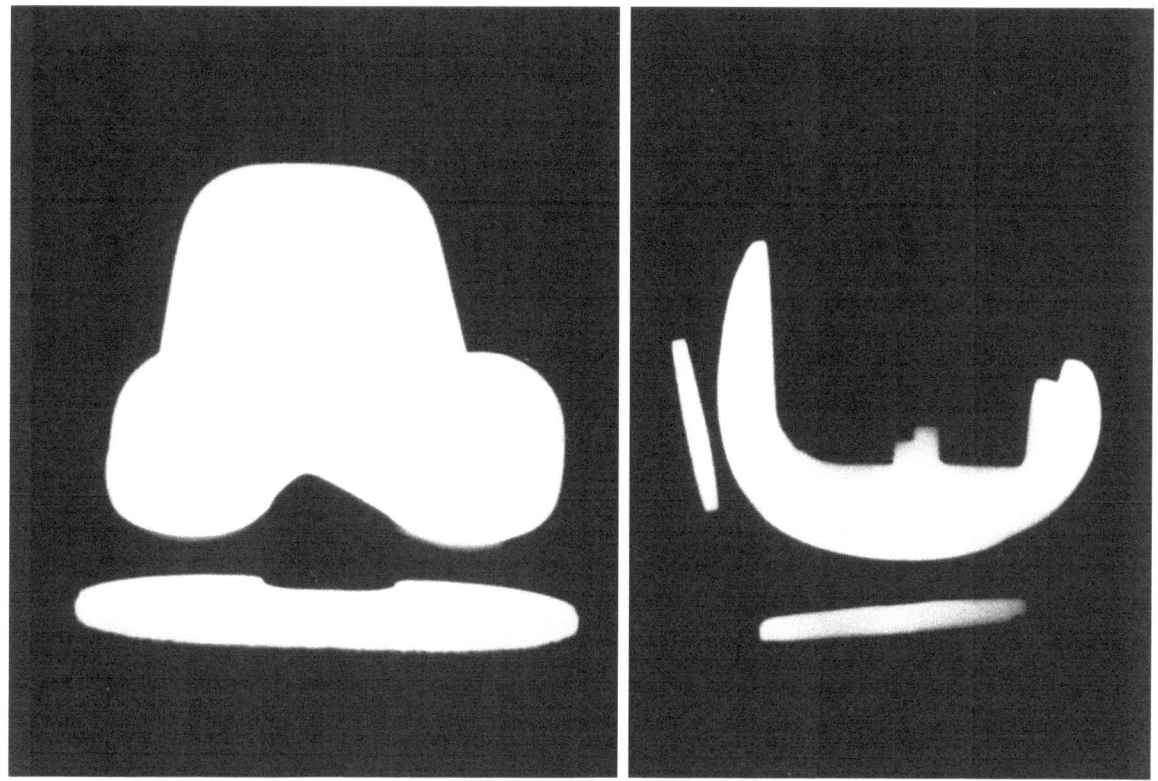

	Duracon

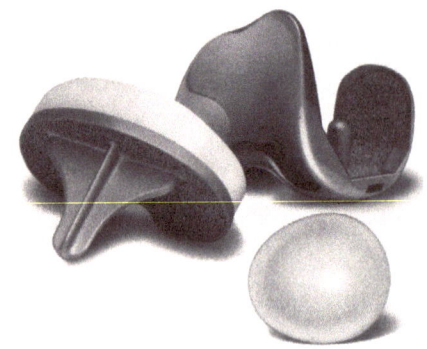

Hersteller	Stryker GmbH & Co. KG Dr.-Homer-Stryker-Platz 1 47228 Duisburg Tel.: 02065-837-0 Fax: 02065-837-837 E-Mail: info.duisburg@stryker.com Internet: www.stryker.de

Vertrieb	Stryker GmbH & Co. KG

Knieprothesensystem	Oberflächenendoprothese

Erfinder	Hungerford, Krackow, Borden et al.

implantiert seit	1990

Verankerung	zemen-tiert	zement-frei	Primär-verankerung Schrauben	Intramedulläre Stabveran-kerung	Material	Kompa-tibilität
Femurkomponente	x	x	–	–	Vitallium	PCA modular (inlay-abhängig)
Tibiakomponente	x	x	x	–	Vitallium	
Patellakomponente	x	–	–	–	UHMWPE	–

Inlay	fest	x	mobile bearing	–	deep dished	–	posterior stabilized	–	UHMWPE

Bemerkungen	– wahlweise Tibiakomponente – Zapfenverankerung mit Schraubenprimärversorgung (optional) oder Kreuzschaftversion

Navigation	Strykernavigation

Literatur	86, 87, 88, 92, 104, 160

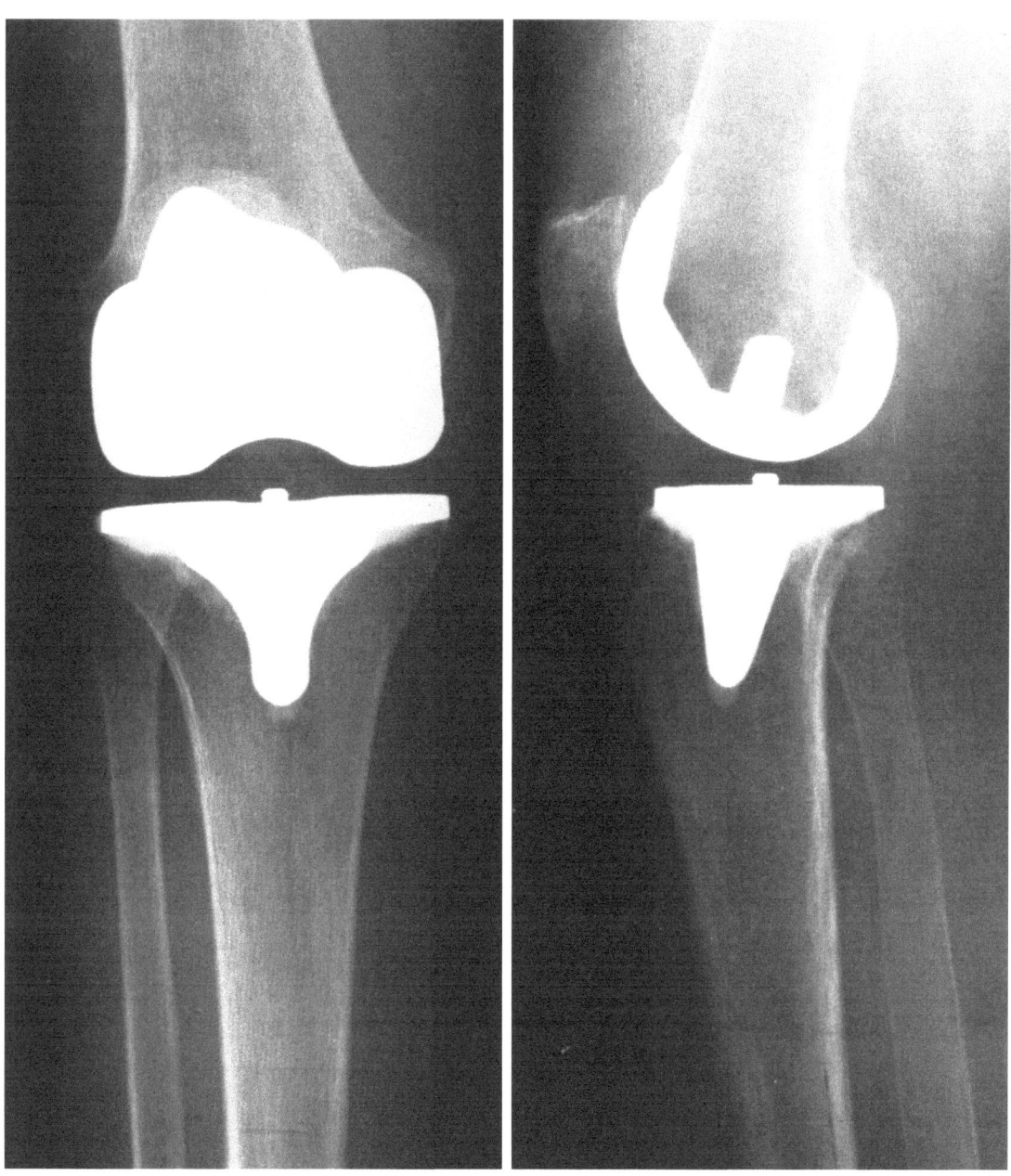

EIUS

Hersteller	Stryker GmbH & Co. KG Dr.-Homer-Stryker-Platz 1 47228 Duisburg Tel.: 02065-837-0 Fax: 02065-837-837 E-Mail: info.duisburg@stryker.com Internet: www.stryker.de

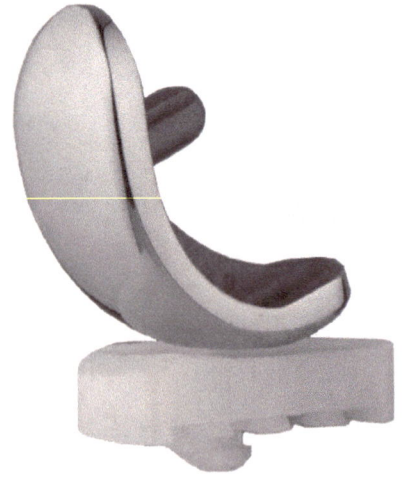

Vertrieb	Stryker GmbH & Co. KG

Knieprothesensystem	Oberflächenhemiprothese

Erfinder	Mallory, Steinheisser

implantiert seit	2001

Verankerung	zemen-tiert	zement-frei	Primär-verankerung Schrauben	Intramedulläre Stabveran-kerung	Material	Kompa-tibilität
Femurkomponente	x	–	–	–	CrCoMo	–
Tibiakomponente	x	–	–	–	PE	–
Patellakomponente	–	–	–	–	–	–

Inlay	fest	x	mobile bearing	–	deep dished	–	posterior stabilized	–	–

Bemerkungen	– minimalinvasive Operationstechnik

Navigation	– Strykernavigation

Literatur	–

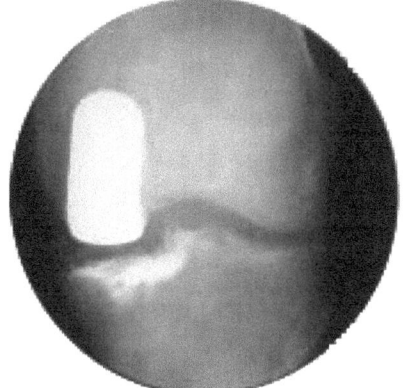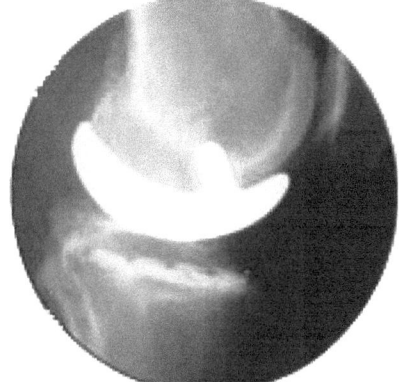

Guepar 1,2

Hersteller	Stryker GmbH & Co. KG Dr.-Homer-Stryker-Platz 1 47228 Duisburg Tel.: 02065-837-0 Fax: 02065-837-837 E-Mail: info.duisburg@stryker.com Internet: www.stryker.de

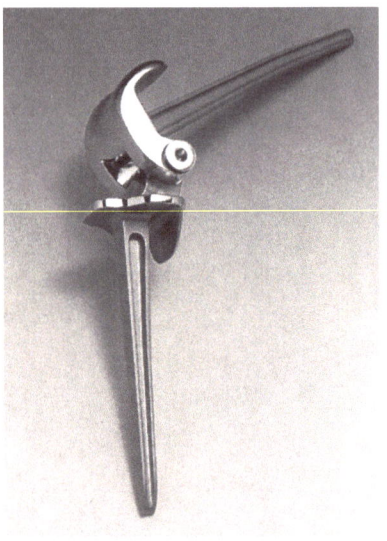

Vertrieb	Stryker GmbH & Co. KG

Knieprothesensystem	Achsknie, gekoppelt

Erfinder	Cauchoix, Debeyre, Duparc, Judet et al.

implantiert seit	1970

Verankerung	zementiert	zementfrei	Primär-verankerung Schrauben	Intramedulläre Stabveran-kerung	Material	Kompatibilität
Femurkomponente	x	–	–	x	Francobal	Guepar 1,2
Tibiakomponente	x	–	–	x	Francobal	Guepar 1,2
Patellakomponente	x	–	–	–	PE	Guepar 1,2

Inlay	fest	x	mobile bearing	–	deep dished	–	posterior stabilized	–	PE

Bemerkungen	–

Navigation	–

Literatur	61, 63, 63, 64

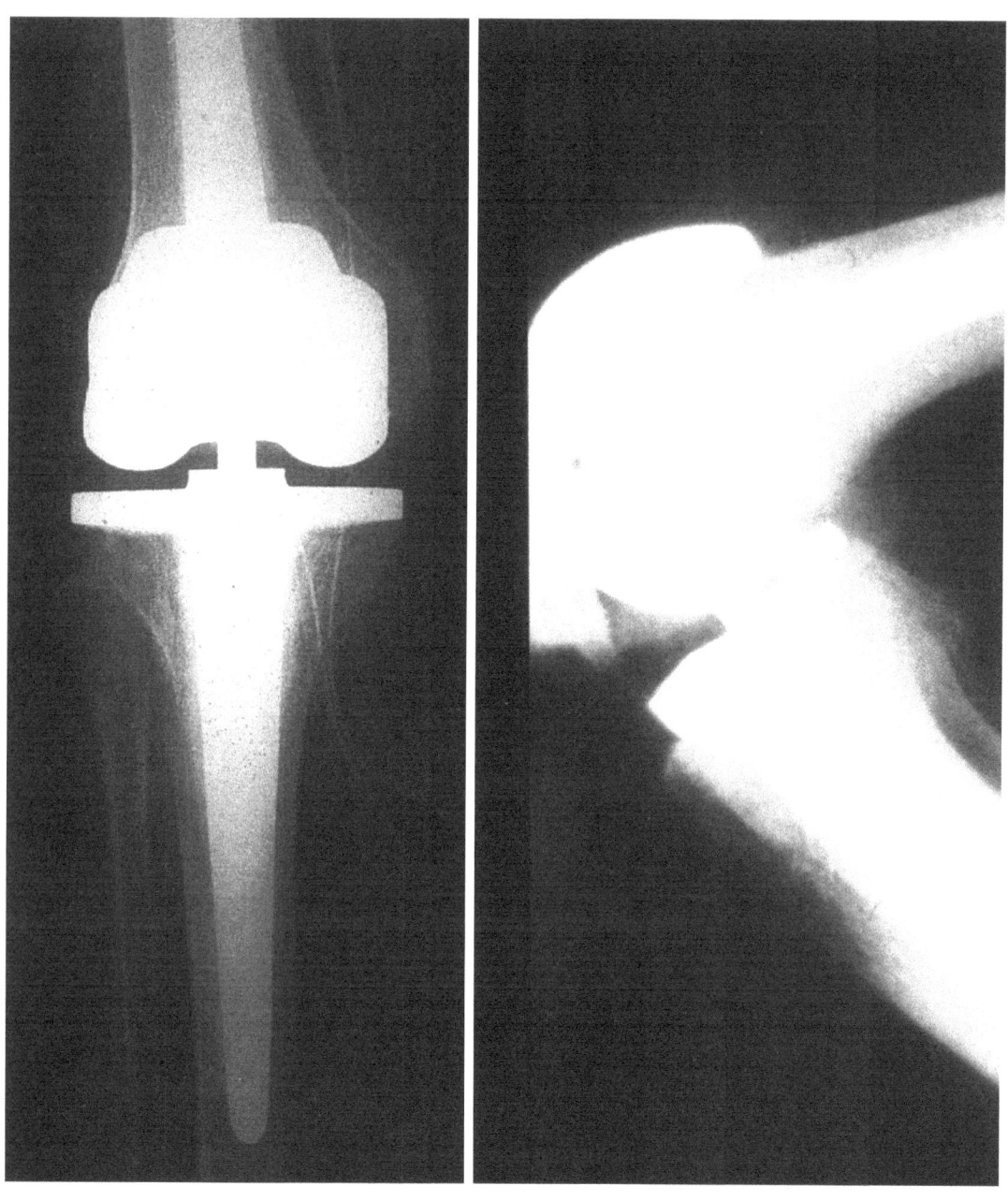

Interax

Hersteller	Stryker GmbH & Co. KG Dr.-Homer-Stryker-Platz 1 47228 Duisburg Tel.: 02065-837-0 Fax: 02065-837-837 E-Mail: info.duisburg@stryker.com Internet: www.stryker.de

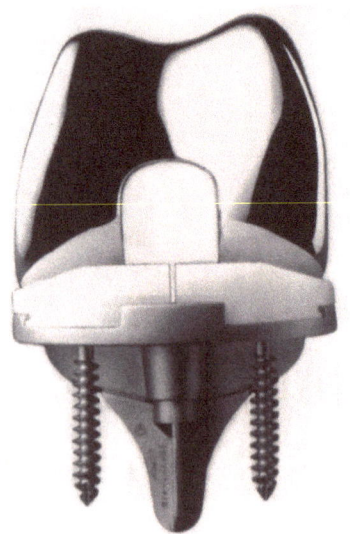

Vertrieb	Stryker GmbH & Co. KG

Knieprothesensystem	Oberflächenendoprothese

Erfinder	Wirth et al.

implantiert seit	1991

Verankerung	zementiert	zementfrei	Primärverankerung Schrauben	Intramedulläre Stabverankerung	Material	Kompatibilität
Femurkomponente	x	x	–	x	Vitallium	–
Tibiakomponente	x	x	x	x	Vitallium	–
Patellakomponente	x	–	–	–	UHMWPE	–

Inlay	fest	x	mobile bearing	–	deep dished	–	posterior stabilized	x	UHMWPE

Bemerkungen	– wahlweise halbgekoppelt (Stabilizer) – geteiltes Inlay, dadurch medial und lateral unterschiedliche (anatomische) Kontaktflächen

Navigation	Strykernavigation

Literatur	–

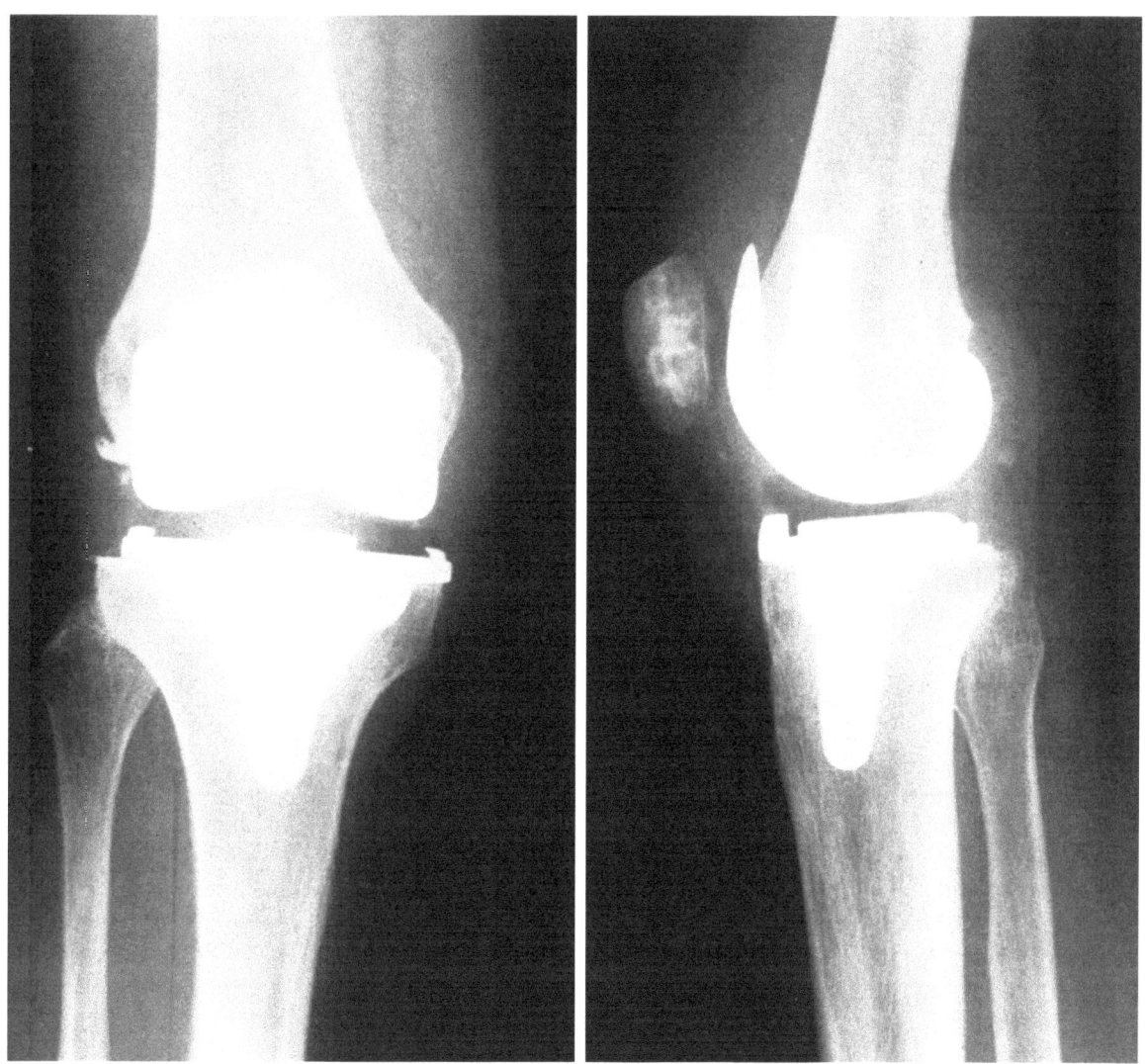

Kinematic

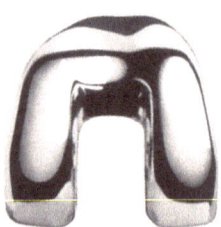

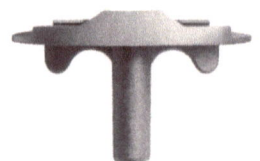

Hersteller	Stryker GmbH & Co. KG Dr.-Homer-Stryker-Platz 1 47228 Duisburg Tel.: 02065-837-0 Fax: 02065-837-837 E-Mail: info.duisburg@stryker.com Internet: www.stryker.de

Vertrieb	Stryker GmbH & Co. KG

Knieprothesensystem	Oberflächenendoprothese

Erfinder	Ewald, Walker, Sledge

implantiert seit	1978

Verankerung	zementiert	zementfrei	Primärverankerung Schrauben	Intramedulläre Stabverankerung	Material	Kompatibilität
Femurkomponente	x	–	–	–	Vitallium	–
Tibiakomponente	x	–	–	–	Vitallium	–
Patellakomponente	x	–	–	–	UHMWPE	–

Inlay	fest	x	mobile bearing	–	deep dished	–	posterior stabilized	x	UHMWPE

Bemerkungen	– wahlweise geführtes Oberflächenersatzknie: Stabilizer oder mit Erhalt des hinteren Kreuzbandes

Navigation	Strykernavigation

Literatur	45

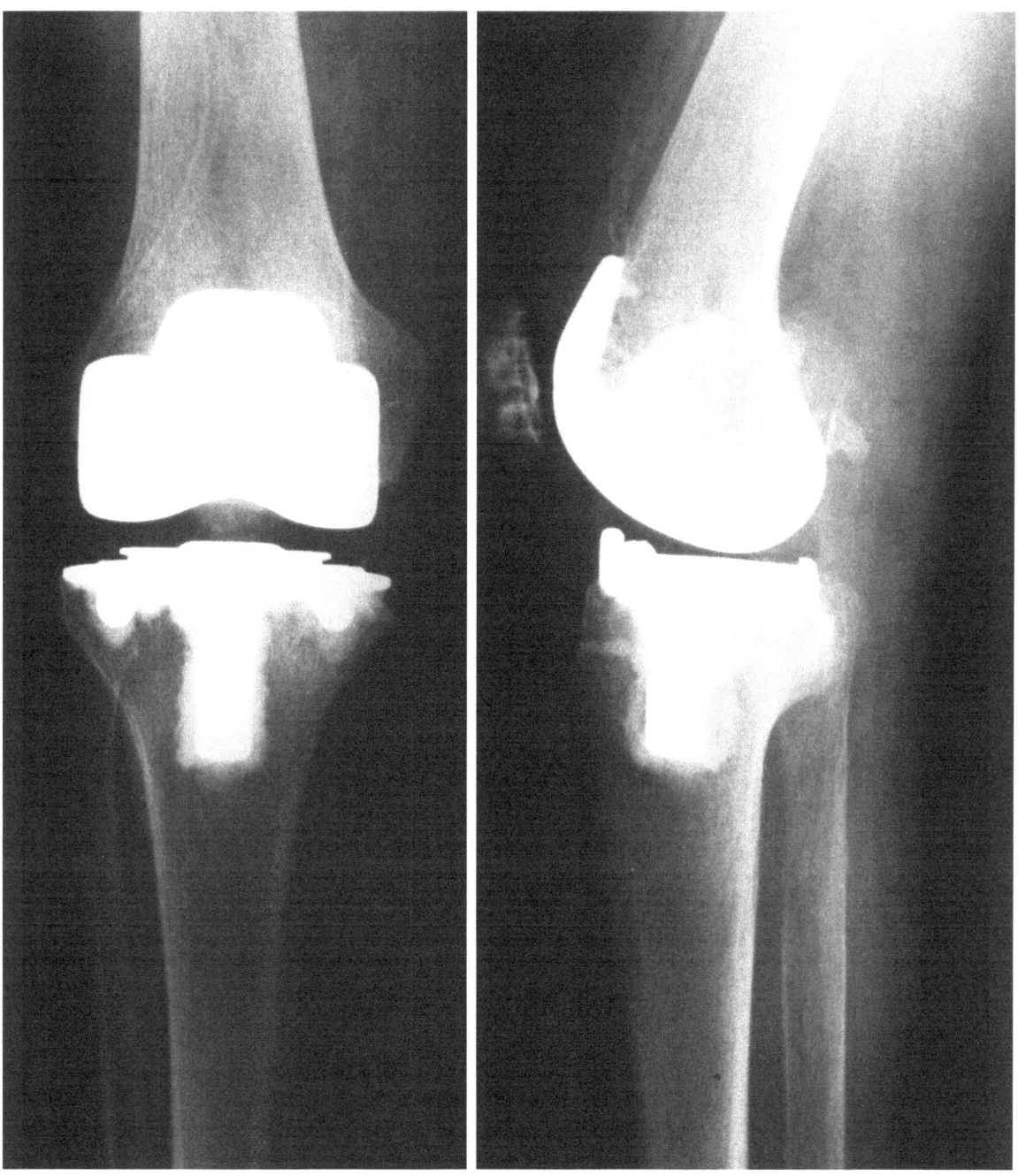

Kinemax

Hersteller	Stryker GmbH & Co. KG Dr.-Homer-Stryker-Platz 1 47228 Duisburg Tel.: 02065-837-0 Fax: 02065-837-837 E-Mail: info.duisburg@stryker.com Internet: www.stryker.de

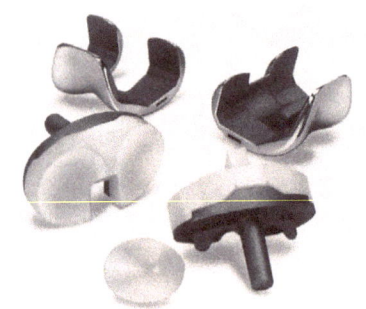

Vertrieb	Stryker GmbH & Co. KG

Knieprothesensystem	Oberflächenendoprothese

Erfinder	Ewald, Walker, Sledge

implantiert seit	1987

Verankerung	zemen-tiert	zement-frei	Primär-verankerung Schrauben	Intramedulläre Stabveran-kerung	Material	Kompa-tibilität
Femurkomponente	x	–	–	–	Vitallium	Kinemax Plus
Tibiakomponente	x	–	–	–	Vitallium	
Patellakomponente	x	–	–	–	UHMWPE	

Inlay	fest	x	mobile bearing	–	deep dished	–	posterior stabilized	x	UHMWPE
Inlay	fest	x	mobile bearing	–	deep dished	–	posterior stabilized	x	UHMWPE

Bemerkungen	– Erhalt des hinteren Kreuzbandes – wahlweise Stabilizer

Navigation	Strykernavigation

Literatur	188, 189

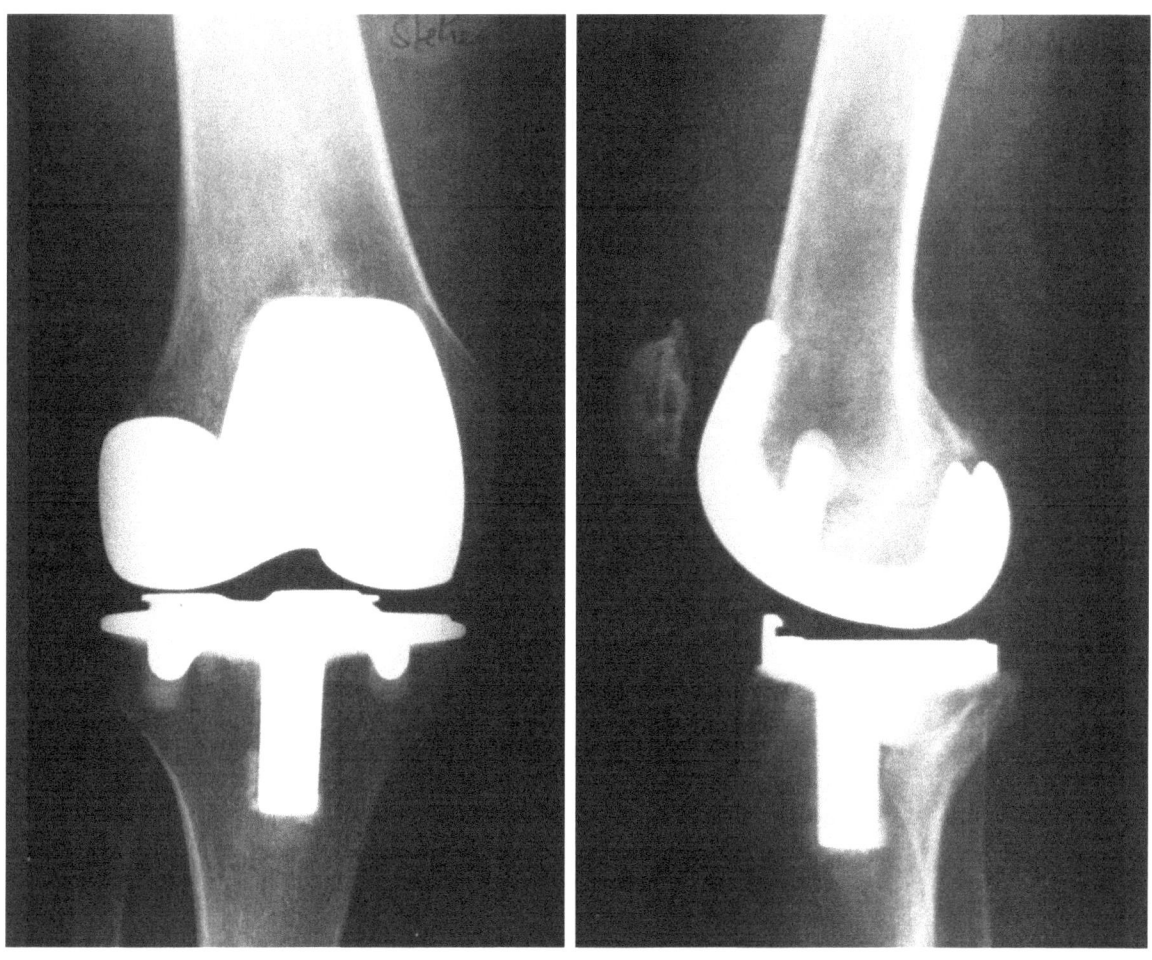

Kinemax Plus

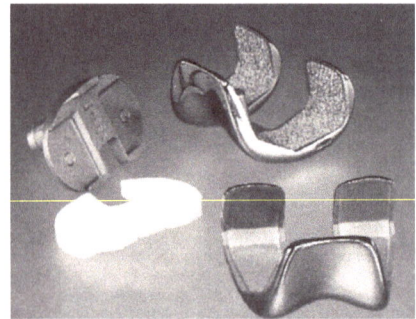

Hersteller	Stryker GmbH & Co. KG Dr.-Homer-Stryker-Platz 1 47228 Duisburg Tel.: 02065-837-0 Fax: 02065-837-837 E-Mail: info.duisburg@stryker.com Internet: www.stryker.de

Vertrieb	Stryker GmbH & Co. KG

Knieprothesensystem	Oberflächenendoprothese

Erfinder	Ewald, Walker, Sledge

implantiert seit	1990

Verankerung	zemen-tiert	zement-frei	Primär-verankerung Schrauben	Intramedulläre Stabveran-kerung	Material	Kompa-tibilität
Femurkomponente	x	x	−	−	Vitallium	
Tibiakomponente	x	x	x	x	Vitallium	Kinemax
Patellakomponente	x	−	−	−	UHMWPE	

Inlay	fest	x	mobile bearing	−	deep dished	−	posterior stabilized	x	UHMWPE

Bemerkungen	– geführt – Erhalt des Kreuzbandes – tibiale Keile – wahlweise Stabilizer

Navigation	Strykernavigation

Literatur	188, 189

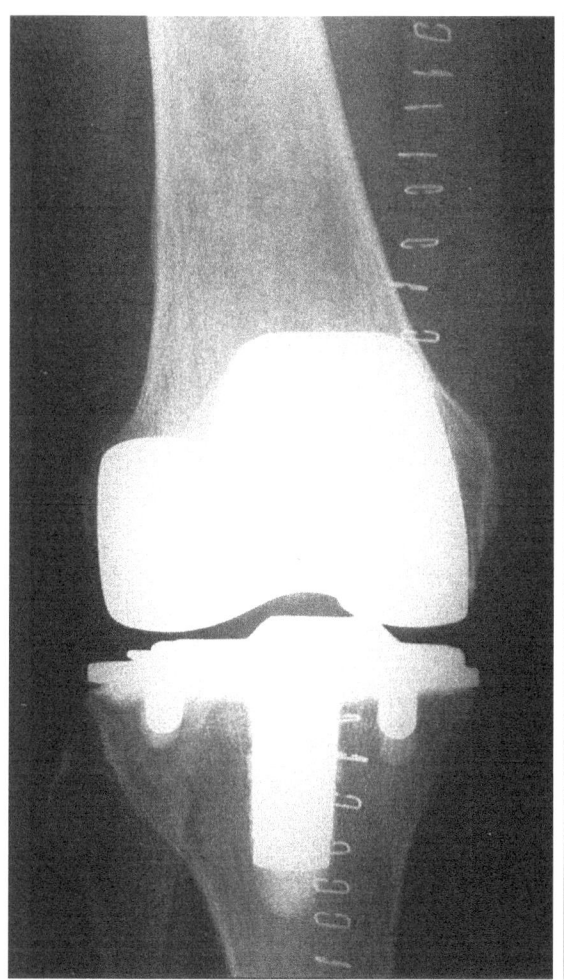
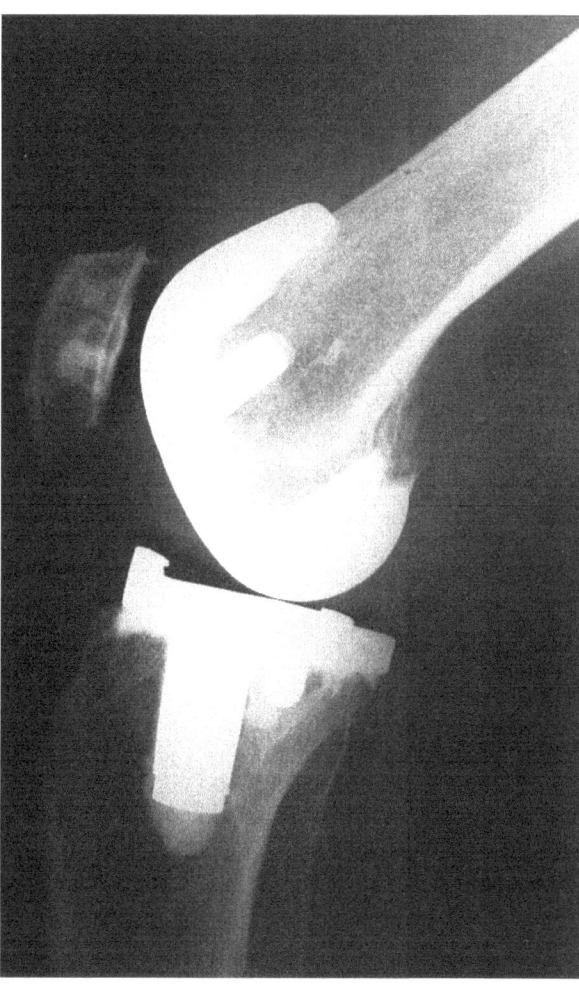

Scorpio Kniesystem

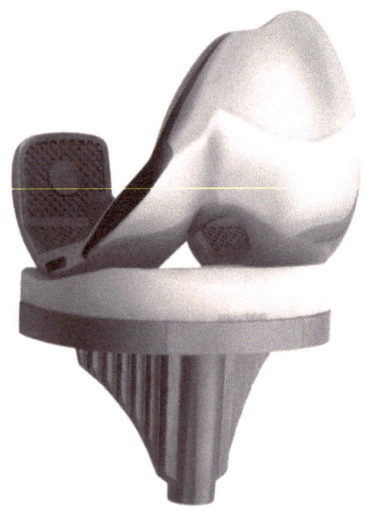

Hersteller	Stryker GmbH & Co. KG Dr.-Homer-Stryker-Platz 1 47228 Duisburg Tel.: 02065-837-0 Fax: 02065-837-837 E-Mail: info.duisburg@stryker.com Internet: www.stryker.de
Vertrieb	Stryker GmbH & Co. KG
Knieprothesensystem	Oberflächenendoprothese
Erfinder	Kester, Schmalzried
implantiert seit	1996

Verankerung	zemen-tiert	zement-frei	Primär-verankerung Schrauben	Intramedulläre Stabveran-kerung	Material	Kompa-tibilität
Femurkomponente	x	–	–	–	CoCrMo	–
Tibiakomponente	x	–	–	–	Titan	–
Patellakomponente	x	–	–	–	PE	–

Inlay	fest	x	mobile bearing	–	deep dished	–	posterior stabilized	x	PE

Bemerkungen	– PS Variante mit open Box ermöglicht retrogrades Nageln im Falle einer Fraktur – PS (=kreuzbandersetzend) – CR (=kreuzbanderhaltend)
Navigation	Strykernavigation
Literatur	–

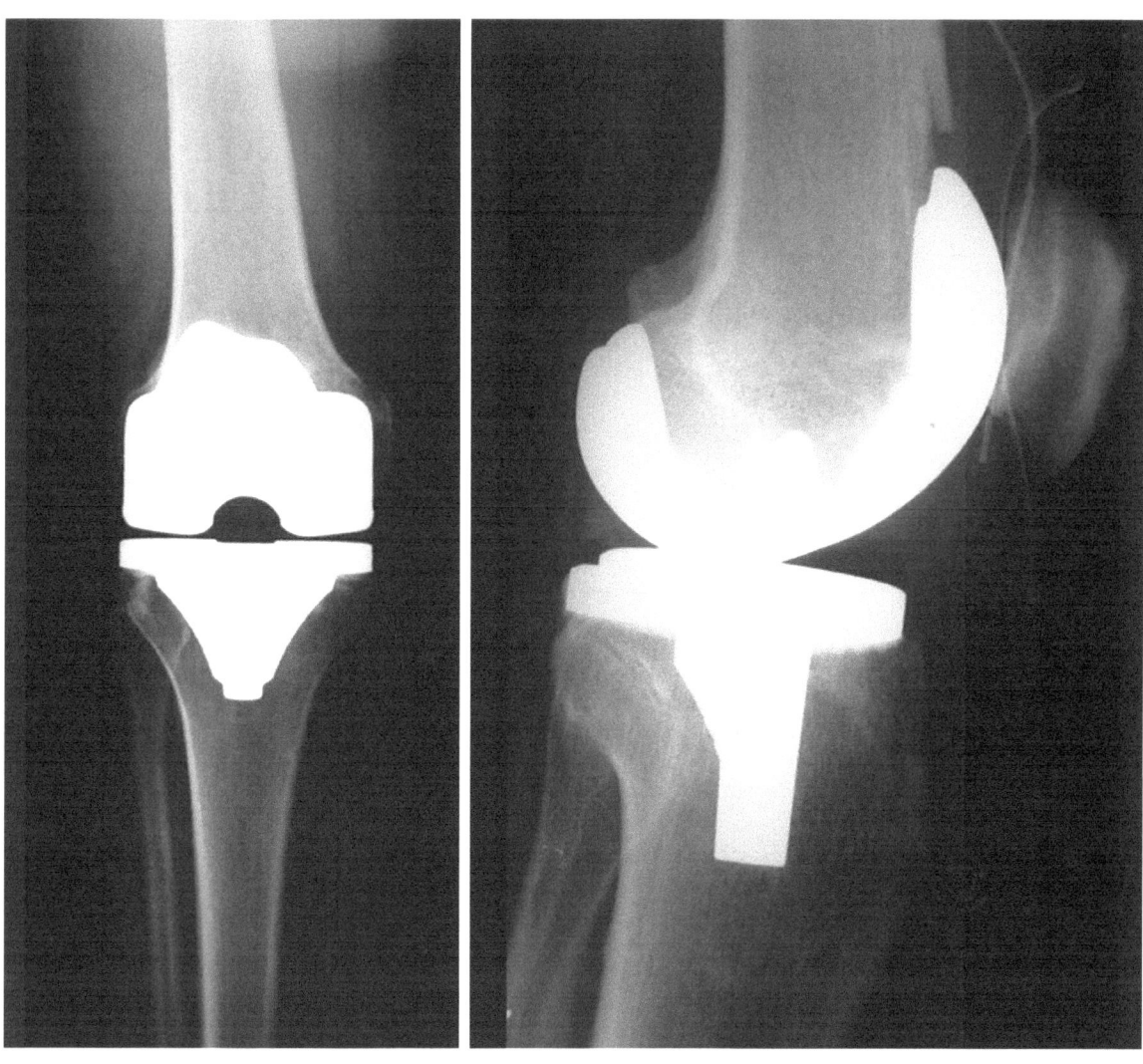

Scorpio Kniesystem mobile bearing

Hersteller	Stryker GmbH & Co. KG Dr.-Homer-Stryker-Platz 1 47228 Duisburg Tel.: 02065-837-0 Fax: 02065-837-837 E-Mail: info.duisburg@stryker.com Internet: www.stryker.de

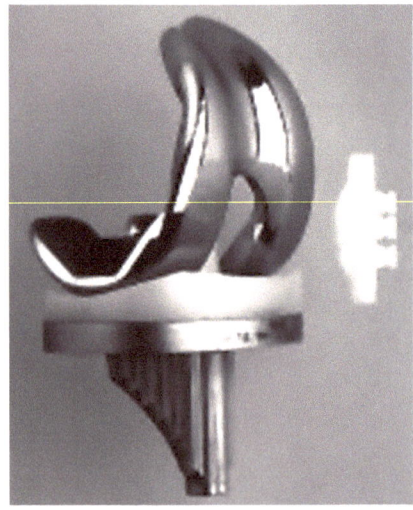

Vertrieb	Stryker GmbH & Co. KG

Knieprothesensystem	Oberflächenendoprothese

Erfinder	Kester, Schmalzried

implantiert seit	1996

Verankerung	zemen-tiert	zement-frei	Primär-verankerung Schrauben	Intramedulläre Stabveran-kerung	Material	Kompa-tibilität
Femurkomponente	x	–	–	–	CoCrMo	–
Tibiakomponente	x	–	–	–	Titan	–
Patellakomponente	x	–	–	–	PE	–

Inlay	fest	–	mobile bearing	x	deep dished	–	posterior stabilized	x	PE

Bemerkungen	– PS Variante mit open Box ermöglicht retrogrades Nageln im Falle einer Fraktur – PS (= kreuzbandersetzend) – CR (= kreuzbanderhaltend)

Navigation	Strykernavigation

Literatur	–

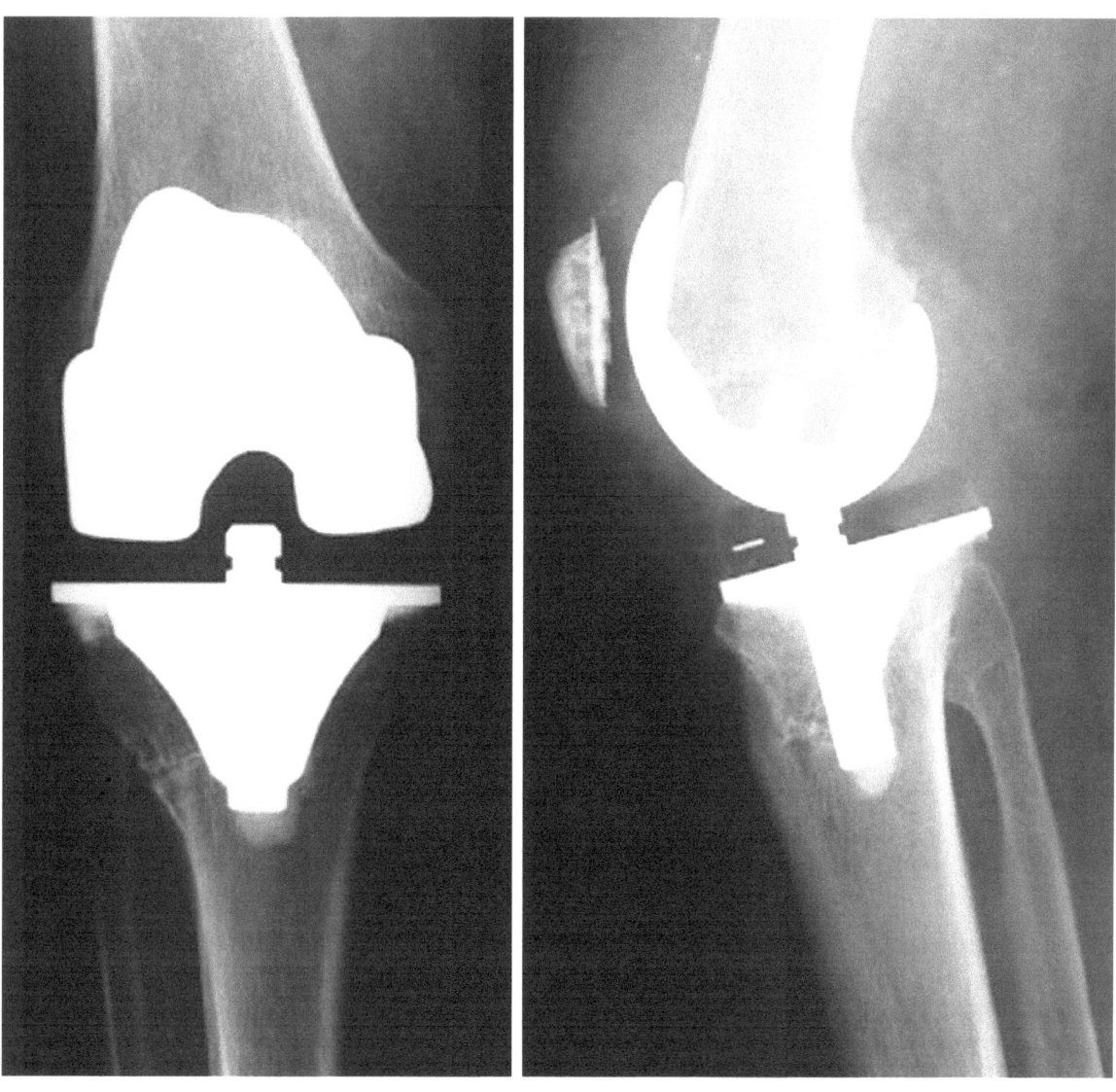

HLS 1

Hersteller	Tornier S.A.S. 161, rue Lavoisier Montbonnot F-38334 Saint-Ismier Cedex Tel.: 0033-476 61 35 00 Fax: 0033-476 61 35 33 E-Mail: marketing@tornier.fr Internet: www.tornier.com

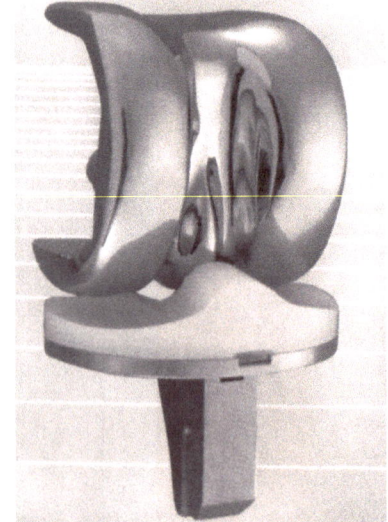

Vertrieb	Tornier GmbH Industriestr. 48 51399 Burscheid Tel.: 02174-78 88 0 Fax: 02174-78 88 88 E-Mail: info@tornier.de Internet: www.tornier.de

Knieprothesensystem	Oberflächenendoprothese

Erfinder	Chambat, Dejour, Deschamps

implantiert seit	1984

Verankerung	zemen-tiert	zement-frei	Primär-verankerung Schrauben	Intramedulläre Stabveran-kerung	Material	Kompa-tibilität
Femurkomponente	x	-	-	-	CoCrMo	-
Tibiakomponente	x	-	-	-	CoCrMo	-
Patellakomponente	x	-	-	-	PE	-

Inlay	fest	x	mobile bearing	-	deep dished	-	posterior stabilized	x	PE

Bemerkungen	– geführt – vorderes und hinteres Kreuzband werden resiziert – durch dritte Kondyle ist das Knie ein primär posterior stabilisiertes System

Navigation	-

Literatur	34, 120, 133, 134, 173

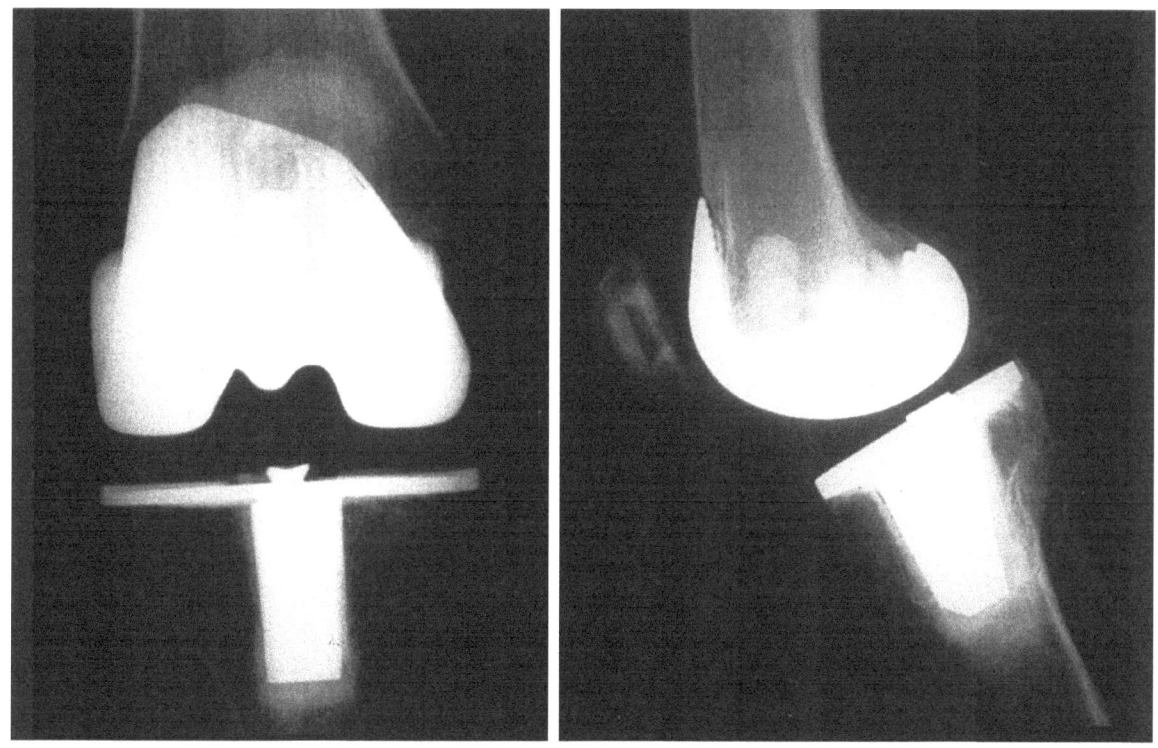

HLS 2

Hersteller	Tornier S.A.S. 161, rue Lavoisier Montbonnot F-38334 Saint-Ismier Cedex Tel.: 0033-476 61 35 00 Fax: 0033-476 61 35 33 E-Mail: marketing@tornier.fr Internet: www.tornier.com

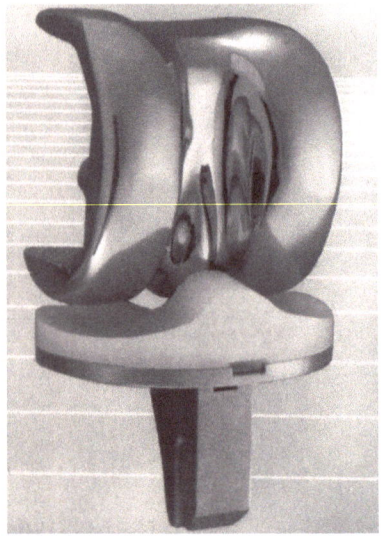

Vertrieb	Tornier GmbH Industriestr. 48 51399 Burscheid Tel.: 02174-78 88 0 Fax: 02174-78 88 88 E-Mail: info@tornier.de Internet: www.tornier.de

Knieprothesensystem	Oberflächenendoprothese

Erfinder	Chambat, Dejour, Deschamps

implantiert seit	1989

Verankerung	zemen-tiert	zement-frei	Primär-verankerung Schrauben	Intramedulläre Stabveran-kerung	Material	Kompa-tibilität
Femurkomponente	x	–	–	–	Titan	–
Tibiakomponente	x	–	–	–	Titan	–
Patellakomponente	x	–	–	–	PE	–

Inlay	fest	x	mobile bearing	–	deep dished	–	posterior stabilized	x	PE

Bemerkungen	– geführt – Besonderheit: Stickstoffionenimplantation – vorderes und hinteres Kreuzband werden resiziert – durch dritte Kondyle ist das Knie ein primär posterior stabilisiertes System

Navigation	–

Literatur	34, 120, 133, 134, 173

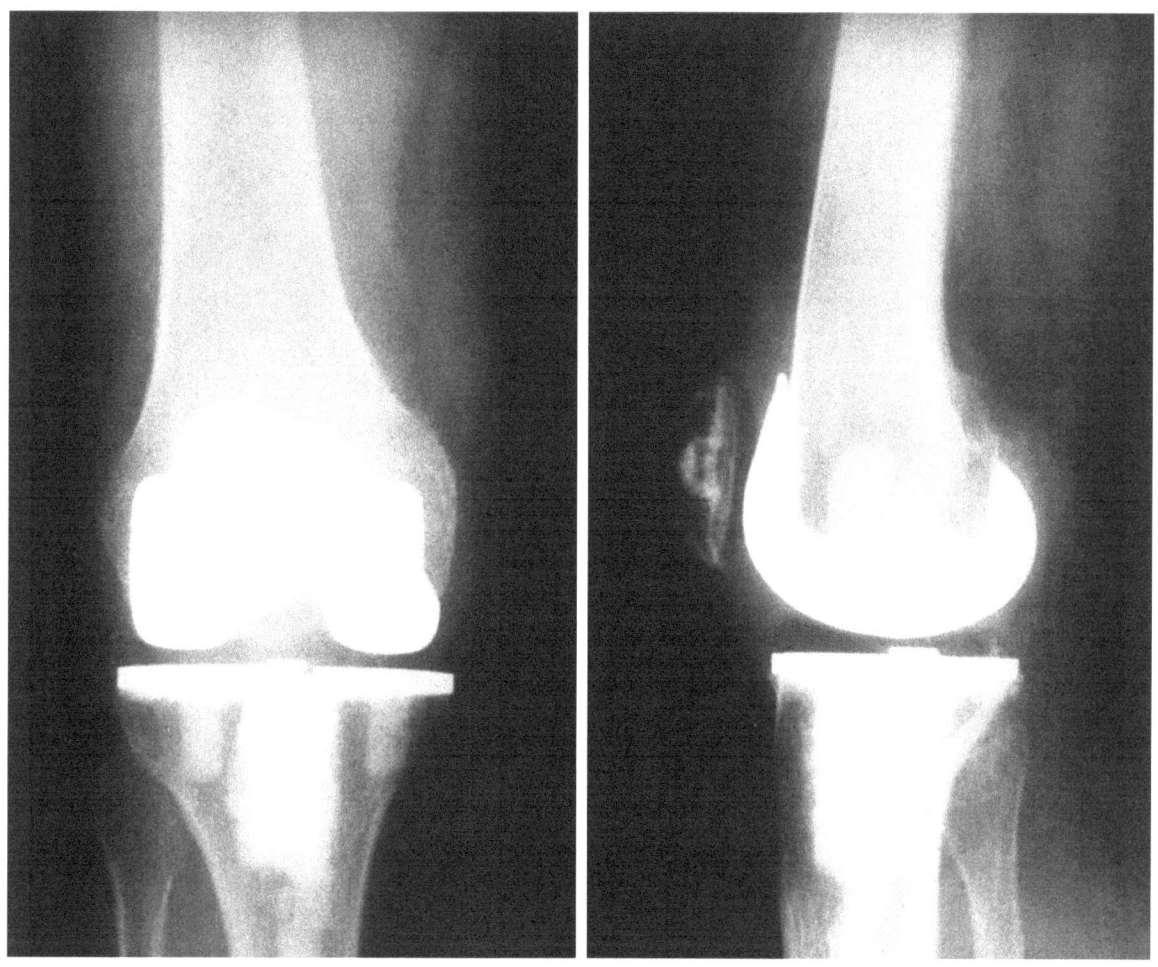

HLS CP

Hersteller	Tornier S.A.S. 161, rue Lavoisier Montbonnot F-38334 Saint-Ismier Cedex Tel.: 0033-476 61 35 00 Fax: 0033-476 61 35 33 E-Mail: marketing@tornier.fr Internet: www.tornier.com

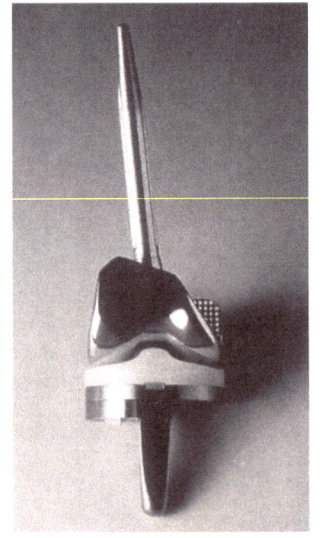

Vertrieb	Tornier GmbH Industriestr. 48 51399 Burscheid Tel.: 02174-78 88 0 Fax: 02174-78 88 88 E-Mail: info@tornier.de Internet: www.tornier.de

Knieprothesensystem	Oberflächenendoprothese

Erfinder	Chambat, Dejour, Deschamps

implantiert seit	1990

Verankerung	zemen-tiert	zement-frei	Primär-verankerung Schrauben	Intramedulläre Stabveran-kerung	Material	Kompa-tibilität
Femurkomponente	x	–	–	–	Titan	–
Tibiakomponente	x	–	–	–	Titan	–
Patellakomponente	x	–	–	–	PE	–

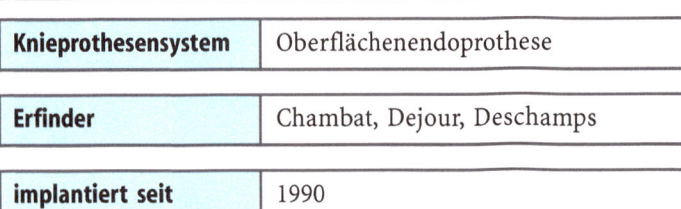

Inlay	fest	x	mobile bearing	–	deep dished	–	posterior stabilized	–	PE

Bemerkungen	– Besonderheit: Stickstoffionenimplantation – Erhalt des hinteren Kreuzbandes – Revisionsvariante (Abb. oben)

Navigation	–

Literatur	34, 120, 133, 134, 173

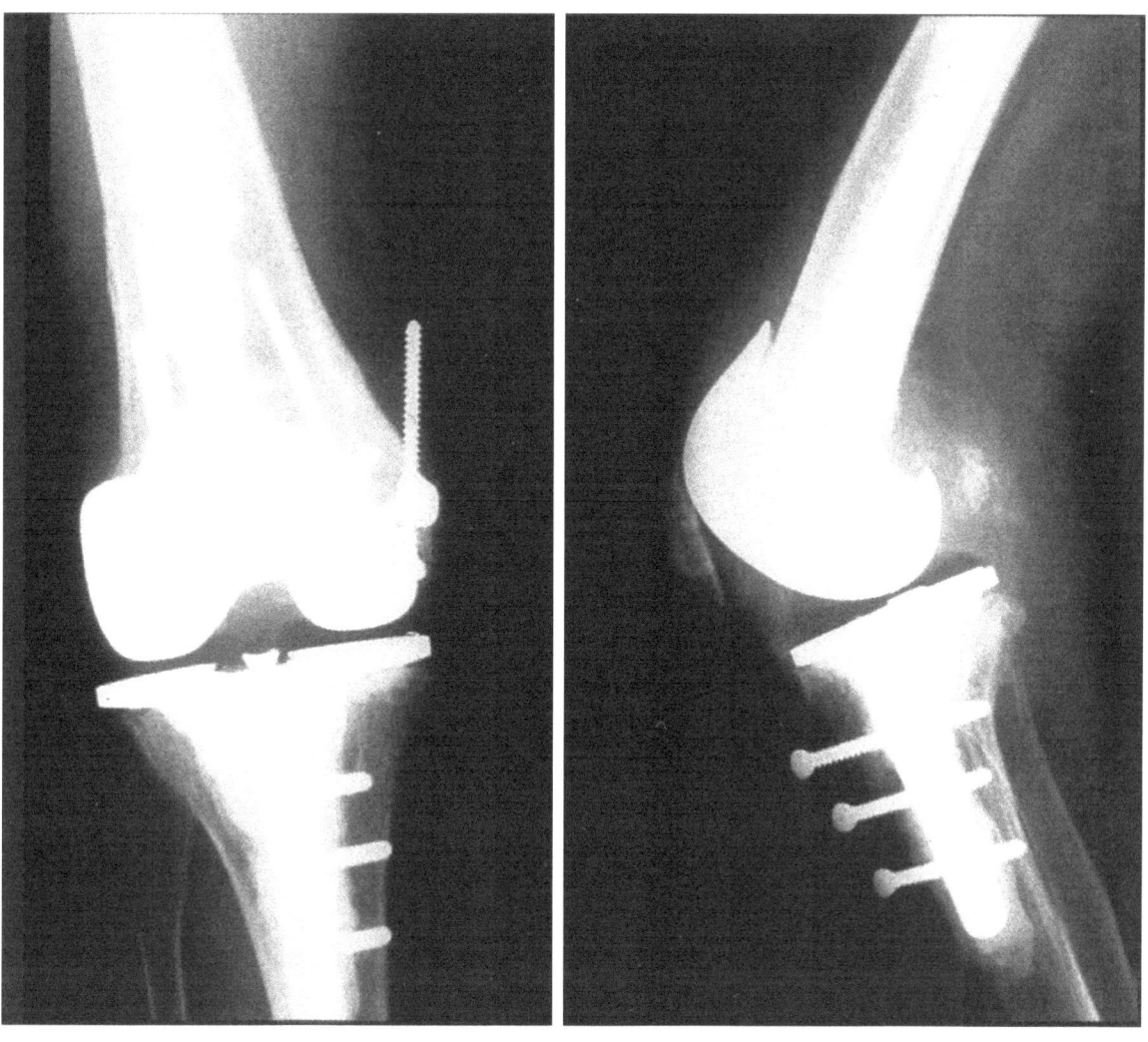

HLS Noetos

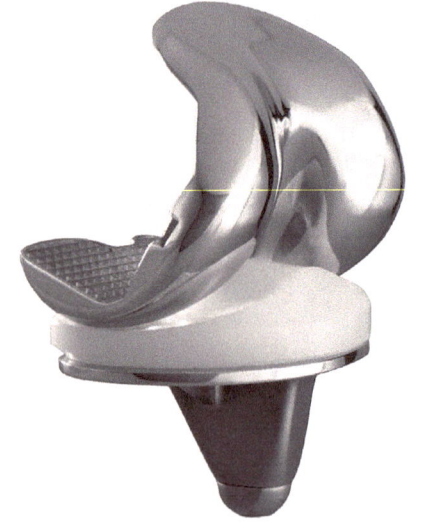

Hersteller	Tornier S.A.S. 161, rue Lavoisier Montbonnot F-38334 Saint-Ismier Cedex Tel.: 0033-476 61 35 00 Fax: 0033-476 61 35 33 E-Mail: marketing@tornier.fr Internet: www.tornier.com
Vertrieb	Tornier GmbH Industriestr. 48 51399 Burscheid Tel.: 02174-78 88 0 Fax: 02174-78 88 88 E-Mail: info@tornier.de Internet: www.tornier.de
Knieprothesensystem	Oberflächenendoprothese
Erfinder	Bonnin, Chambat, Dejour, Deschamps, Judet, Neyret
implantiert seit	2002

Verankerung	zemen-tiert	zement-frei	Primär-verankerung Schrauben	Intramedulläre Stabveran-kerung	Material	Kompa-tibilität
Femurkomponente	x	x	–	–	CoCrMo	–
Tibiakomponente	x	–	–	x	CoCrMo	–
Patellakomponente	x	–	–	–	PE	–

Inlay	fest	x	mobile bearing	x	deep dished	–	posterior stabilized	x	PE

Bemerkungen	– geführt – Achsknievariante, Baukastensystem als HLS Noetos Revision – PCL/ACL werden beide resiziert – durch dritte Kondyle ist das Knie ein primär posterior stabilisiertes System
Navigation	Orthosoft
Literatur	34, 120, 133, 134, 173

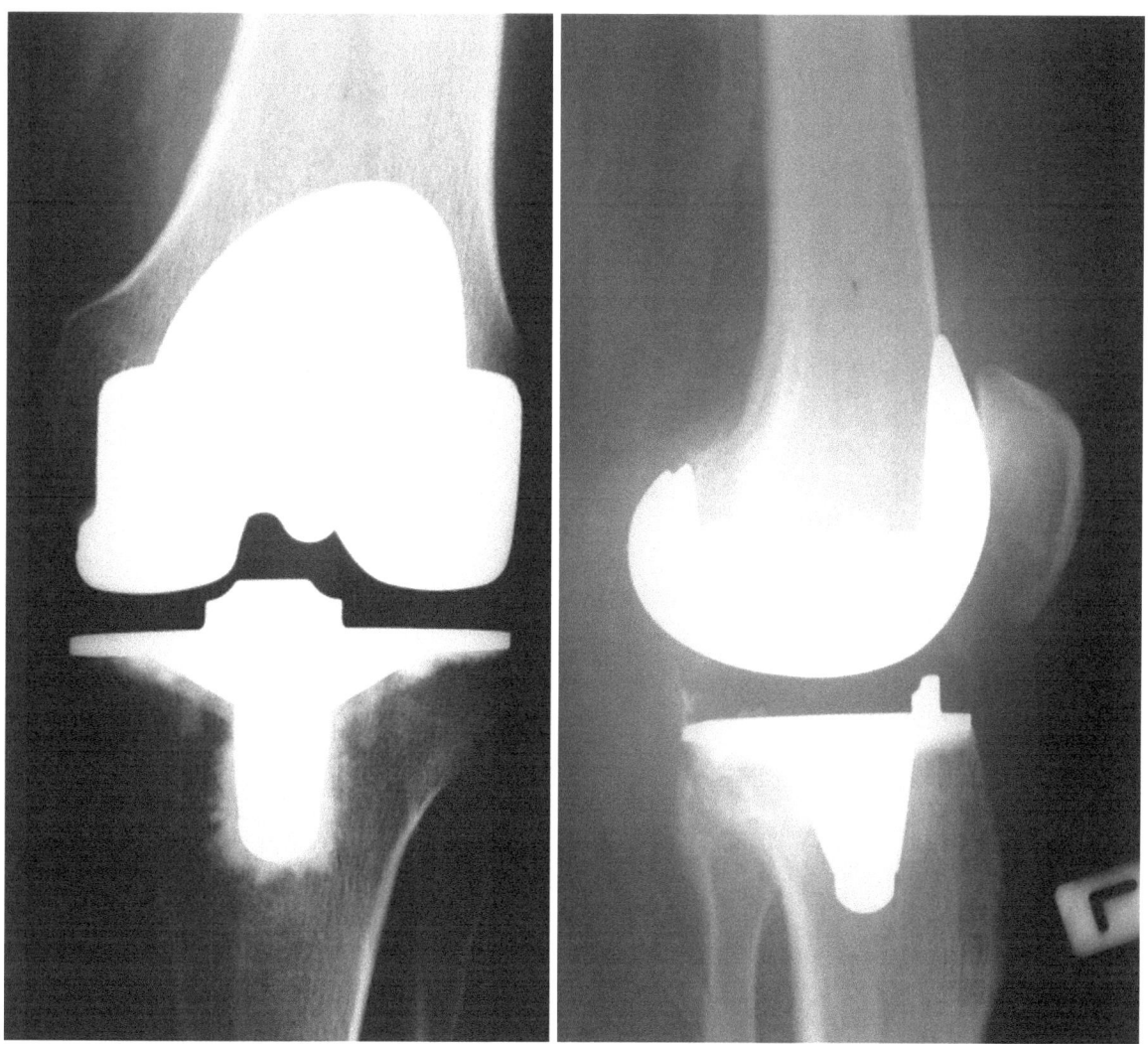

Hersteller	Tornier S.A.S. 161, rue Lavoisier Montbonnot F-38334 Saint-Ismier Cedex Tel.: 0033-476 61 35 00 Fax: 0033-476 61 35 33 E-Mail: marketing@tornier.fr Internet: www.tornier.com
Vertrieb	Tornier GmbH Industriestr. 48 51399 Burscheid Tel.: 02174-78 88 0 Fax: 02174-78 88 88 E-Mail: info@tornier.de Internet: www.tornier.de

Knieprothesensystem	Oberflächenhemiprothese
Erfinder	Chambat, Dejour, Deschamps
implantiert seit	1988

Verankerung	zemen-tiert	zement-frei	Primär-verankerung Schrauben	Intramedulläre Stabveran-kerung	Material	Kompa-tibilität
Femurkomponente	x	-	-	-	Titan	-
Tibiakomponente	x	-	-	-	PE	-
Patellakomponente	-	-	-	-	-	-

Inlay	fest	x	mobile bearing	-	deep dished	-	posterior stabilized	-	PE

Bemerkungen	– Femur: Resurfacingimplantat
Navigation	-
Literatur	-

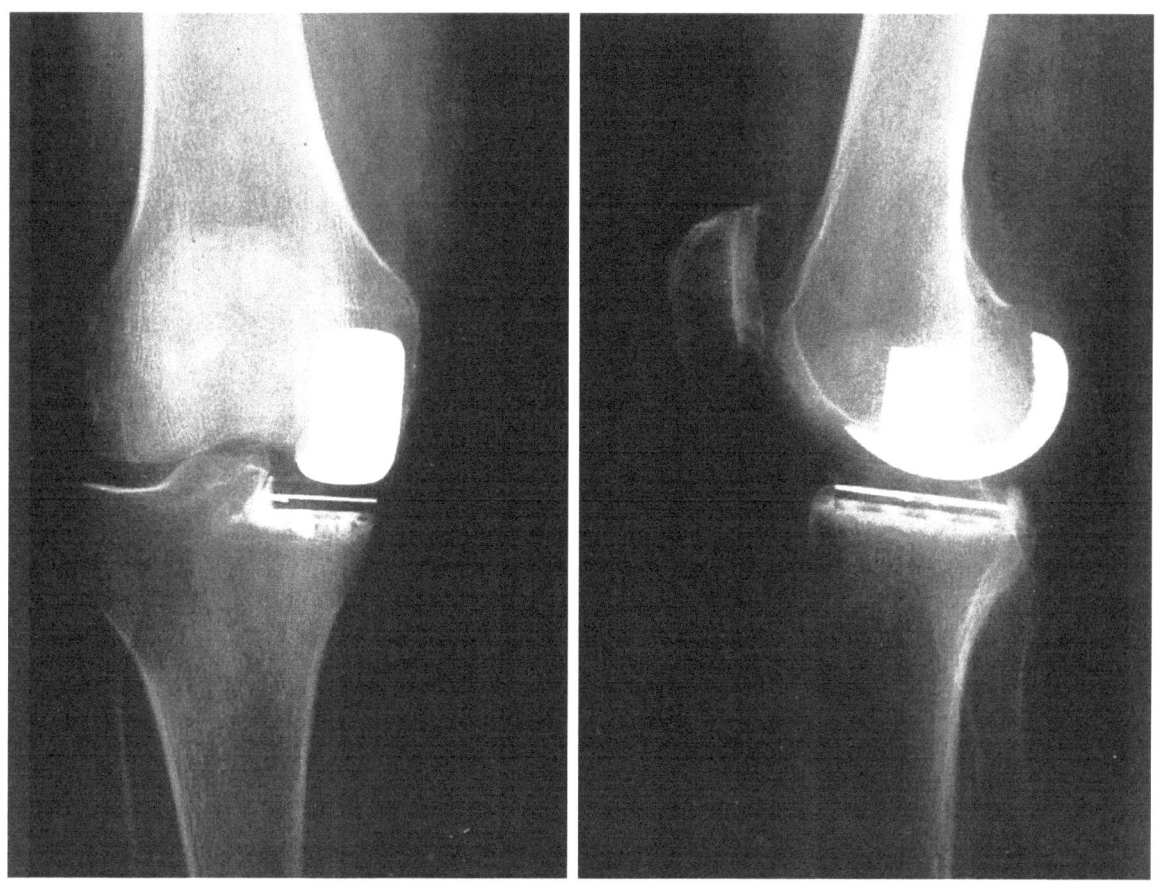

Allegretto

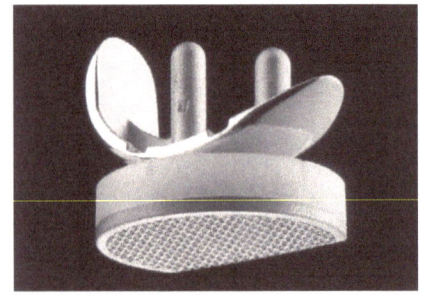

Hersteller	Zimmer Germany GmbH Merzhauser Straße 112 79100 Freiburg Tel.: 0761-4584-01 Fax: 0761-4584-120 E-Mail: kontakt.de@zimmer.com Internet: www.zimmergermany.de
Vertrieb	Zimmer Germany GmbH
Knieprothesensystem	Oberflächenhemiprothese
Erfinder	Broc, Romagnoli
implantiert seit	1991

Verankerung	zemen-tiert	zement-frei	Primär-verankerung Schrauben	Intramedulläre Stabveran-kerung	Material	Kompa-tibilität
Femurkomponente	x	–	–	–	CoCrMo	–
Tibiakomponente	x	–	–	–	Titan + PE	–
Patellakomponente	–	–	–	–	–	–

Inlay	fest	x	mobile bearing	–	deep dished	–	posterior stabilized	–	PE

Bemerkungen	CoCrMo = Prostasul 1 CP Titan = Prostasul-Ti Ti_6Al_7Nb = Prostasul 100
Navigation	BrainLAB
Literatur	–

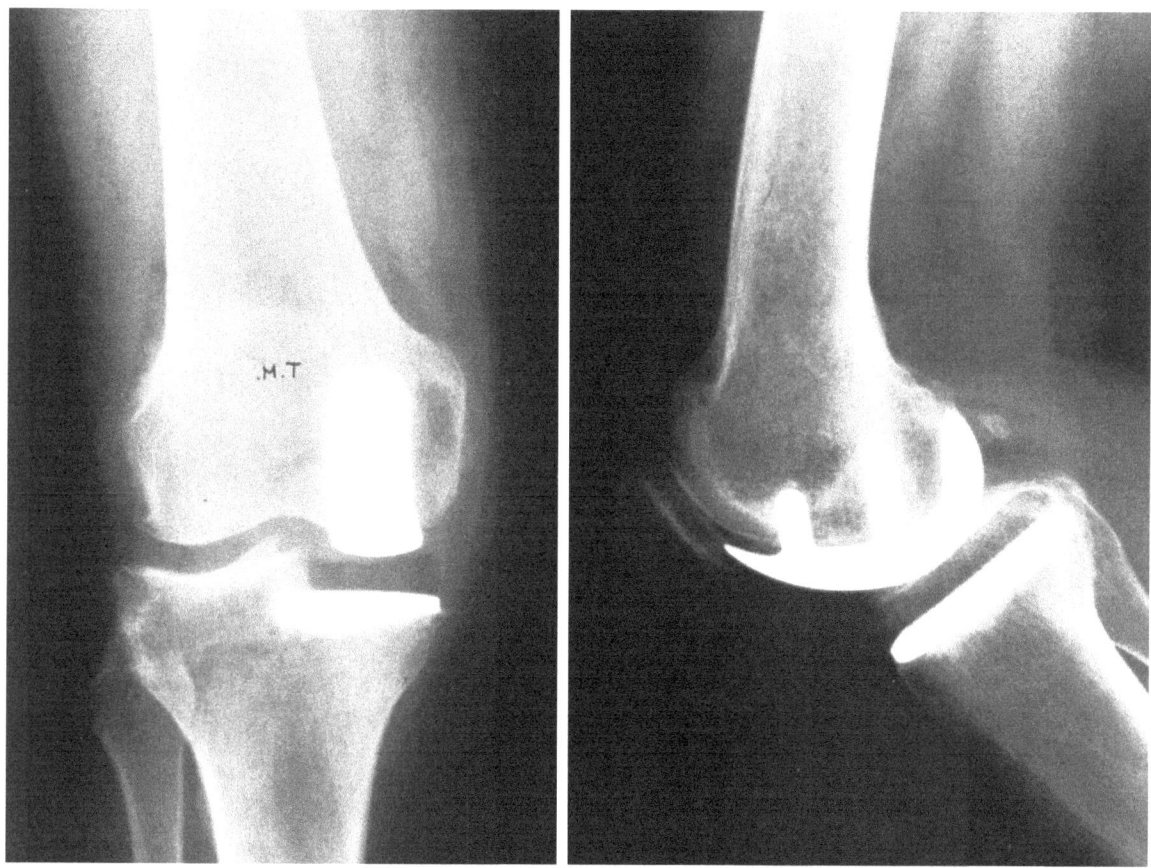

APS-Knieprothese

Hersteller	Zimmer Germany GmbH Merzhauser Straße 112 79100 Freiburg Tel.: 0761-4584-01 Fax: 0761-4584-120 E-Mail: kontakt.de@zimmer.com Internet: www.zimmergermany.de

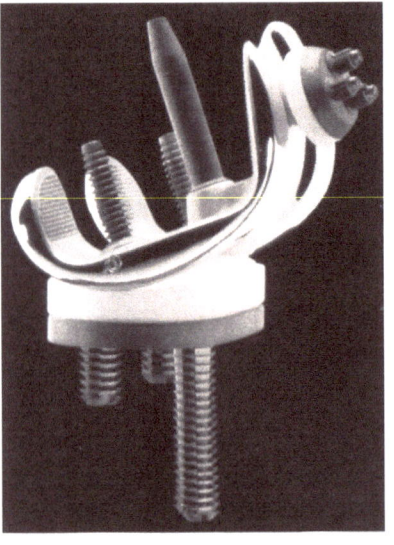

Vertrieb	Zimmer Germany GmbH

Knieprothesensystem	Oberflächenendoprothese

Erfinder	Schwägerl

implantiert seit	1984

Verankerung	zemen-tiert	zement-frei	Primär-verankerung Schrauben	Intramedulläre Stabveran-kerung	Material	Kompa-tibilität
Femurkomponente	x	x	–	–	CoCrMo oder Titan	–
Tibiakomponente	x	x	–	–	CoCrMo oder Titan	–
Patellakomponente	x	x	–	–	CoCrMo + PE Titan + PE	–

Inlay	fest	x	mobile bearing	–	deep dished	–	posterior stabilized	–	PE

Bemerkungen	– Erhalt des hinteren Kreuzbandes – Besonderheit: Spreizdübelprinzip

Navigation	–

Literatur	–

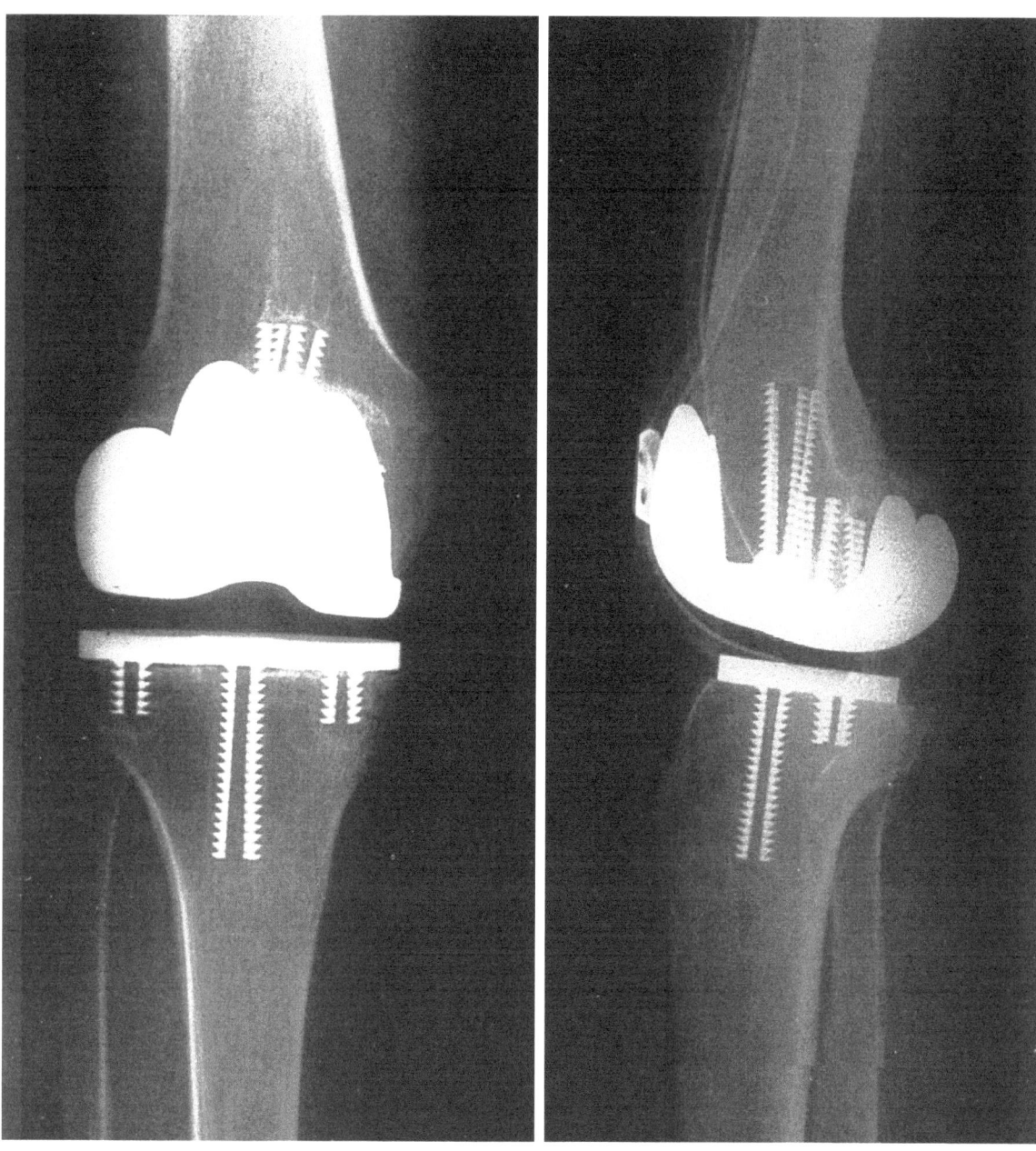

F/S Modular

Hersteller	Zimmer Germany GmbH Merzhauser Straße 112 79100 Freiburg Tel.: 0761-4584-01 Fax: 0761-4584-120 E-Mail: kontakt.de@zimmer.com Internet: www.zimmergermany.de

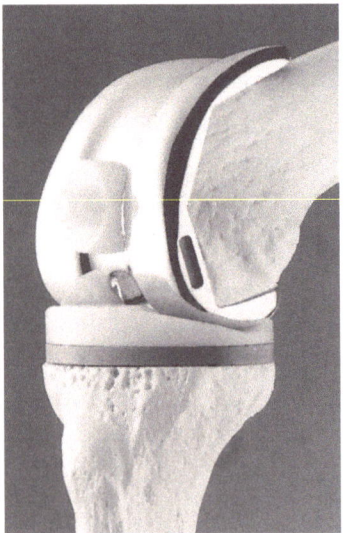

Vertrieb	Zimmer Germany GmbH

Knieprothesensystem	Oberflächenendoprothese

Erfinder	Freeman, Samuelson

implantiert seit	1989

Verankerung	zemen-tiert	zement-frei	Primär-verankerung Schrauben	Intramedulläre Stabveran-kerung	Material	Kompa-tibilität
Femurkomponente	x	x	–	–	CoCrMo oder CoNiCrMo	Mark 2
Tibiakomponente	x	x	–	x	Titan + PE	Mark 2
Patellakomponente	x	x	–	–	PE	Mark 2

Inlay	fest	x	mobile bearing	–	deep dished	–	posterior stabilized	–	PE

Bemerkungen	– wahlweise Erhalt des hinteren Kreuzbandes – CoCrMo = Prostasul 1 – CoNiCrMo = Prostasul 10 bei Allergie – Ti_6Al_7Nb = Prostasul 100 – Polyethylen = RCH 1000 Chirulen

Navigation	–

Literatur	5, 48, 101

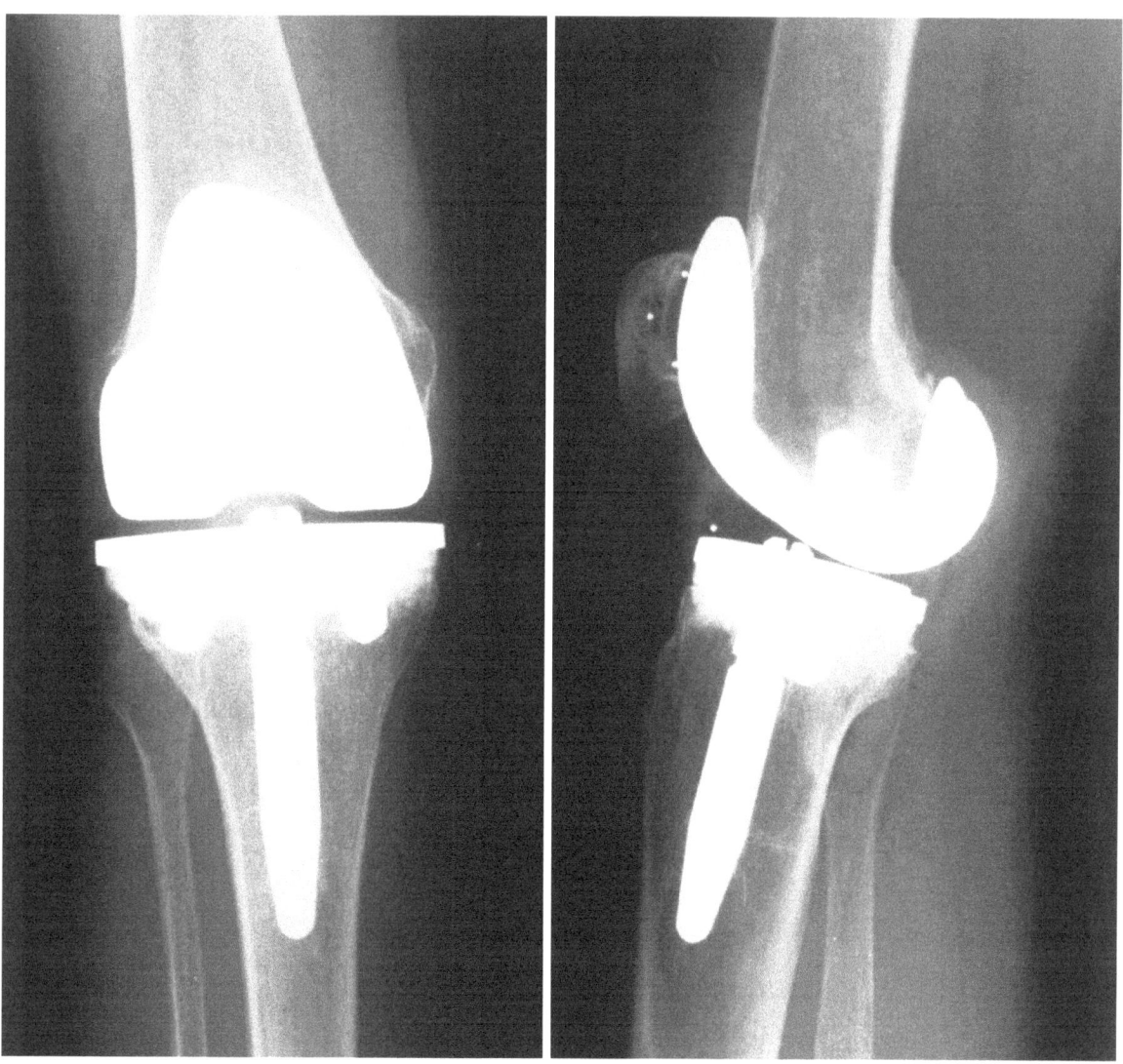

GSB-Knieprothese

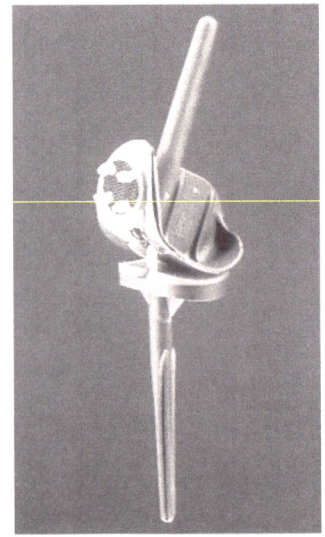

Hersteller	Zimmer Germany GmbH Merzhauser Straße 112 79100 Freiburg Tel.: 0761-4584-01 Fax: 0761-4584-120 E-Mail: kontakt.de@zimmer.com Internet: www.zimmergermany.de
Vertrieb	Zimmer Germany GmbH
Knieprothesensystem	Achsknie, gekoppelt
Erfinder	Gschwend, Schreier, Bähler
implantiert seit	1972

Verankerung	zemen-tiert	zement-frei	Primär-verankerung Schrauben	Intramedulläre Stabveran-kerung	Material	Kompa-tibilität
Femurkomponente	x	–	–	x	CoCrMo	–
Tibiakomponente	x	–	–	x	CoCrMo + PE	–
Patellakomponente	x	x	–	–	CoCrMo + PE	–

Inlay	fest	x	mobile bearing	–	deep dished	–	posterior stabilized	–	PE

Bemerkungen	– GSB-Knieprothese achslos mit Femoropatellarersatz
Navigation	–
Literatur	–

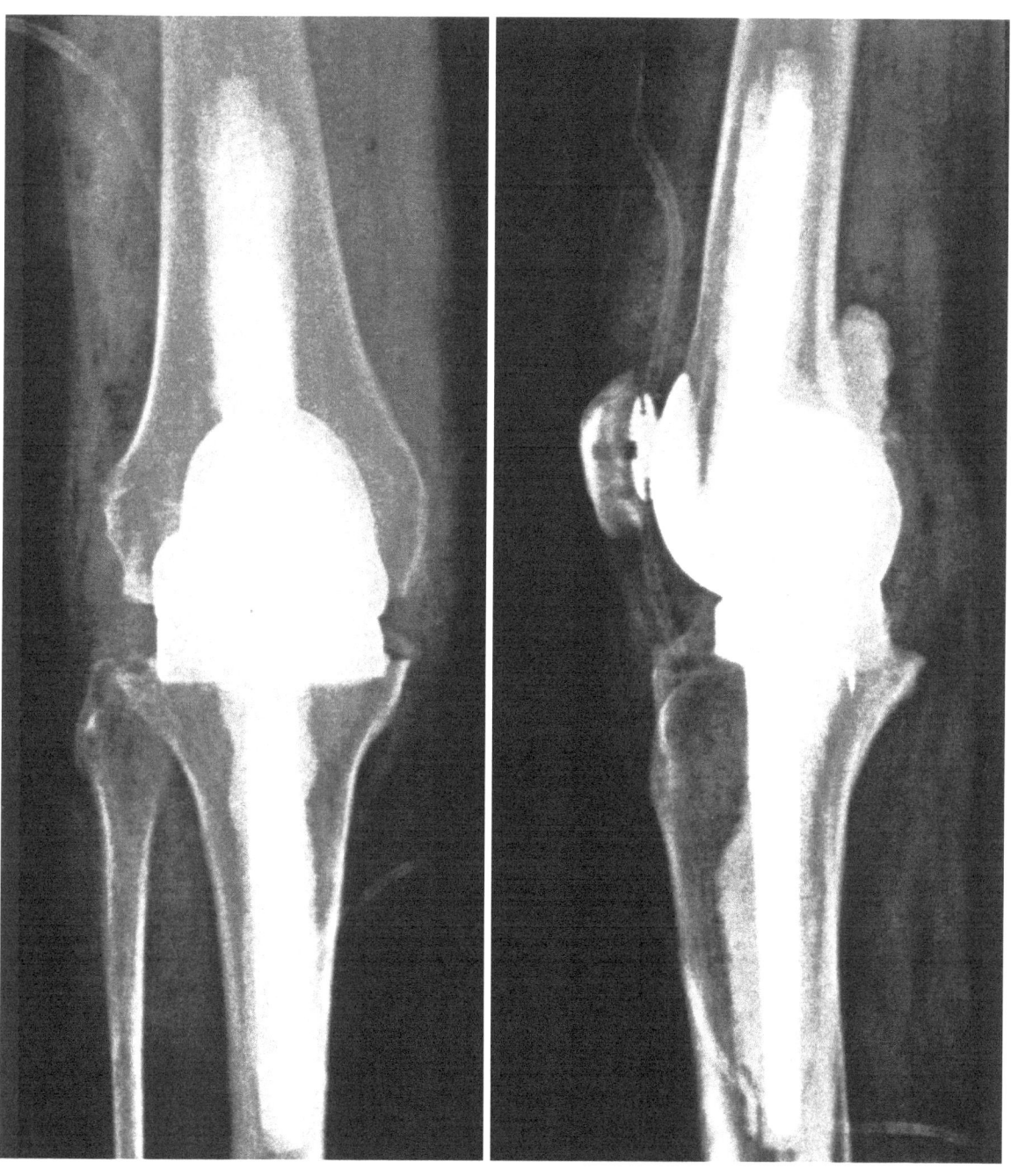

	Innex

Hersteller	Zimmer Germany GmbH Merzhauser Straße 112 79100 Freiburg Tel.: 0761-4584-01 Fax: 0761-4584-120 E-Mail: kontakt.de@zimmer.com Internet: www.zimmergermany.de

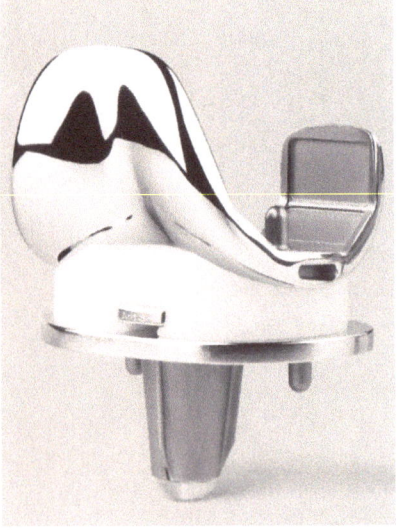

Vertrieb	Zimmer Germany GmbH

Knieprothesensystem	Oberflächenendoprothese

Erfinder	CR Variante: Bähler

implantiert seit	2001

Verankerung	**zemen-tiert**	**zement-frei**	**Primär-verankerung Schrauben**	**Intramedulläre Stabveran-kerung**	**Material**	**Kompa-tibilität**
Femurkomponente	x	x	–	–	CrCoMo	–
Tibiakomponente	x	x	–	–	Titan	–
Patellakomponente	x	–	–	–	PE	–

Inlay	fest	x	mobile bearing	x	deep dished	–	posterior stabilized	x	PE

Bemerkungen	– mobile bearing und fix bearing Varianten – Ultra Congruent Varianten (UC) – Fix bearing nur mit zementierter Tibia möglich – UC Varianten bei Verlust des hinteren Kreuzbandes

Navigation	BrainLAB

Literatur	–

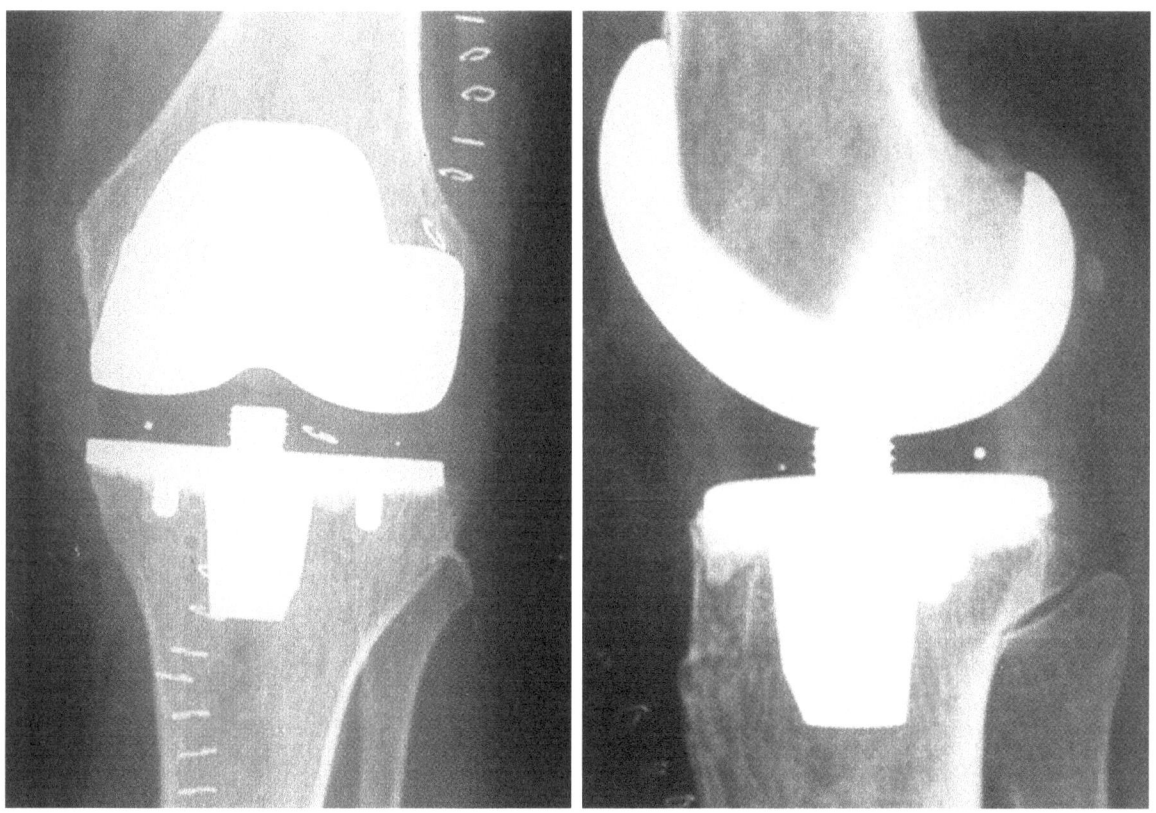

Insall/Burstein I PSK

Hersteller	Zimmer Germany GmbH Merzhauser Straße 112 79100 Freiburg Tel.: 0761-4584-01 Fax: 0761-4584-120 E-Mail: kontakt.de@zimmer.com Internet: www.zimmergermany.de

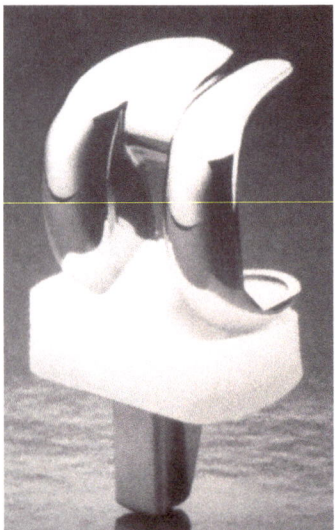

Vertrieb	Zimmer Germany GmbH

Knieprothesensystem	Oberflächenendoprothese

Erfinder	Insall, Burstein

implantiert seit	1974

Verankerung	zementiert	zementfrei	Primärverankerung Schrauben	Intramedulläre Stabverankerung	Material	Kompatibilität
Femurkomponente	x	–	–	–	CoCrMo	–
Tibiakomponente	x	–	–	x	UHMWPE + CoCrMo	–
Patellakomponente	x	–	–	–	UHMWPE	Miller/ Galante I

Inlay	fest	x	mobile bearing	–	deep dished	–	posterior stabilized	x	UHMWPE

Bemerkungen	– Posterior stabilisiert

Navigation	–

Literatur	3, 97, 166, 167

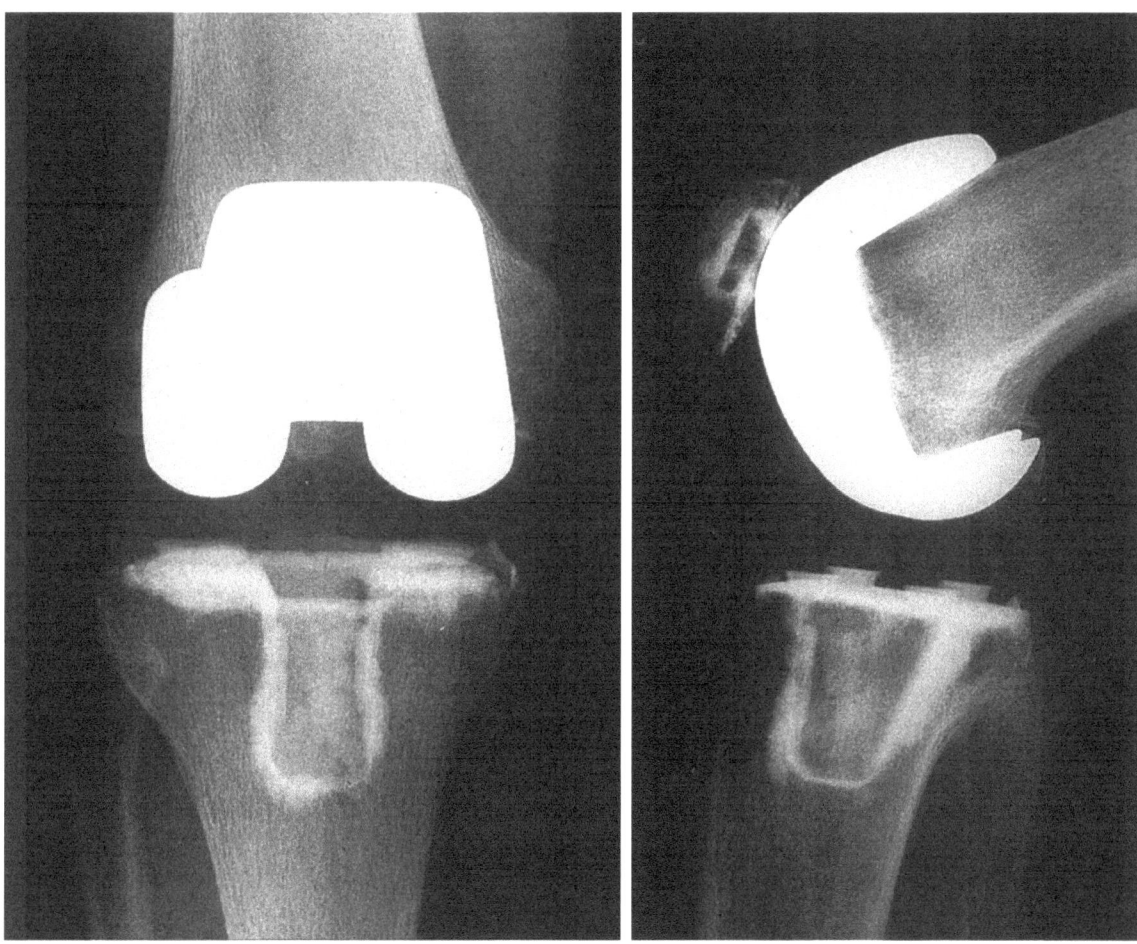

Insall/Burstein II PSK

Hersteller	Zimmer Germany GmbH Merzhauser Straße 112 79100 Freiburg Tel.: 0761-4584-01 Fax: 0761-4584-120 E-Mail: kontakt.de@zimmer.com Internet: www.zimmergermany.de

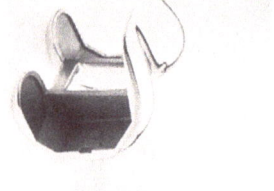
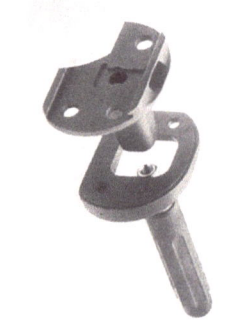

Vertrieb	Zimmer Germany GmbH

Knieprothesensystem	Oberflächenendoprothese

Erfinder	Insall, Burstein

implantiert seit	1990

Verankerung	zemen-tiert	zement-frei	Primär-verankerung Schrauben	Intramedulläre Stabveran-kerung	Material	Kompa-tibilität
Femurkomponente	x	-	-	-	CoCrMo	-
Tibiakomponente	x	-	-	x	Titan	Insall/ Burstein II CCK
Patellakomponente	x	-	-	-	UHMWPE	

Inlay	fest	x	mobile bearing	-	deep dished	-	posterior stabilized	x	UHMWPE

Bemerkungen	– Insall/Burstein PSK: stellt die posterior stabilisierte Form dar – Verlust der Kreuzbänder

Navigation	-

Literatur	-

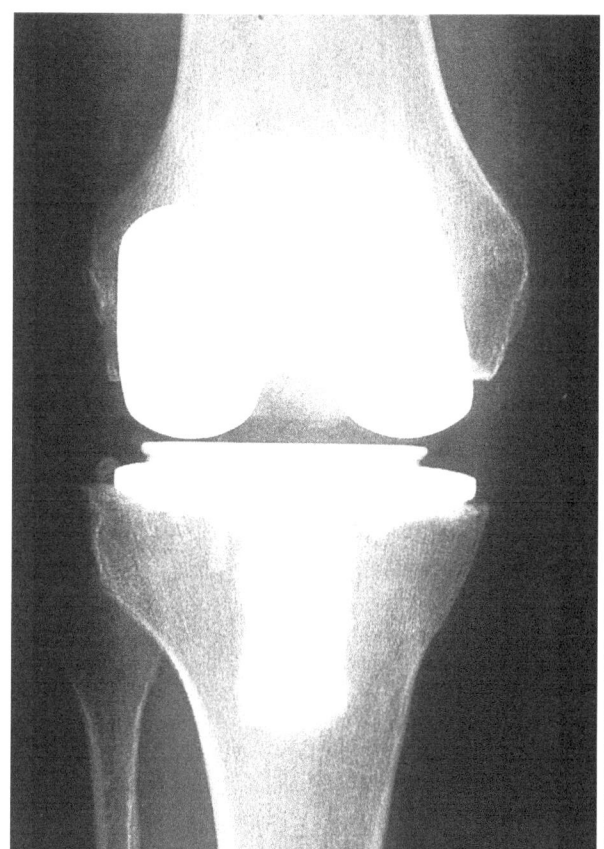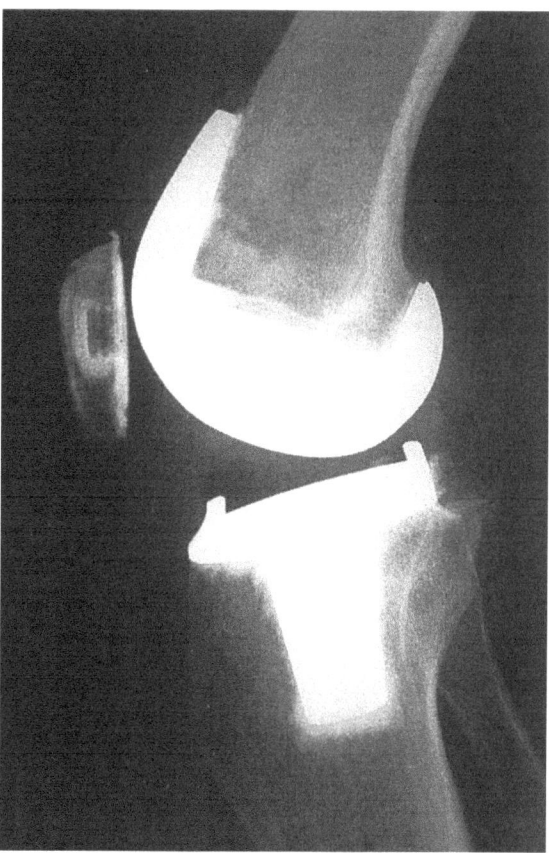

Insall/Burstein II CCK

Hersteller	Zimmer Germany GmbH Merzhauser Straße 112 79100 Freiburg Tel.: 0761-4584-01 Fax: 0761-4584-120 E-Mail: kontakt.de@zimmer.com Internet: www.zimmergermany.de

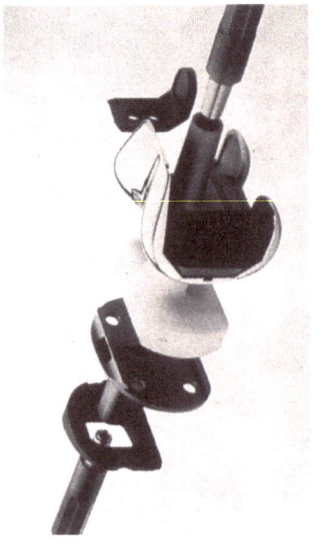

Vertrieb	Zimmer Germany GmbH

Knieprothesensystem	Achsknie, ungekoppelt

Erfinder	Insall, Burstein

implantiert seit	1990

Verankerung	zementiert	zementfrei	Primärverankerung Schrauben	Intramedulläre Stabverankerung	Material	Kompatibilität
Femurkomponente	x	-	-	x	CoCrMb (Zimaloy)	Insall/ Burstein II PSK
Tibiakomponente	x	-	-	x	Titan	
Patellakomponente	x	-	-	-	UHMWPE	

Inlay	fest	x	mobile bearing	-	deep dished	-	posterior stabilized	x	UHMWPE

Bemerkungen	– geführt – CCK: Constrained condylar knee

Navigation	-

Literatur	-

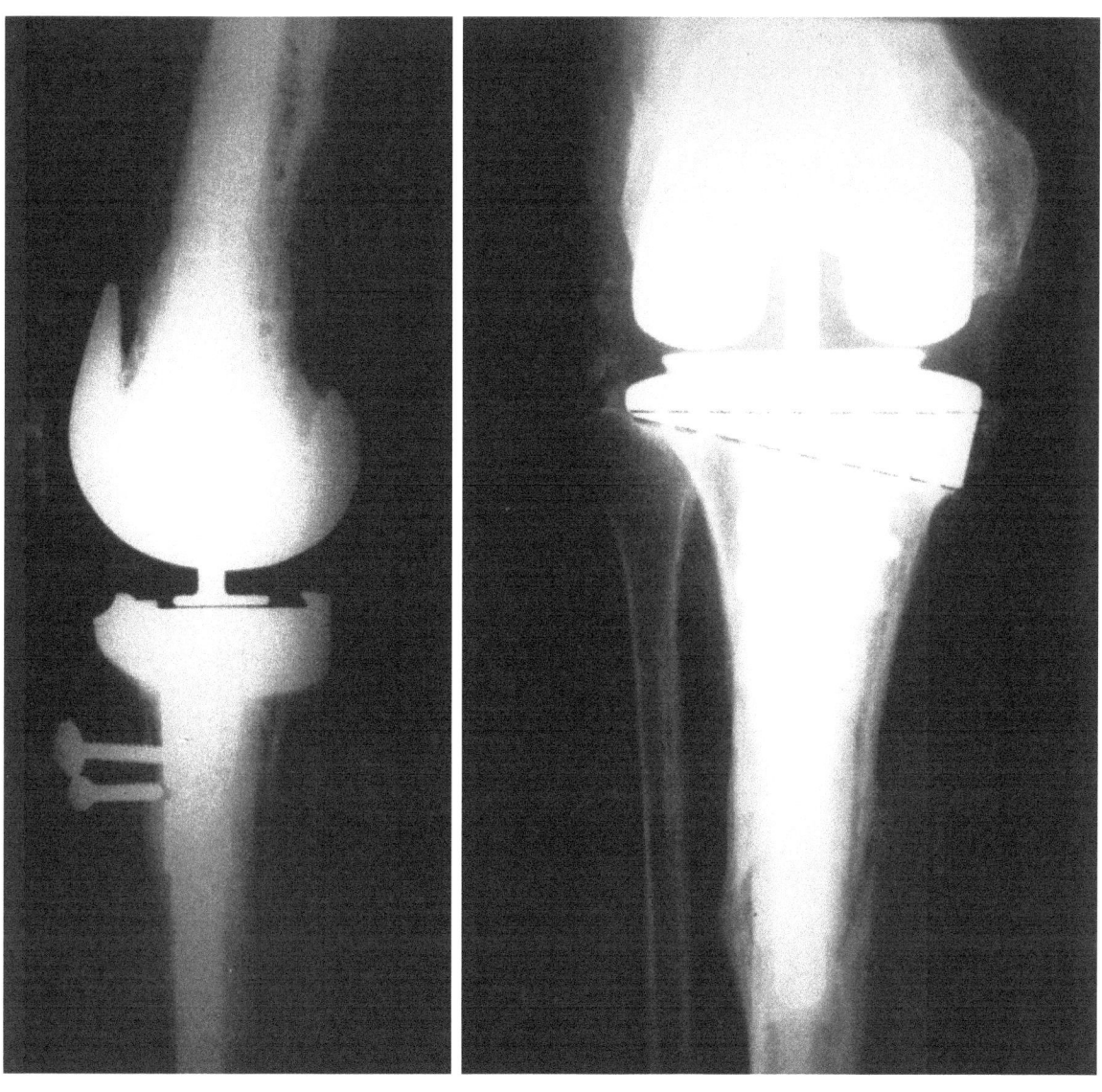

Miller/Galante I

Hersteller	Zimmer Germany GmbH Merzhauser Straße 112 79100 Freiburg Tel.: 0761-4584-01 Fax: 0761-4584-120 E-Mail: kontakt.de@zimmer.com Internet: www.zimmergermany.de

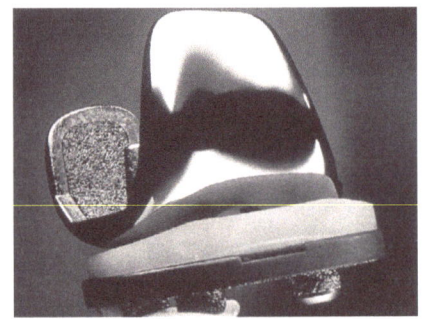

Vertrieb	Zimmer Germany GmbH

Knieprothesensystem	Oberflächenendoprothese

Erfinder	Miller, Galante

implantiert seit	1984

Verankerung	zemen-tiert	zement-frei	Primär-verankerung Schrauben	Intramedulläre Stabveran-kerung	Material	Kompa-tibilität
Femurkomponente	x	x	–	–	CoCrMo oder Titan	Miller/ Galante II
Tibiakomponente	x	x	x	x	CoCrMo oder Titan	
Patellakomponente	x	x	–	–	UHMWPE oder Titan + UHMWPE	Insall/ Burstein I

Inlay	fest	x	mobile bearing	–	deep dished	–	posterior stabilized	x	UHMWPE

Bemerkungen	– Erhalt des hinteren Kreuzbandes – Primärversorgung durch Schrauben in der zementfreien Version der Tibia – Titanlegierungen werden in der zementfreien Version verwendet – Knochenseitig Titandrahtgeflecht in der zementfreien, PMMA-Vorbeschichtung in der zementierten Version

Navigation	–

Literatur	95, 157, 158

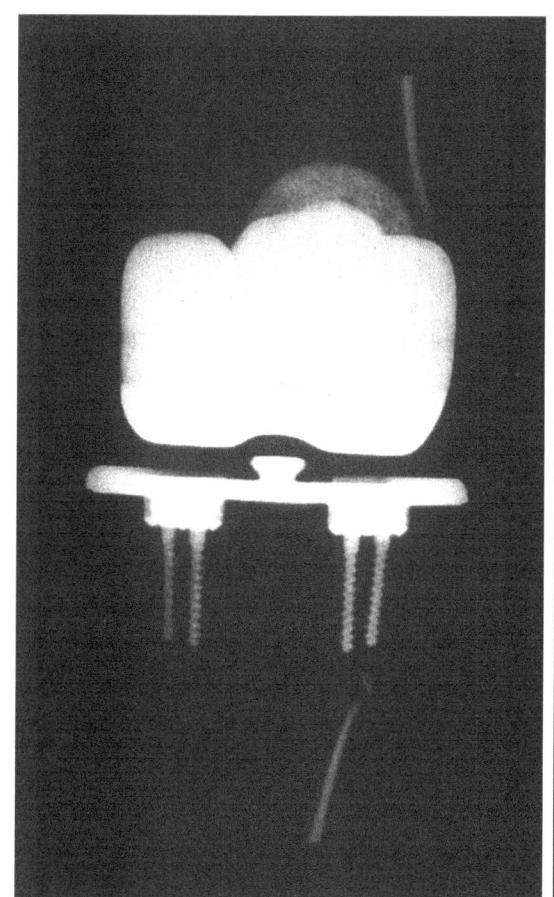 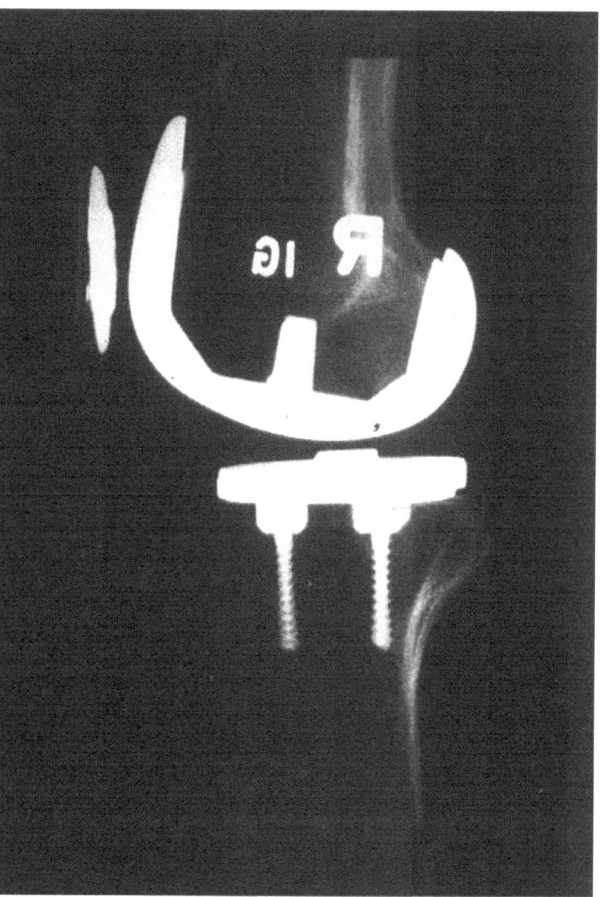

Miller/Galante II

Hersteller	Zimmer Germany GmbH Merzhauser Straße 112 79100 Freiburg Tel.: 0761-4584-01 Fax: 0761-4584-120 E-Mail: kontakt.de@zimmer.com Internet: www.zimmergermany.de

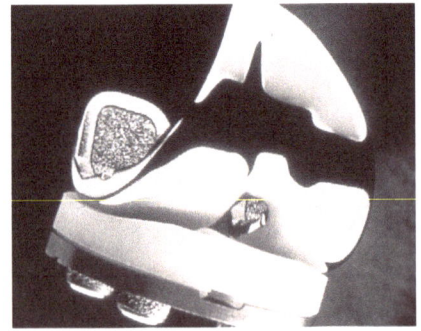

Vertrieb	Zimmer Germany GmbH

Knieprothesensystem	Oberflächenendoprothese

Erfinder	Miller, Goldberg, Galante

implantiert seit	1990

Verankerung	zemen-tiert	zement-frei	Primär-verankerung Schrauben	Intramedulläre Stabveran-kerung	Material	Kompa-tibilität
Femurkomponente	x	x	–	–	CoCrMo oder Titan	Miller/ Galante I
Tibiakomponente	x	x	x	x	Titan	
Patellakomponente	x	x	–	–	UHMWPE oder Titan + UHMWPE	–

Inlay	fest	x	mobile bearing	–	deep dished	–	posterior stabilized	–	UHMWPE

Bemerkungen	– Erhalt des hinteren Kreuzbandes – Primärversorgung durch Schrauben in der zementfreien Version der Tibia – Knochenseitig Titandrahtgeflecht in der zementfreien, PMMA-Vorbeschichtung in der zementierten Version

Navigation	–

Literatur	–

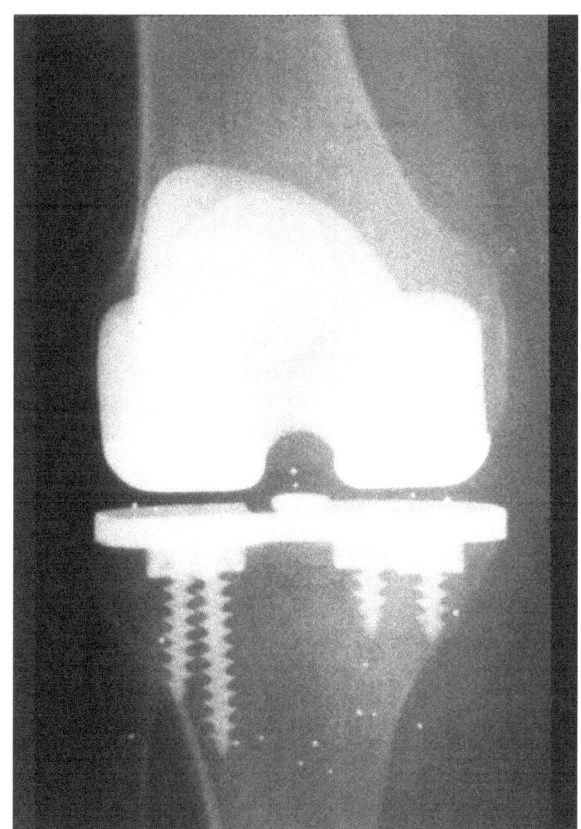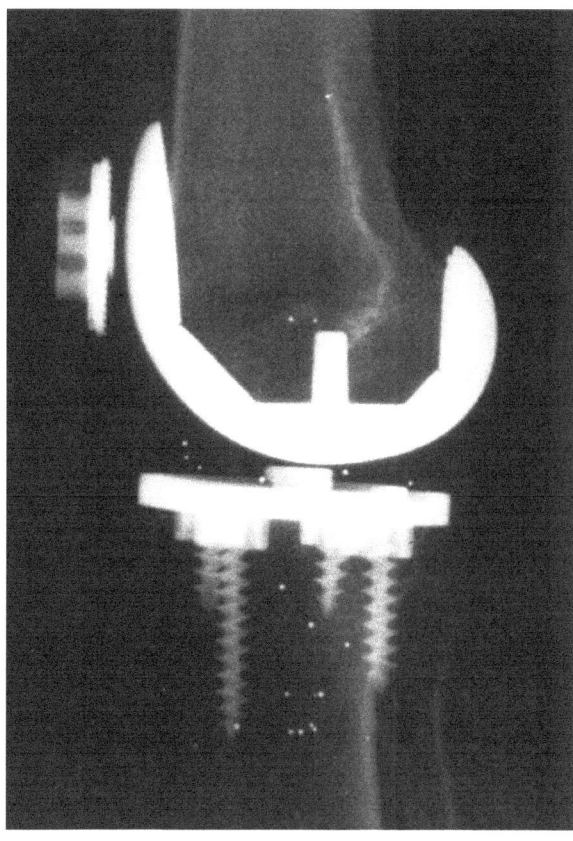

Miller/Galante Unikondylär

Hersteller	Zimmer Germany GmbH Merzhauser Straße 112 79100 Freiburg Tel.: 0761-4584-01 Fax: 0761-4584-120 E-Mail: kontakt.de@zimmer.com Internet: www.zimmergermany.de

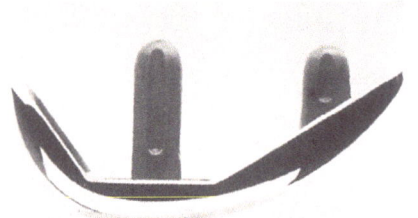

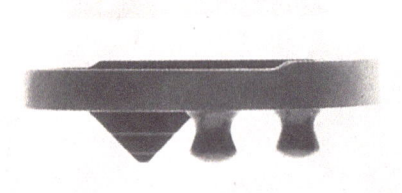

Vertrieb	Zimmer Germany GmbH

Knieprothesensystem	Oberflächenhemiprothese

Erfinder	Miller, Goldberg, Galante

implantiert seit	1986

Verankerung	zemen-tiert	zement-frei	Primär-verankerung Schrauben	Intramedulläre Stabveran-kerung	Material	Kompa-tibilität
Femurkomponente	x	–	–	–	CoCrMo	–
Tibiakomponente	x	–	–	–	Titan	–
Patellakomponente	–	–	–	–	–	–

Inlay	fest	x	mobile bearing	–	deep dished	–	posterior stabilized	–	UHMWPE

Bemerkungen	–

Navigation	–

Literatur	–

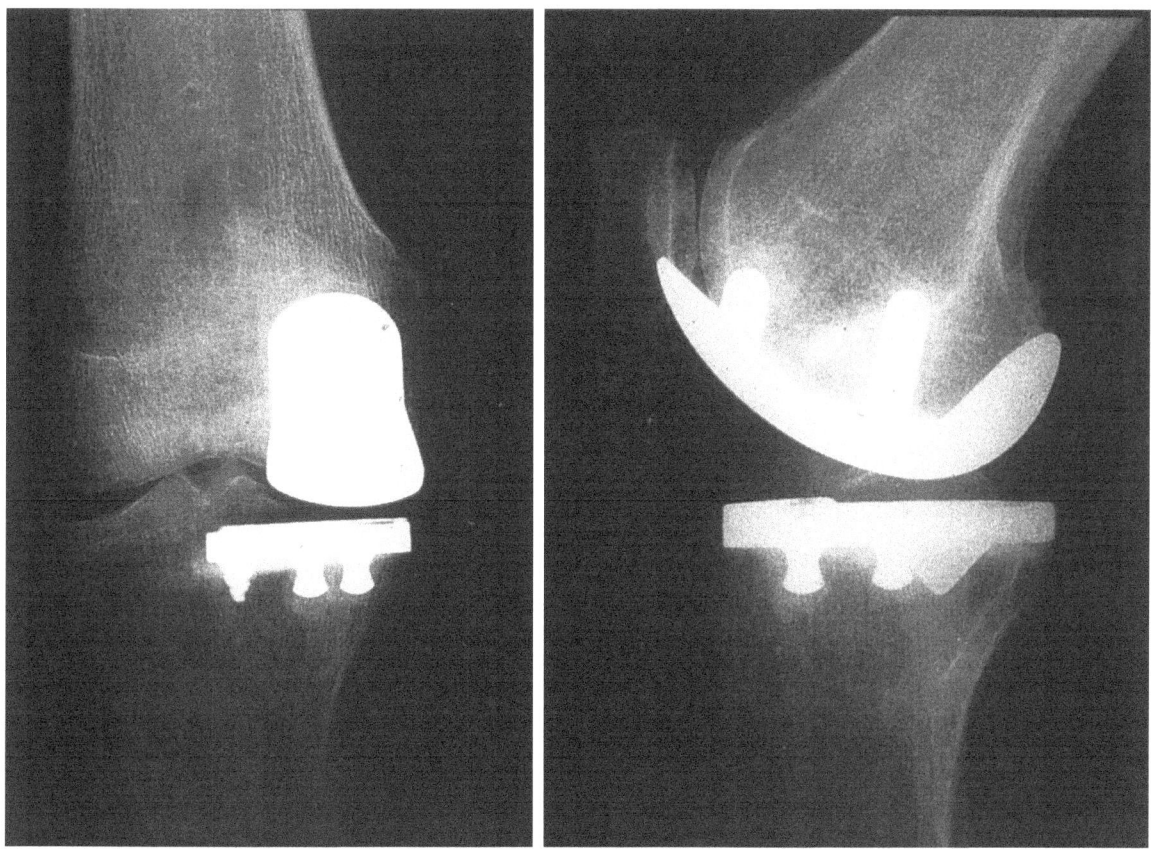

Natural Knee

Hersteller	Zimmer Germany GmbH Merzhauser Straße 112 79100 Freiburg Tel.: 0761-4584-01 Fax: 0761-4584-120 E-Mail: kontakt.de@zimmer.com Internet: www.zimmergermany.de

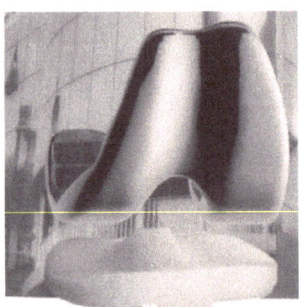

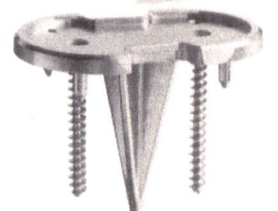

Vertrieb	Zimmer Germany GmbH

Knieprothesensystem	Oberflächenendoprothese

Erfinder	Hofmann

implantiert seit	1986

Verankerung	zemen-tiert	zement-frei	Primär-verankerung Schrauben	Intramedulläre Stabveran-kerung	Material	Kompa-tibilität
Femurkomponente	x	x	x	–	Bi-Metall = CoCrMo porous coated Titan	–
Tibiakomponente	x	x	x	–	Titan + PE oder Voll-PE	–
Patellakomponente	x	x	–	–	Titan + PE oder Voll-PE	–

Inlay	fest	x	mobile bearing	–	deep dished	–	posterior stabilized	–	PE

Bemerkungen	– wahlweise Erhalt des hinteren Kreuzbandes

Navigation	BrainLAB

Literatur	19, 82, 84

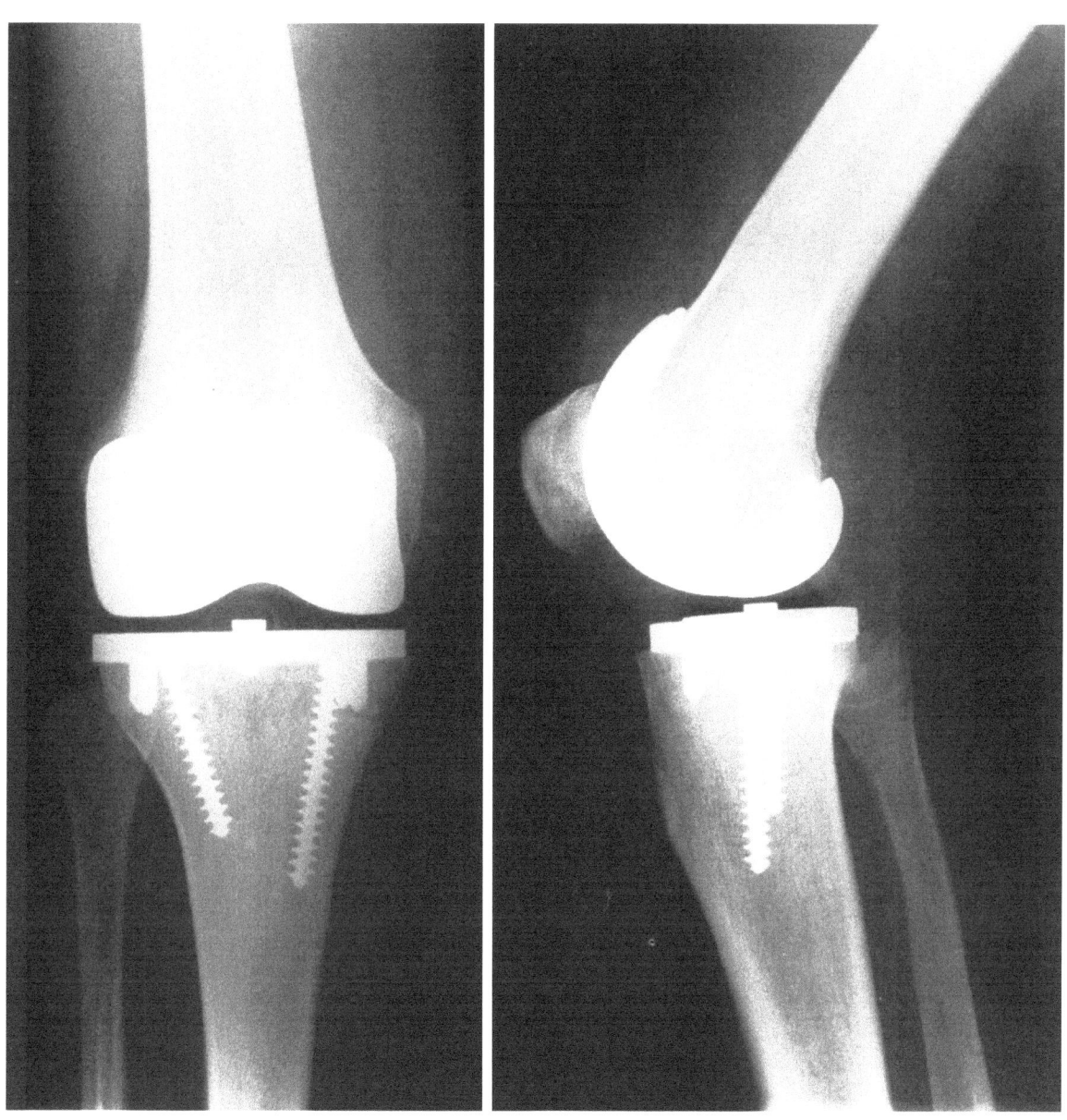

Natural Knee Primary Knee

Hersteller	Zimmer Germany GmbH Merzhauser Straße 112 79100 Freiburg Tel.: 0761-4584-01 Fax: 0761-4584-120 E-Mail: kontakt.de@zimmer.com Internet: www.zimmergermany.de

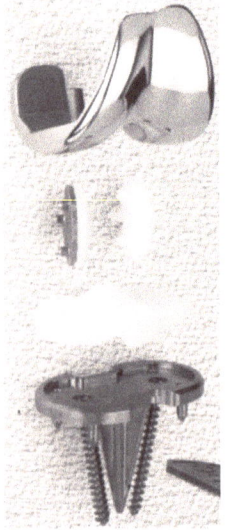

Vertrieb	Zimmer Germany GmbH

Knieprothesensystem	Oberflächenendoprothese

Erfinder	Hofmann

implantiert seit	1983

Verankerung	zemen-tiert	zement-frei	Primär-verankerung Schrauben	Intramedulläre Stabveran-kerung	Material	Kompa-tibilität
Femurkomponente	x	x	x	–	CoCr mit Titan	–
Tibiakomponente	x	x	x	–	Titan + PE oder Voll-PE	–
Patellakomponente	x	x	–	–	Titan + PE oder Voll-PE	–

Inlay	fest	x	mobile bearing	–	deep dished	–	posterior stabilized	–	PE

Bemerkungen	– wahlweise Erhalt des hinteren Kreuzbandes – Modular aufgebautes System

Navigation	BrainLAB

Literatur	19, 20, 82, 83, 84, 107

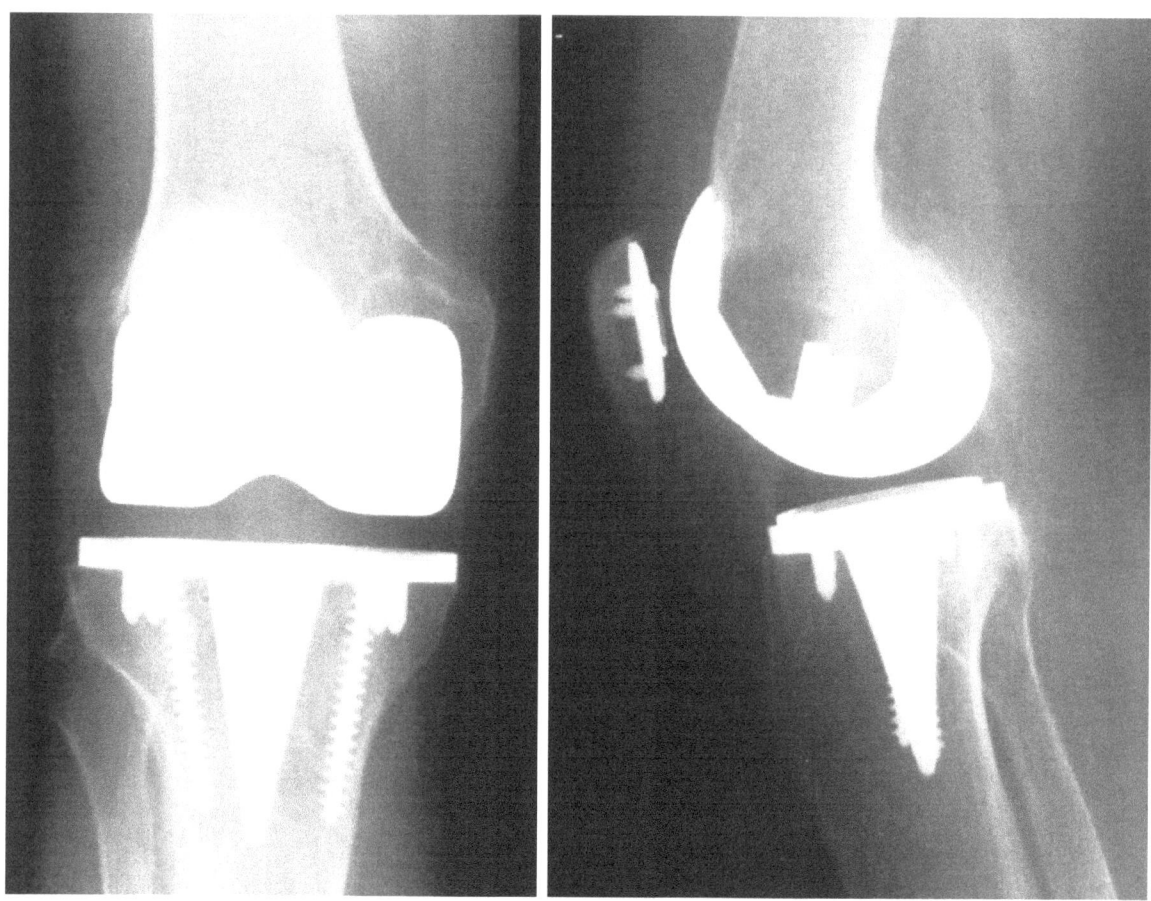

Natural Knee Unicondylar

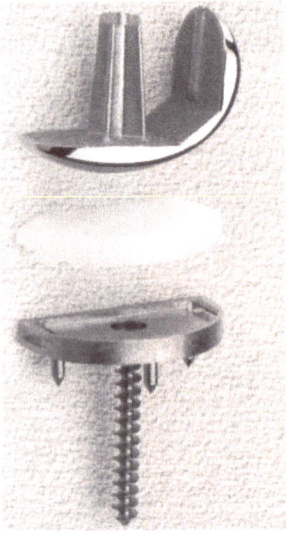

Hersteller	Zimmer Germany GmbH Merzhauser Straße 112 79100 Freiburg Tel.: 0761-4584-01 Fax: 0761-4584-120 E-Mail: kontakt.de@zimmer.com Internet: www.zimmergermany.de
Vertrieb	Zimmer Germany GmbH
Knieprothesensystem	Oberflächenhemiprothese
Erfinder	Hofmann
implantiert seit	1989

Verankerung	zemen-tiert	zement-frei	Primär-verankerung Schrauben	Intramedulläre Stabveran-kerung	Material	Kompa-tibilität
Femurkomponente	–	x	x	–	Titan	–
Tibiakomponente	–	x	x	–	Titan	–
Patellakomponente	–	–	–	–	–	–

Inlay	fest	x	mobile bearing	–	deep dished	–	posterior stabilized	–	PE

Bemerkungen	–
Navigation	BrainLAB
Literatur	–

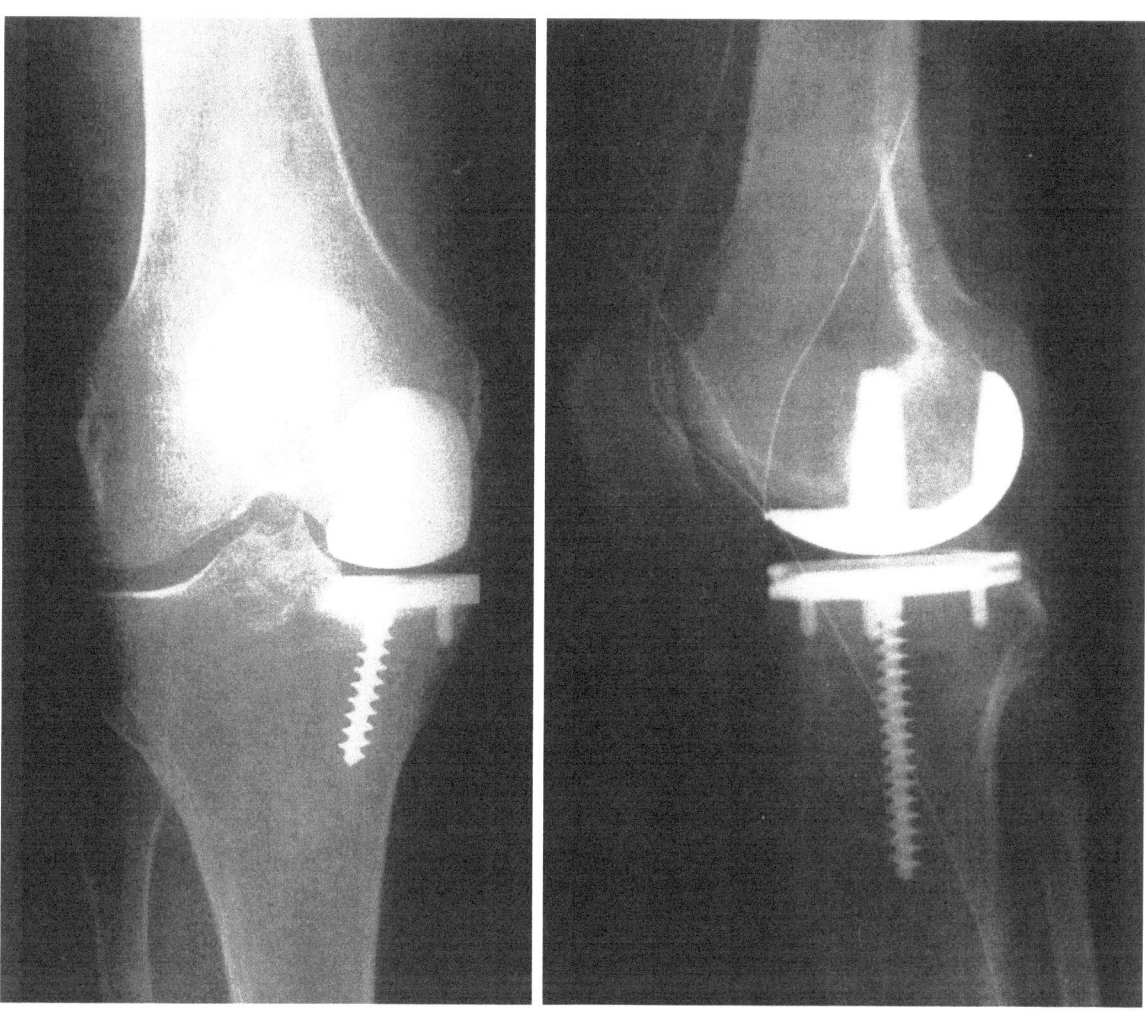

Natural Knee Uni Knee

Hersteller	Zimmer Germany GmbH Merzhauser Straße 112 79100 Freiburg Tel.: 0761-4584-01 Fax: 0761-4584-120 E-Mail: kontakt.de@zimmer.com Internet: www.zimmergermany.de

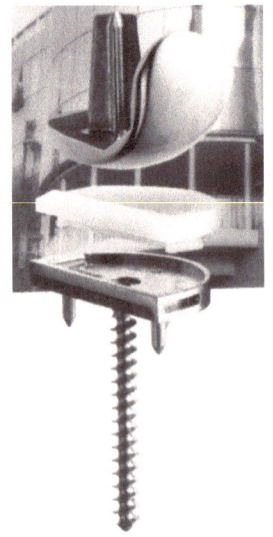

Vertrieb	Zimmer Germany GmbH

Knieprothesensystem	Oberflächenhemiprothese

Erfinder	Hofmann

implantiert seit	1983

Verankerung	zemen-tiert	zement-frei	Primär-verankerung Schrauben	Intramedulläre Stabveran-kerung	Material	Kompa-tibilität
Femurkomponente	–	x	–	–	CoCr mit Titan	–
Tibiakomponente	–	x	x	–	Titan + PE	–
Patellakomponente	–	–	–	–	–	–

Inlay	fest	x	mobile bearing	–	deep dished	–	posterior stabilized	–	PE

Bemerkungen	– Modular aufgebautes System

Navigation	–

Literatur	–

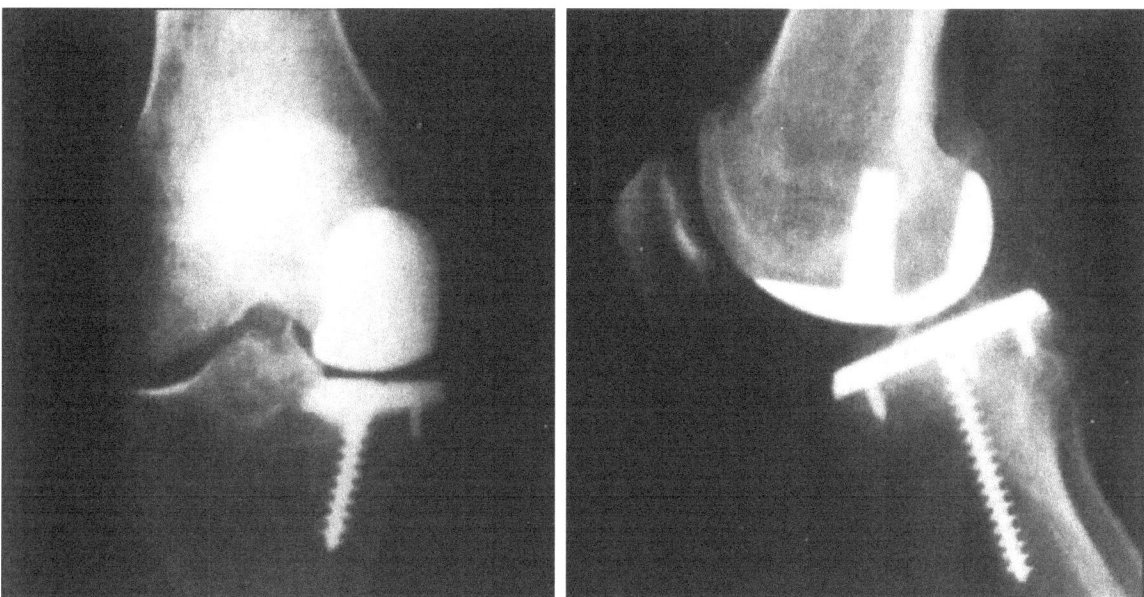

	NexGen

Hersteller	Zimmer Germany GmbH Merzhauser Straße 112 79100 Freiburg Tel.: 0761-4584-01 Fax: 0761-4584-120 E-Mail: kontakt.de@zimmer.com Internet: www.zimmergermany.de

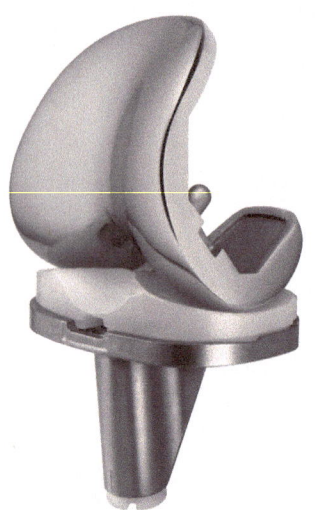

Vertrieb	Zimmer Germany GmbH

Knieprothesensystem	Oberflächenendoprothese

Erfinder	Burger, Rosenbaum

implantiert seit	2003

Verankerung	**zementiert**	**zementfrei**	**Primärverankerung Schrauben**	**Intramedulläre Stabverankerung**	**Material**	**Kompatibilität**
Femurkomponente	x	x	–	x	CrCoMo oder Titan	NexGen-System
Tibiakomponente	x	x	x	x	Titan	
Patellakomponente	x	x	–	–	PE	

Inlay	fest	x	mobile bearing	x	deep dished	x	posterior stabilized	x	PE

Bemerkungen	– geführt – Erhalt des hinteren Kreuzbandes – NexGen System mit mobile bearing (MBK), CR; Rotating Hinge und LPS Varianten – CR-Flex Mobile mit UC-Inlays

Navigation	BrainLAB, Medtronic, Orthosoft, Navitrack

Literatur	–

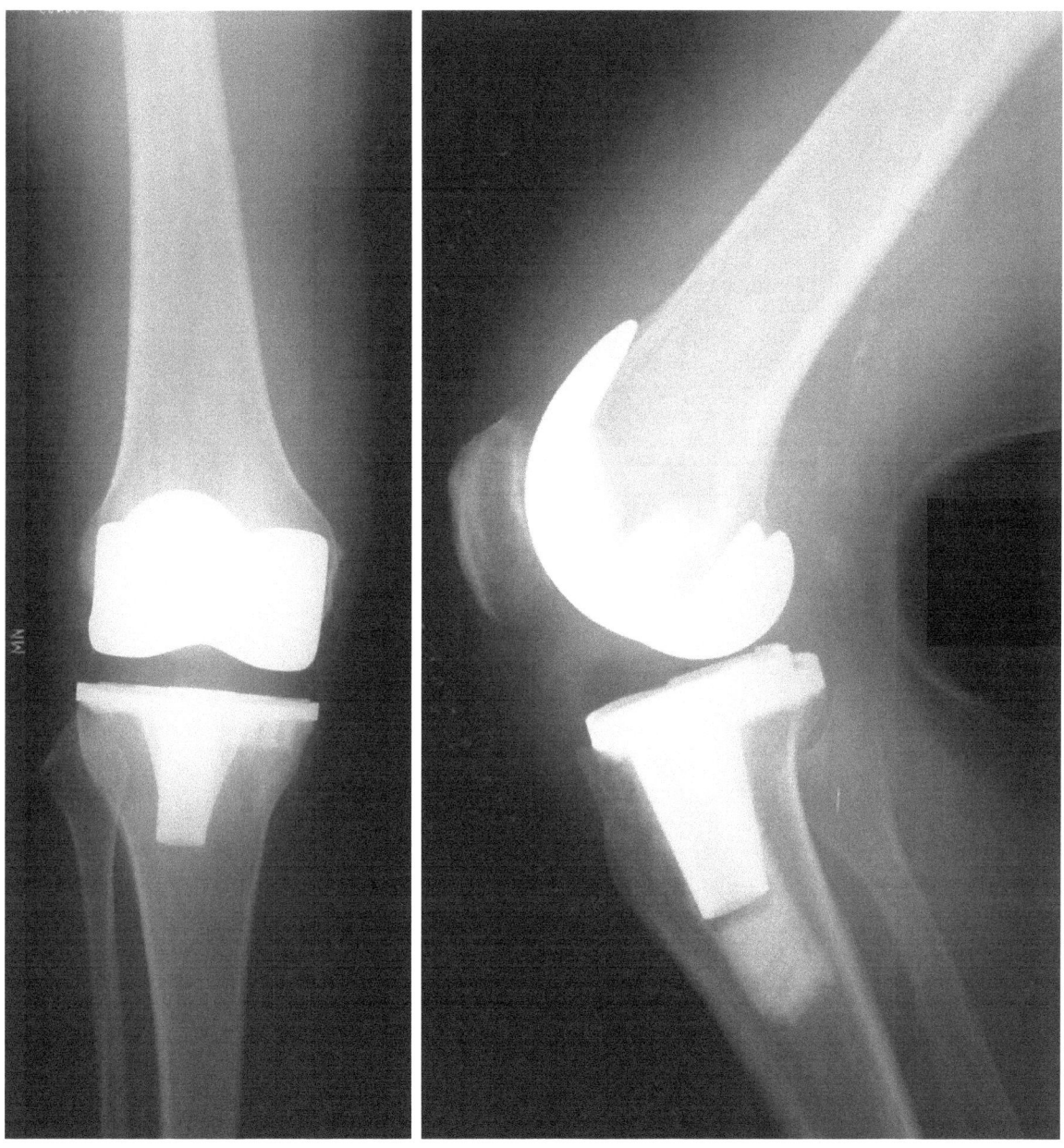

NexGen LCCK

Hersteller	Zimmer Germany GmbH Merzhauser Straße 112 79100 Freiburg Tel.: 0761-4584-01 Fax: 0761-4584-120 E-Mail: kontakt.de@zimmer.com Internet: www.zimmergermany.de

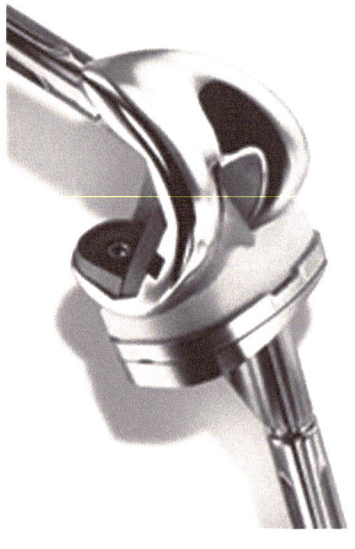

Vertrieb	Zimmer Germany GmbH

Knieprothesensystem	Achsknie, ungekoppelt

Erfinder	Bertin, Vince, Praprosky, Rosenberg

implantiert seit	1997

Verankerung	zemen-tiert	zement-frei	Primär-verankerung Schrauben	Intramedulläre Stabveran-kerung	Material	Kompa-tibilität
Femurkomponente	x	–	–	x	CoCr	LPS
Tibiakomponente	x	–	–	x	Titanium	NexGen
Patellakomponente	x	–	–	–	UHMWPE	NexGen

Inlay	fest	x	mobile bearing	–	deep dished	–	posterior stabilized	–	UHMWPE

Bemerkungen	– geführt – Condylar Constrained Knee – Revisionsendoprothetik – Produktfoto mit Wedges

Navigation	–

Literatur	–

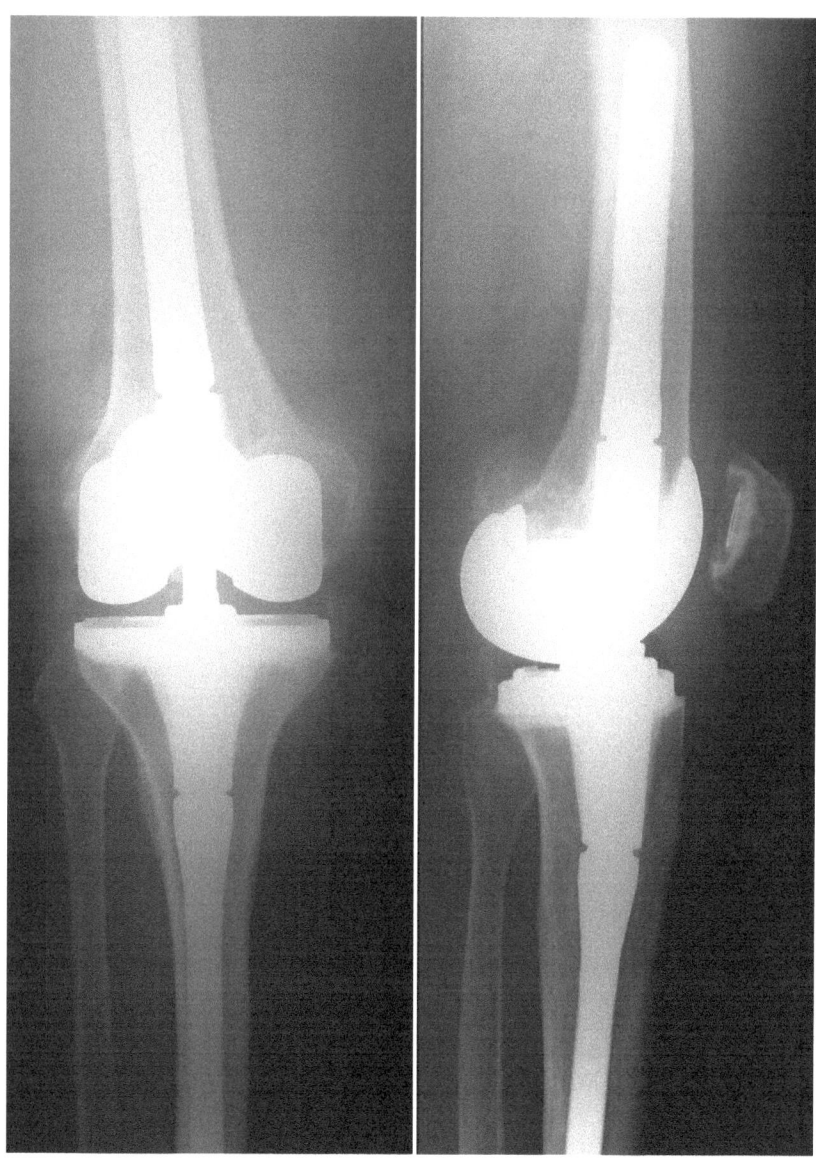

NexGen Rotating Hinge Knee

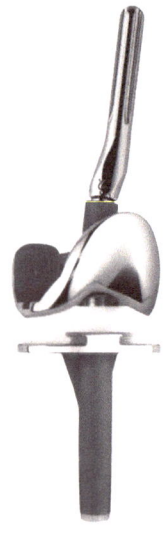

Hersteller	Zimmer Germany GmbH Merzhauser Straße 112 79100 Freiburg Tel.: 0761-4584-01 Fax: 0761-4584-120 E-Mail: kontakt.de@zimmer.com Internet: www.zimmergermany.de

Vertrieb	Zimmer Germany GmbH

Knieprothesensystem	Achsknie, gekoppelt

Erfinder	Neumann, Bruckner, Walker

implantiert seit	2002

Verankerung	zemen-tiert	zement-frei	Primär-verankerung Schrauben	Intramedulläre Stabveran-kerung	Material	Kompa-tibilität
Femurkomponente	x	–	–	x	CoCr	–
Tibiakomponente	x	–	–	x	CoCr	–
Patellakomponente	x	–	–	–	–	NexGen

Inlay	fest	–	mobile bearing	x	deep dished	–	posterior stabilized	–	UHMWPE

Bemerkungen	– geführt – Rotating Hinge System

Navigation	–

Literatur	–

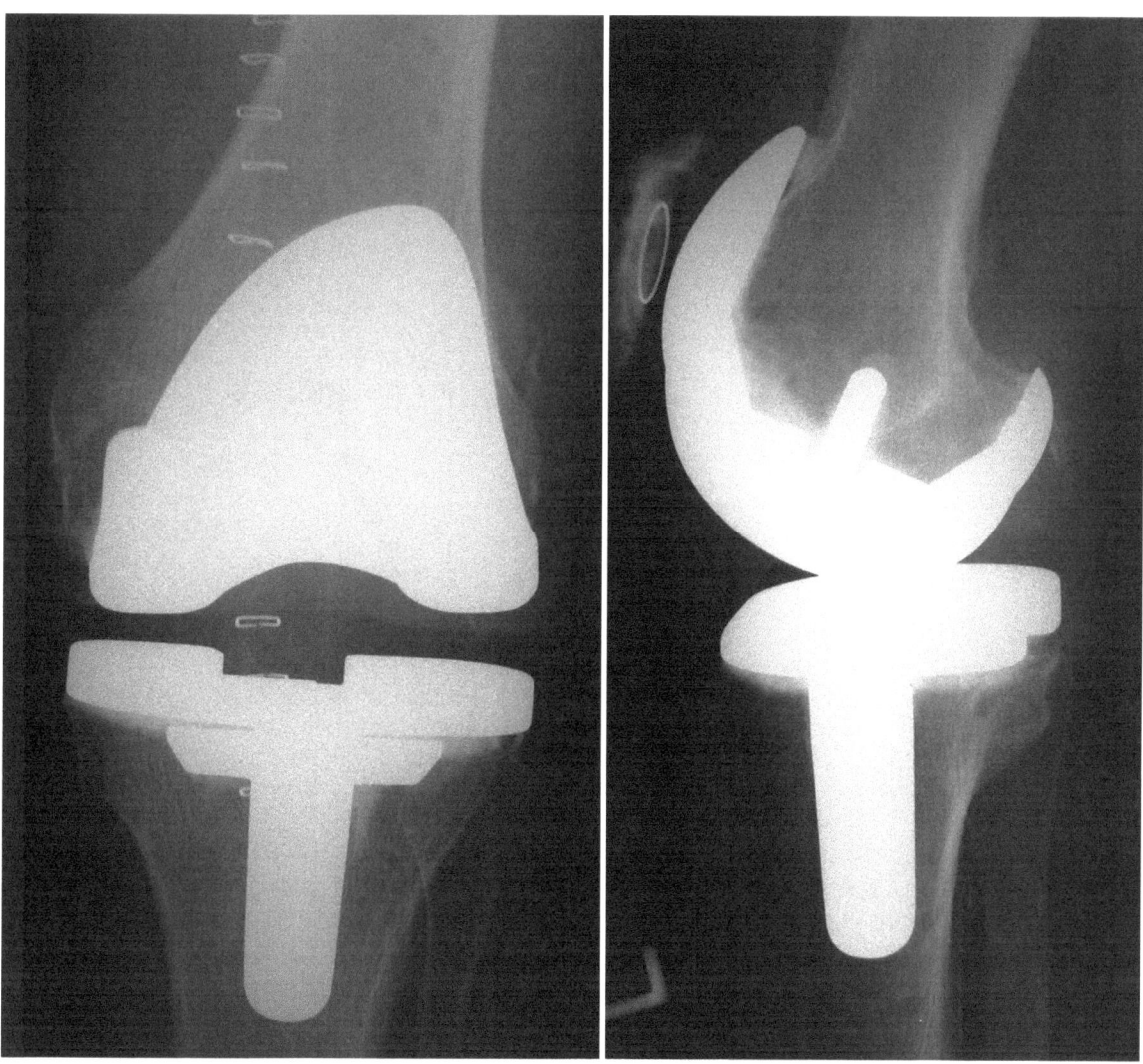

SAL (Omnia)

Hersteller	Zimmer Germany GmbH Merzhauser Straße 112 79100 Freiburg Tel.: 0761-4584-01 Fax: 0761-4584-120 E-Mail: kontakt.de@zimmer.com Internet: www.zimmergermany.de

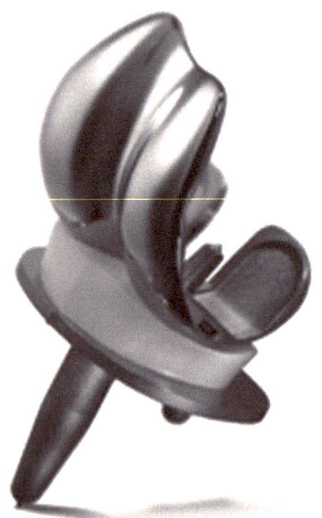

Vertrieb	Zimmer Germany GmbH

Knieprothesensystem	Oberflächenendoprothese

Erfinder	Rorabeck, Bourne

implantiert seit	1993

Verankerung	zemen-tiert	zement-frei	Primär-verankerung Schrauben	Intramedulläre Stabveran-kerung	Material	Kompa-tibilität
Femurkomponente	x	x	–	–	CoCrMo	–
Tibiakomponente	x	–	–	x	CoCrMo	–
Patellakomponente	x	–	–	–	UHMWPE	–

Inlay	fest	–	mobile bearing	x	deep dished	x	posterior stabilized	–	UHMWPE

Bemerkungen	–

Navigation	–

Literatur	–

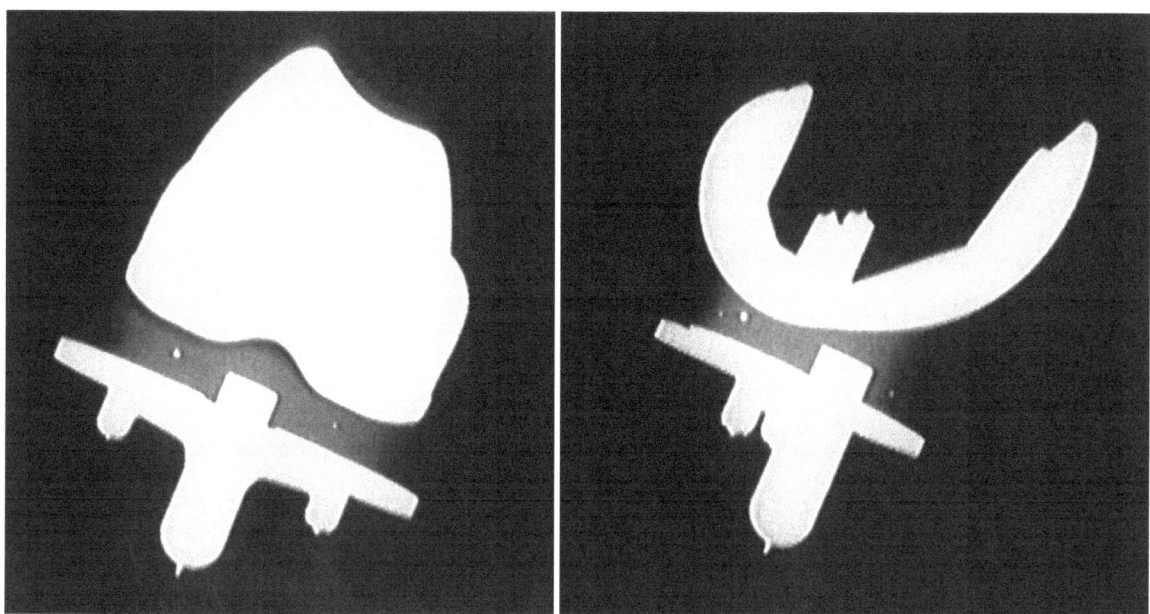

Wallaby I

Hersteller	Zimmer Germany GmbH Merzhauser Straße 112 79100 Freiburg Tel.: 0761-4584-01 Fax: 0761-4584-120 E-Mail: kontakt.de@zimmer.com Internet: www.zimmergermany.de

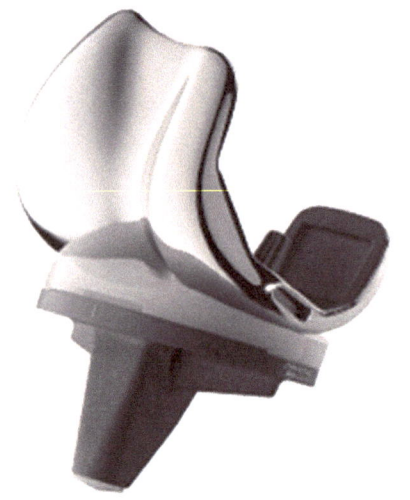

Vertrieb	Zimmer Germany GmbH

Knieprothesensystem	Oberflächenendoprothese

Erfinder	Guépar

implantiert seit	1993

Verankerung	zemen-tiert	zement-frei	Primär-verankerung Schrauben	Intramedulläre Stabveran-kerung	Material	Kompa-tibilität
Femurkomponente	x	x	–	–	CoCrMo	–
Tibiakomponente	x	–	–	x	Titan	Wallaby II+III
Patellakomponente	x	–	–	–	UHMWPE	–

Inlay	fest	x	mobile bearing	–	deep dished	x	posterior stabilized	–	UHMWPE

Bemerkungen	– Erhalt des hinteren Kreuzbandes

Navigation	–

Literatur	–

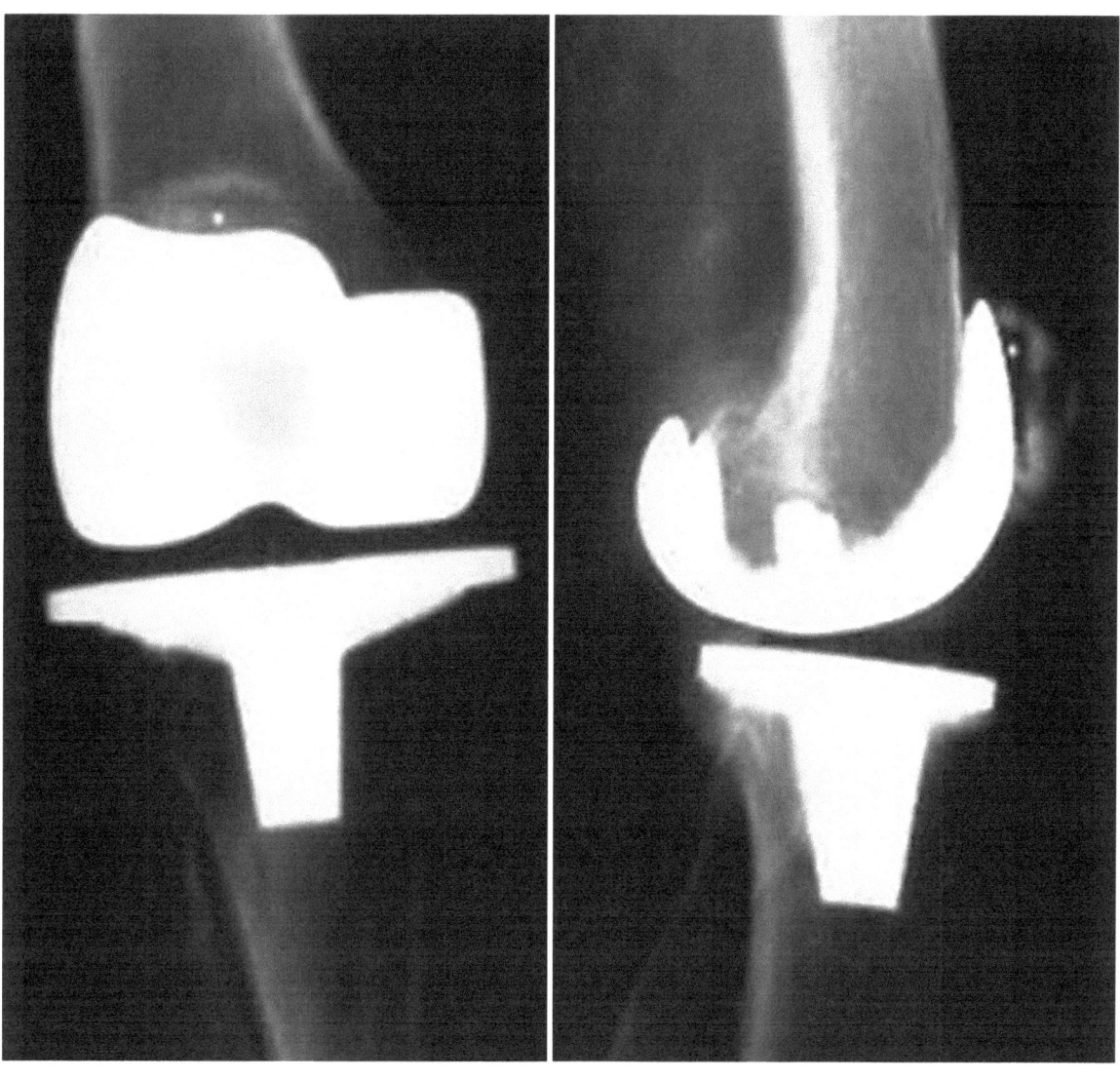

Wallaby II

Hersteller	Zimmer Germany GmbH Merzhauser Straße 112 79100 Freiburg Tel.: 0761-4584-01 Fax: 0761-4584-120 E-Mail: kontakt.de@zimmer.com Internet: www.zimmergermany.de

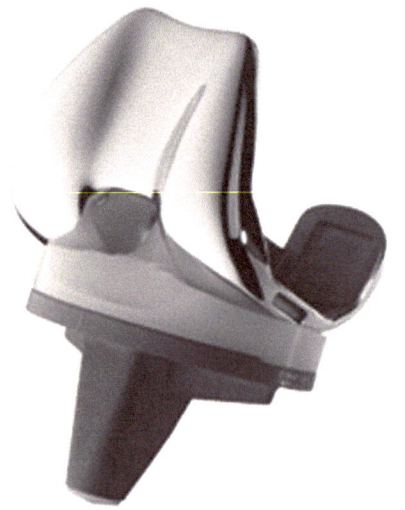

Vertrieb	Zimmer Germany GmbH

Knieprothesensystem	Oberflächenendoprothese

Erfinder	Guépar

implantiert seit	1993

Verankerung	zemen-tiert	zement-frei	Primär-verankerung Schrauben	Intramedulläre Stabveran-kerung	Material	Kompa-tibilität
Femurkomponente	x	-	-	-	CoCrMo	-
Tibiakomponente	x	-	-	x	Titan	Wallaby I + II
Patellakomponente	x	-	-	-	UHMWPE	Wallaby II

Inlay	fest	x	mobile bearing	-	deep dished	-	posterior stabilized	x	UHMWPE

Bemerkungen	– Verlust beider Kreuzbänder

Navigation	-

Literatur	-

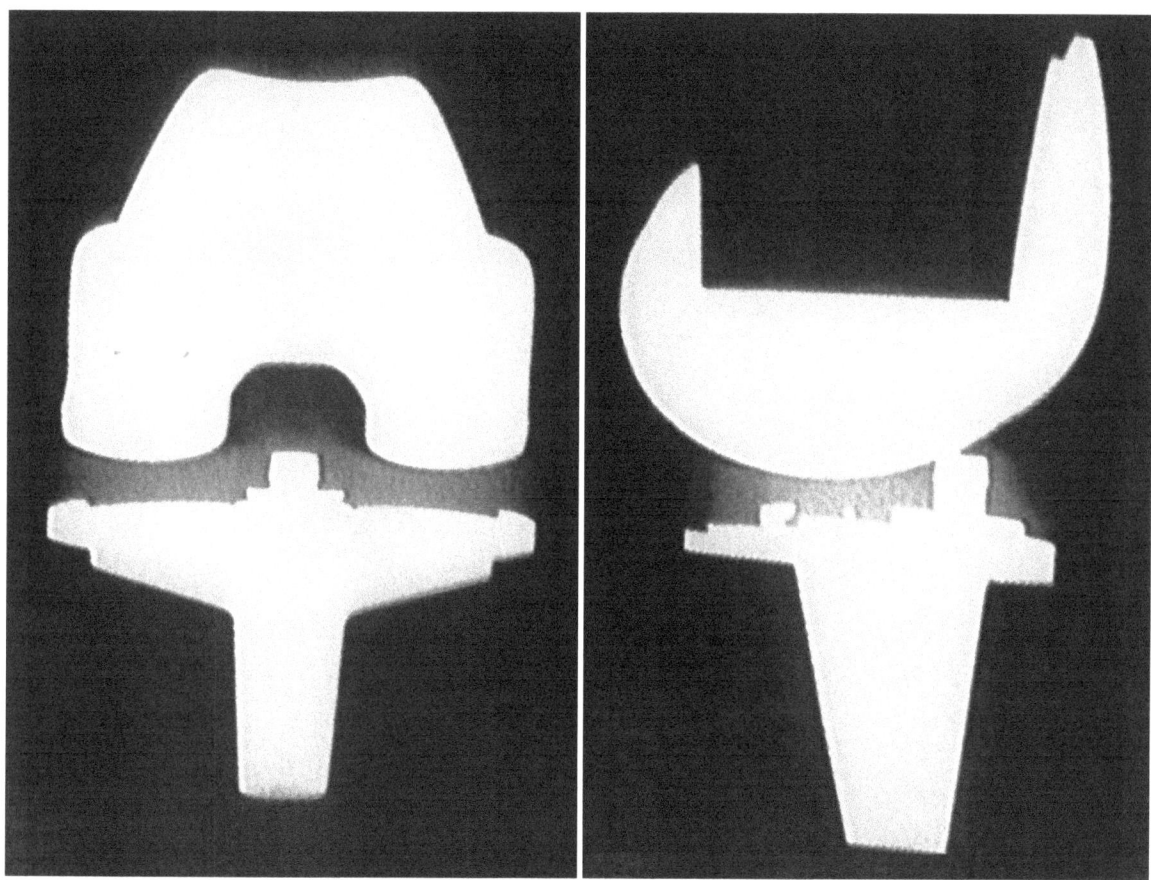

Wallaby III

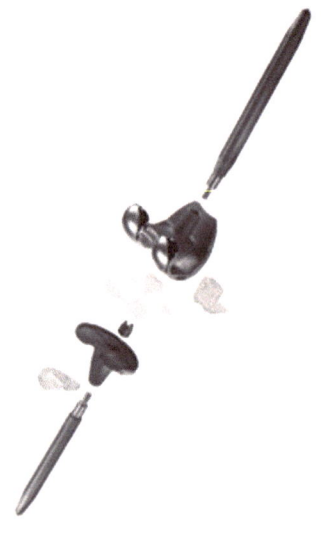

Hersteller	Zimmer Germany GmbH Merzhauser Straße 112 79100 Freiburg Tel.: 0761-4584-01 Fax: 0761-4584-120 E-Mail: kontakt.de@zimmer.com Internet: www.zimmergermany.de
Vertrieb	Zimmer Germany GmbH
Knieprothesensystem	Achsknie, ungekoppelt
Erfinder	Rabenseifner, Guépar
implantiert seit	1998

Verankerung	zemen-tiert	zement-frei	Primär-verankerung Schrauben	Intramedulläre Stabveran-kerung	Material	Kompa-tibilität
Femurkomponente	x	–	–	x	CoCrMo	–
Tibiakomponente	x	–	–	x	Titan	Wallaby I + II
Patellakomponente	x	–	–	–	UHMWPE	Wallaby II

Inlay	fest	x	mobile bearing	–	deep dished	x	posterior stabilized	x	UHMWPE

Bemerkungen	– teilgeführte Revisionsprothese
Navigation	–
Literatur	–

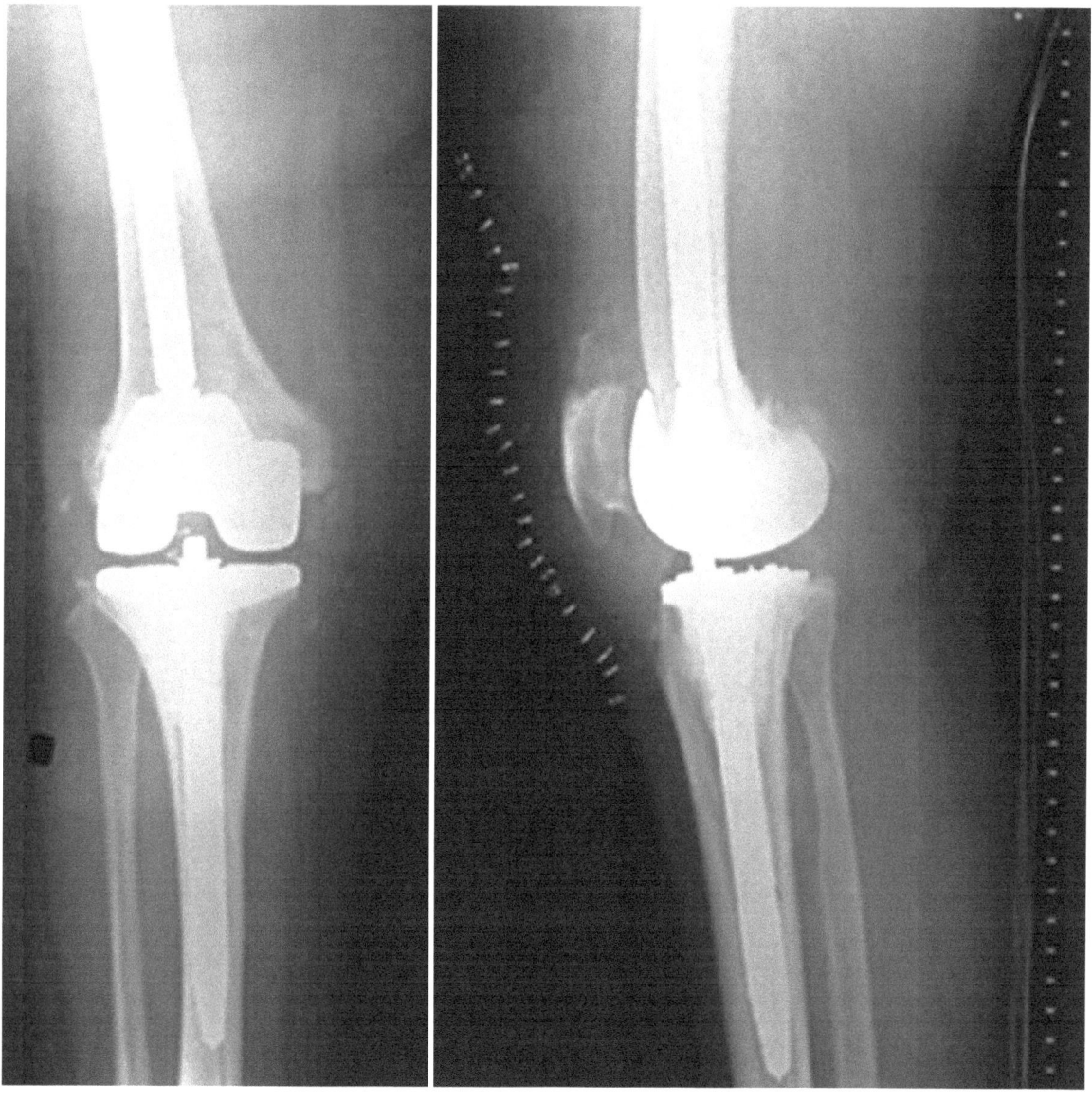

1. Ackroyd CE, Newman JF, Elderidge J, Webb J (2003) The Avon patellofemoral arthroplasty. Two to five year results. JBJS(BR) 85-B:Suppl II
2. Aglietti P et al (2001) Patella resurfacing in total Knee replacement: functional valuation and complications. Knee Surg Sports Traumatol Arthrosc 9(Suppl 1):S27–33
3. Aglietti P, Buzzi R (1988) Posteriorly stabilized total-condylar knee replacement. J Bone Joint Surg 70B:211–216
4. Alemparte J, Cabezas A, Azocar O, Hernandez R, Acevedo M (2003) Mid-term results of an AGC total knee arthroplasty system survival and function analysis: 2- to 8-year follow-up results. J Arthroplasty 18:420–425
5. Albrektsson BEJ, Carlsson LV (1992) Proximally cemented versus uncemented Freeman-Samuelson knee arthroplasty. J Bone Joint Surg 74B:233–238
6. Argenson JN, O'Connor JJ (1992) Polyethylene wear in meniscal knee replacement. J Bone Joint Surg. 74B:228–232
7. Bach H (1985) Zur GT-Gleitachsendoprothese Lübeck. Z Orthop 123:104–106
8. Bae DK, Guhl JF (1987) Unicompartmental arthroplasty for single compartment disease. Clin Orthop 176:233–238
9. Basset RW (1998) Results of 1000 Performance® Knees: cementless versus cemented fixation. J Arthoplasty 13(4):409–413
10. Bankston AB, Keating EM, Ranawat C, Faris PM, Ritter MA (1995) Comparison of polyethylene wear in machined versus molded polyethylene. Clin Orthop Relat Res, pp 37–43
11. Bartel DL, Bicknell VL, Wright TM (1986) The effect of conformity, thickness, and material on stresses in ultra-high molecular weight components for total joint replacement. J Bone Joint Surg Am 68:1041–1051
12. Barrett DS, Biswas SP, MacKenney RP (1990) The Oxford knee replacement. A review from an independent centre. J Bone Joint Surg Br 72:775–778
13. Bradley J, Goodfellow JW, O'Connor JJ (1987) A radiographic study of bearing movement in unicompartmental Oxford knee replacements. J Bone Joint Surg Br 69:598–601
14. Beadling L (1997) Direct-Molded Components Shown to Resist Oxidation. Orthopedics Today, April, Vol 17:No 4
15. Berzins A, Jacobs JJ, Berger R et al (2002) Surface damage in machined ram-extruded and net-shape molded retrieved polyethylene tibial inserts of total knee replacements. J Bone Joint Surg Am 84-A:1534–1540
16. Bert J (1990) Dislocation/subluxation of meniscal bearing elements after New Jersey lowcontact stress total knee arthroplasty. Clin Orthop 254:211–215
17. Blauth W (1986) Unsere Knieprothesen mit Patellaersatz. Z Orthop 124:218–224
18. Blauth W, Hassenpflug J (1991) Schanierendoprothesen des Kniegelenkes. Langzeiterfahrungen der Blauth-Prothese. Z Orthop 20:206–215
19. Bloebaum RD, Rhodes DM (1991) Bilateral tibial components of different cementless designs and materials. Clin Orthop 268:179–187
20. Bloebaum RD, Rubman MH (1992) Bone ingrowth into porous-coated tibial components implanted with autograft bone chips. J Arthroplasty 7:483–493
21. Barrett DS, Biswas SP, MacKenney RP (1990) The Oxford knee replacement. A review from an independent centre. J Bone Joint Surg Br 72:775–778
22. Buchelt M, Liskutin J, Wanivenhaus A (1996) Gleitachsenendoprothese bei schweren instabilen Gonarthrosen und als Revisionsprothese. Z Orthop 134
23. Buechel FF, Pappas MJ (1989) New Jersey low contact stress knee replacement system. Orthop Clin N Amer 20:147–177
24. Buechel FF, Pappas MJ (1990) Long-term survivorship analysis of crutiate-sparing versus cruti-ate-sacrificing knee prothesis using meniscal bearings. Clin Orthop 260:162–169
25. Buechel FF, Rosa RA (1989) A mental-backed, rotating-bearing patellar prothesis to lower contact stress. Clin Orthop 248:34–49
26. Callaghan JJ, Insall JN, Greenwald AS et al (2000) Mobile-bearing knee replacement: concepts and results. Instr Course Lect 50:1019–1041
27. Cameron H, Yung YB (1989) Unicompartmental knee replacement with an uncemented tibial component. Amer J Knee Surg 2:36–41
28. Carr A, Keyes G, Miller R, O'Connor J, Goodfellow J (1993) Medial unicompartmental arthroplasty. A survival study of the Oxford meniscal knee. Clin Orthop Relat Res, pp 205–213
29. Christensen NO (1991) Unicompartmental prothesis for gonarthrosis. Clin Orthop 273:165–169
30. Clarke IC, Good VD, Johnson SA, Phipatanakul W, Gustafson A (1997) Hip Simulator Wear Comparisons of UHMWPE Cup Processing Extruded and Gamma-Sterilized (Air) vs Molded and Irradiated Argon. ORS, San Francisco, California

31. Conditt MA, Stein JA, Noble PC (2004) Factors affecting the severity of backside wear of modular tibial inserts. J Bone Joint Surg Am 86-A: 305–311

32. Dederich, R., Wolf, I (1992) Kniegelenkendoprothesen-Nachuntersuchungsergebnisse. Unfallheilkunde 85:359–368

33. Dennis DA, Komistek RD, Walker SA, Cheal EJ, Stiehl JB (2001) Femoral condylar lift-off in vivo in total knee arthroplasty. J Bone Joint Surg Br 83:33–39

34. Dejour D, Deschamps G, Garotta L, Dejour H (1999) Laxity in posterior cruciat sparing and posterior stabilized Total Knee Prostheses. Clinical Orthopaedics and related reseach 364:182–193

35. Dodd CAF, Hungerford S, Krackow KA (1990) Total knee arthroplasty fixation. Clin Orthop 260: 66–77

36. Dreyer J, Späh HJ (1984) Längerfristige Erfahrungen mit Schlittenendoprothesen St Georg Z Orthop 122:72–77

37. Drobny et al (1995) A Two Stage procedure for the treatment of the infected knee prosthesis. Orthopade 24:360–366

38. Eichler J (1987) Das ES-Kniegelenk – biomechanische Grundlagen und erste klinische Ergebnisse. Orthop Prax 2:149–150

39. Emerson RH Jr, Head WC, Peters PC Jr (1992) Soft-tissue balance and alignment in medial unicompartmental knee arthroplasty. J Bone Joint Surg Br 74:807–810

40. Emerson RH Jr, Higgins LL, Head WC (2000) The AGC total knee prosthesis at average 11 years. J Arthroplasty 15:418–423

41. Engelbrecht E, Buchholz HW (1983) Zur Entwicklung in der Knieendoprothetik. Krankenhausarzt 56:511–515

42. Engelbrecht E, Heinert K (1988) Experience with a Surface and Total Knee Replacement: Further Development of the Model St. Georg Total Knee Replacement. Springer, Tokyo

43. Engelbrecht E, Nieder E (1981) Intrakondyläre Kniegelenksendoprothese mit Rotationsmöglichkeit-Endo-Modell. Chirurg 52:368–375

44. Engh GA, Lounici S, Rao AR, Collier MB (2001) In vivo deterioration of tibial baseplate locking mechanisms in contemporary modular total knee components. J Bone Joint Surg Am 83-A:1660–1665

45. Ewald FC, Hsu HP (1989) Is kinematic total knee replacement better than total hip replacement? Orthop Clin N Amer 20:79–88

46. Feng EL, Stulberg SD, Wixson RL (1994) Progressive subluxation and polyethylene wear in total knee replacements with flat articular surfaces. Clin Orthop Relat Res, pp 60–71

47. Finn HA, Salob PA, Smith SR, Krishnamurthy AB, Kane LA (1995) The Finn Knee: Design, evolution, and clinical use of a new hinge. University of Chicago

48. Freeman MAR, Samuelson KM (1985) Freeman Samuelson total arthroplasty of the knee Clin Orthop 192:46–58

49. Furman BD, Schmieg JJ, Bhattacharyya S, Li S (1999) Hospital for Special Surgery, Department of Biomechanics & Biomaterials, New York, NY, USA: Assessment of backside polyethylene wear in three different metal backed total knee designs. 45th Annual Meeting ORS, Feb 1–4. Anaheim, CA, USA

50. Furnes O, Espehaug B, Lie SA, Vollset SE, Engeseter LB, Havelin LI (2002) Early failures among 7174 primary total knee replacements: a follow-up study from the Norwegian Arthroplasty Register 1994–2000. Acta Orthop Scand 73:117–129

51. Gabrielidis T, Eghbal A (1992) Mittelfristige Ergebnisse nach Implantationen von Schlittenprothesen des Typs St. Georg bei medialer Gonarthrose. Orthop. Praxis 5:362–364

52. Gibson PH, Goodfellow JW (1986) Stress radiography in degenerative arthritis of the knee. J Bone Joint Surg Br 68:608–609

53. Goddard N (1999) Revision TKR using the dual-articular knee – minimum 5 year results. EFFORT 0396, Juni

54. Goodfellow J, O'Connor J (1992) The anterior cruciate ligament in knee arthroplasty. A risk-factor with unconstrained meniscal protheses. Clin Orthop Relat Res, pp 245–252

55. Goodfellow J, O'Connor J (1978) The mechanics of the knee and prosthesis design. J Bone Joint Surg Br 60-B:358–369

56. Goodfellow JW, O'Connor J (1986) Clinical results of the Oxford knee. Surface arthroplasty of the tibiofemoral joint with a meniscal bearing prosthesis. Clin Orthop Relat Res, pp 21–42

57. Goodfellow JW, O'Connor JJ, Murray D (1997) Principles of meniscal Bearing Arthroplasty for Unicompartmental Knee Replacement. Unicompartmental Arthroplasty 61:174–180

58. Goodfellow JW, Kershaw CJ (1988) The Oxford knee for unicompartmental osteoarthritis. J. Bone Joint Surg. 70B:692–701

59. Goodfellow JW, Tibrewal SB, Sherman KP, O'Connor JJ (1987) Unicompartmental Oxford Meniscal knee arthroplasty. J Arthroplasty 2:1–9

60. Graham WK (1999) Reduced invasive approach for Oxford II medial unicompartmental knee replacement a preliminary study. Knee 6:193–196

61. Groupe Guépar (1971) Description et technique de pose de la prothèse. Rev Chir Orthop 57:575–581

62. Groupe Guépar (1976) Guépar hing prothesis. Complication and results with two year's follow up. Clin Orthop 120:47–53

63. Groupe Guépar (1977) Infections profondes dans les prothèses Guépar. Rev Chir Orthop 63(Suppl II):79–83

64. Groupe Guépar (1981) Prothèse Guépar, experience avec 5 ans de recul. Rev Chir Orthop 67: 337–345

65. Grüner S, Fuchs S (1993) Komplikationen und Langzeit-Überlebensanalyse von unikondylären Schlittenprothesen. Med Orthop Techn 1:21–22+27

66. Grüner S, Gierse H (1993a) The marmor ½ sledge prothesis: results, complication, survival rate and subjektive evaluation. Orthop. International Edit 1:249–252

67. Grüner S, Gierse H (1993a) Kurz- und mittelfristige Ergebnisse der tricondylären RMC/Tricon Schlittenprothese. Orthop Prax 10:710–715

68. Grüner S, Lersmacher J (1993) Mittelfristige Komplikations- und Überlebensraten von tricondylären Grundei-Thomas-Schlittenprothesen. Orthop Prax 5:316–320

69. Grundei H (1983) Das GT-Kniegelenksystem Lübeck – Biomechanische Gesichtspunkte, Konstruktion und Anwendung. Z Orthopädie-Technik, 34 Jahrgang 12:223–226

70. Gschwend N, Ivosevic-Radovanovic D (1987) Langzeitergebnisse mit der GSB-1-Prothese. Primär- und Revisionsalloarthroplastic. Endo-Klinik Hamburg. Springer, Berlin

71. Gschwend N, Drobny T, Radovanobvic DI (1988) GSB-14 years of experience with total knee arthroplasty. In: Niwa et al (Hrsg) Total knee replacement. Springer, Tokyo

72. Gunther TV, Murray DW, Miller R et al (1996) Lateral Unicompartmental Arthroplasty. A Survival Study of the Oxford Meniscal Knee. Knee 3:33–39

73. Hagena FW, Hofmann GO (1984) Lang- und mittelfristige Ergebnisse nach Implantation der GSB-Kniegelenks-Endoprothese, Teil 1: Klinische Ergebnisse. Unfallheilkunde 87:133–143

74. Hagena FW, Hofmann GO (1984) Lang- und mittelfristige Ergebnisse nach Implantation der GSB-Kniegelenks-Endoprothese, Teil 2: Radiologische Ergebnisse – radiologische und klinische Korrelationen. Unfallkunde 87:298–308

75. Hamanen et al (2002) Dual articular knee in demanding primary and revision replacements in patients with rheumatic diseases. Int Orth 26:92–97

76. Hanslik I, Thomas W (1985) 5-Jahresergebnisse über die Anwendung der anatomischen GT-Schlittenprothese Lübeck im Rahmen einer Gemeinschaftsstudie. Med Orthop Techn 2

77. Hassenpflug J, Harten K (1988) Ist die Implantation von Kniegelenkscharnierprothesen heute noch vertretbar? Z Orthop 126:398–407

78. Head WC, Emerson RH Jr, Higgins LL (2001) A titanium cementless calcar replacement prosthesis in revision surgery of the femur: 13-year experience. J Arthroplasty 16:183–187

79. Heinert K, Engelbrecht E (1988) Langzeitvergleich der Knie-Endoprothesensysteme. St Georg Chirurg 59:755–762

80. Himanen A-K et al (2002) Dual articular in demanding primary and revision replacements in patients with Rheumatic Diseases. Int Orth 26:92–97

81. Himanen AK, Belt E, Nevalainen J, Hamalainen M, Lehto MU (2005) Survival of the AGC total knee arthroplasty is similar for arthrosis and rheumatoid arthritis. Finnish Arthroplasty Register report on 8467 operations carried out between 1985 and 1999. Acta Orthop 76:85–88

82. Hofmann AA, Murdock LE (1991) Total knee arthroplasty. Clin Orthop 269:78–88

83. Hofmann AA, Plaster RL (1991) Subvastus (Southern) approach for primary total knee arthroplasty. Clin Orthop 269:70–77

84. Hofmann AA, Wyatt RWB (1991) Cementless total knee arthroplasty in patients over 65 years old. Clin Orthop 271:28–69

85. Howell G, Crawford R, Murray D, Goodfellow J (1997) The Oxford unicompartmental meniscal bearing knee: a ten year clinical radiological follow-up. BOA Cardiff

86. Hungerford DS, Dodd CAF (1990) Total knee arthroplasty fixation. Clin Orthop 260:66–70

87. Hungerford DS, Krackow KA (1985) Total joint-arthroplasty of the knee. Clin Orthop 192:23–33

88. Hungerford DS, Kenna RV, Krackow KA (1982) Symposium on Total Knee arthroplasty. Sonderdruck

89. Incavo SJ, Ronchetti PJ, Howe JG, Tranowski JP (1994) Tibial plateau coverage in total knee arthroplasty. Clin Orthop Relat Res, pp 81–85

90. Jansson V (1990) Mechanische Belastung und biomechanische Probleme des totalen Gelenkflächenersatzes beim Tibiaplateau. Z Orthop 128

91. Jansson V (1991) Die Belastung des knöchernen Lagers des Tibiaplateaus beim kompletten Gelenkflächenersatz. Z Orthop 129

92. Jenny H, Morscher E, Stuermer J (1986) Die Arthroplastik mit dem PCA-Kniegelenk (Porous Coated Anatomic). Z Orthop 124:205–217

93. Keyes GW, Carr AJ, Miller RK, Goodfellow JW (1992) The radiographic classification of medial gonarthrosis. Correlation with operation methods in 200 knees. Acta Orthop Scand 63:497–501

94. Klebish P (1991) Results and complication of the LCS knee system. Acta Orthop Belg 57:124–127

95. Kienapfel H, Griss P (1991) Zwei- bis Fünfjahresergebnisse mit der zementfrei einsetzbaren Kniegelenkprothese vom Typ Miller Galante. Orthopädie 20:189–196

96. Knutson K, Lewold S, Robertsson O, Lidgren L (1994) The Swedish knee arthroplasty register. A nation-wide study of 30 003 knees 1976–1992. Acta Orthop Scand 65:375–386

97. Koch W, Verhestraeten B (1990) Mittelfristige Ergebnisse der Knieendoprothetik beim Rheumatiker mit der Insall-Burstein-Total-Condylar-Prothese Typ I in 31 Fällen. Orthop Prax 1:28–32

98. Kozinn SC, Marx C (1989) Unicompartmental knee arthroplasty. J Arthroplasty 4

99. Kumar A, Fiddian NJ (1999) Medial unicompartmental arthroplasty of the knee. Knee 6:21–23

100. Laskin RS (1991) Uncemented total knee replacement: The Tricon M and Genesis prothesis. Springer, Berlin

101. Levack B, Freeman MAR (1985) The Freeman Samuelson knee. Acta Orthop Belg 51

102. Lewold S, Goodman S, Knutson K, Robertsson O, Lidgren L (1995) Oxford meniscal bearing knee versus the Marmor knee in unicompartmental arthroplasty for arthrosis. A Swedish multicenter survival study. J Arthroplasty 10:722–731

103. Li S, Scuderi G, Furman BD, Bhattacharyya S, Schmieg JJ, Insall JN (2002) Medical Device Testing and Innovations, Sarasota, FL, USA: Assessment of backside wear from the analysis of 55 retrieved tibial inserts. Clin Orthop 404:75–82

104. Lindstrand A, Stentström A, Egund N, Ryd L (1986) Porous coated anatomic (PCA) tricompartmental knee arthroplasty for gonarthrosis. Sonderdruck

105. Lütten C, Thomas W (1990) Metallspongiöse Endoprothesen für Revisionseingriffe am Kniegelenk, Z. Orthop. Praxis, 26. Jahrgang, 7:463–467

106. Mackinon J, Young S (1988) The St. Georg sledge for unicompartmental replacement of the knee. J. Bone Joint Surg 70B:217–222

107. Mantas JP, Bloebaum RD (1992) Implications of reference axes used for rotational alignment of the femoral component in primary and revision knee-arthroplasty. J. Arthroplasty 7:531–535

108. Martin JG, Wallace DA, Woods DA, Carr AJ, Murray DW (1995) Revision of unicondylar knee replacements to total knee replacement. Knee 2:121–125

109. Mauerhan DR, Mesa J, Gregory AM, Mokris JG (1997) Integral porous femoral stem. 5- to 8-Year follow-up study. J Arthroplasty 12:250–255

110. Meding JB, Keating EM, Ritter MA, Faris PM, Berend ME (2004) Minimum ten-year follow-up of a straight-stemmed, plasma-sprayed, titanium-alloy, uncemented femoral component in primary total hip arthroplasty. J Bone Joint Surg Am 86-A:92–97

111. Meding JB, Ritter MA, Faris PM (2001) Total knee arthroplasty with 4.4 mm of tibial polyethylene: 10-year followup. Clin Orthop Relat Res, pp 112–117

112. Miehlke RK, Keller A (1985) Das Schalenprothesen-System-Modell Interplanta (SKI). Z Orthop 123:290–295

113. Mikulak SA, Mahoney OM, la Rosa MA, Schmalzried TP (2001) Loosening and osteolysis with the press-fit condylar posterior-cruciate-substituting total knee replacement. J Bone Joint Surg Am 83-A:398–403

114. Morra EA, Greenwald AS (2003) Effects of walking gait on ultra-high molecular weight polyethylene damage in unicompartmental knee systems. A finite element study. J Bone Joint Surg Am 85-A(Suppl 4):111–114

115. Murray DW (2000) Alternatives to total knee arthroplasty. Unicompartmental knee replacement: Now or Never? Orthopaedics 23:979–980

116. Murray DW, O'Connor JJ, and Goodfellow JW (1998) The Oxford medial unicompartmental arthroplasty: a ten-year survival study. JBJS(Br): No 6 (80-B):983–989

117. Nieder E (1991) Schlittenprothese, Rotationsknie und Scharnierprothese Modell St. Georg und ENDO-Modell. Orthopäde 20:170–180

118. Nieder E, Engelbrecht E (1987) Totale intrakondyläre Scharniergelenkendoprothese mit Rotationsmöglichkeit-„Endo"-Modell. Orthop Prax 5:402–412

119. Nielsen PT, Hansen EB, Rechnagel K (1992) Cementless total knee arthroplasty in unselected cases of osteoarthritis and rheumatoid arthritis. A 3-year follow-up study of 103 cases. J Arthroplasty 7:137–143

120. Neyret Ph, Si Selmi TA, Tayot O (2001) Results at 11.5 years of a series of 376 posterior stabilized HLS I total knee replacements. Survivorship analysis, and risk factors for failure. The Knee 8:195–205

121. O'Connor JJ, Goodfellow JW, Wilson DR, Feikes J (1997) Kinematics and Mechanics of the Knee with Application to Unicompartmental Replacement and the Pathomechanics of Anteromedial Osteoarthritis. Unicompartmental Arthroplasty 61:12–26

122. O'Connor JJ, Shercliff TL, Biden E, Goodfellow JW (1989) The geometry of the knee in the sagittal plane. Proc Inst Mech Eng [H] 203:223–233

123. O'Connor JJ, Goodfellow JW (1996) Theory and practice of meniscal knee replacement: designing against wear. Proc Instn Mech Engers 210:217–222

124. Olsen NJ, Ejsted R (1986) St. Georg modular knee prothesis. J Bone Joint Surg 68B:787–790

125. O'Rourke MR, Callaghan JJ, Goetz D, Sullivan PM, Johnston RC (2002) Osteolysis associated with a cemented modular posterior-cruciate-substituting total knee design. Five to eight-year follow-up. J Bone Joint Surgery [Br] 8:84-A

126. Paavolainen PA (1996) Nationwide prospective project. The Finnish Arthroplasty Register 1980–1994

127. Pagnano MW, Scuderi GR, Insall JN (2001) Tibial osteolysis associated with the modular tibial tray of a cemented posterior stabilized total knee replacement: a case report. J Bone Joint Surg Am 83-A:1545–1548

128. Pandit H, Beard DJ, Jenkins C et al (2006) Combined anterior cruciate reconstruction and Oxford unicompartmental knee arthroplasty. J Bone Joint Surg Br 88:887–892

129. Pandit H, Jenkins C, Barker K, Dodd CA, Murray DW (2006) The Oxford medial unicompartmental knee replacement using a minimally-invasive approach. J Bone Joint Surg Br 88:54–60

130. Papavasiliou AV, Isaac DL, Marimuthu R, Skyrme A, Armitage A (2006) Infection in knee replacements after previous injection of intra-articular steroid. J Bone Joint Surg Br 88:321–323

131. Parks NL, Engh GA, Topoleski LD, Emperado J (1998) The Coventry Award. Modular tibial insert micromotion. A concern with contemporary knee implants. Clin Orthop Relat Res, pp 10–15

132. Patil S, Colwell CW Jr, Ezzet KA, D'Lima DD (2005) Can normal knee kinematics be restored with unicompartmental knee replacement? J Bone Joint Surg Am 87:332–338

133. Piriou P, Garreaude Loubresse C, Judet T (1998) Hopital Tenon, Paris, France. Survivorship of 340 posterior stabilized, cemented tricompartimental Total Knee Replacements. 8th Congress of European Society of Sports Traumatology, Knee Surgery and Arthroscopy. ESSKA, Nice

134. Piriou P, Garreaude Loubresse C, Judet T (2002) Is polyethylene a wear problem in total knee arthroplasty? A review at 12 years follow up 113 cases. Hopital Raymond Poincare, Gárches, France, 10th Congress of European Society of Sports Traumatology, Knee Surgery and Arthroscopy. ESSKA, Roma

135. Polyzoidesa AJ, Tsakonas A, Brooks S (1999) Design characteristics, experimental work and ten years clinical experience with a fully conforming mobile bearing knee prosthesis. Protokoll des International Symposium on the Knee, London, April

136. Postak P, Polando G, Greenwald S (1995) Stability Characteristic Comparison of the AGC Posterior Stabilized Total Knee Systems. Mt. Sinai Medical Centre, Cleveland, Ohio University Press

137. Price et al (2005) Long-term clinical result of the medial oxford unicompartemental knee arthroplasty. CORR 435, June

138. Price AJ, Rees JL, Beard D et al (2003) A mobile-bearing total knee prosthesis compared with a fixed-bearing prosthesis. A multicentre single-blind randomised controlled trial. J Bone Joint Surg Br 85:62–67

139. Price AJ, Dodd CA, Svard UG, Murray DW (2005) Oxford medial unicompartmental knee arthroplasty in patients younger and older than 60 years of age. J Bone Joint Surg Br 87:1488–1492

140. Price AJ, Webb J, Topf H, Dodd CA, Goodfellow JW, Murray DW (2001) Rapid recovery after oxford unicompartmental arthroplasty through a short incision. J Arthroplasty 16:970–976

141. Psychoyios V, Crawford R, O'Connor J, Murray D (1997) Polyethylene wear in congruent meniscal bearing unicompartmental knee replacements. EROS

142. Psychoyios V, Crawford RW, O'Connor JJ, Murray DW (1998) Wear of congruent meniscal bearings in unicompartmental knee arthroplasty: a retrieval study of 16 specimens. J Bone Joint Surg Br 80:976–982

143. Rabenseifner L (1992) Das Press-Fit Condylar Kniesystem. Med Orthop Techn 112:89–93

144. Rao AR, Engh GA, Collier MB, Lounici S (2002) Tibial interface wear in retrieved total knee components and correlations with modular insert motion. J Bone Joint Surgery [Br] 10:84-A

145. Rajasekhar C, Das S, Smith A (2004) Unicompartmental knee arthroplasty. 2- to 12-year results in a community hospital. J Bone Joint Surg Br 86:983–985

146. Rees JL, Price AJ, Lynskey TG, Svard UC, Dodd CA, Murray DW (2001) Medial unicompartmental arthroplasty after failed high tibial osteotomy. J Bone Joint Surg Br 83:1034–1036

147. Ritter MA (2001) Direct compression molded polyethylene for total hip and knee replacements. Clin Orthop Relat Res, pp 94–100

148. Ritter MA, Worland R, Saliski J et al (1995) Flat-on-flat, nonconstrained, compression molded polyethylene total knee replacement. Clin Orthop Relat Res, pp 79–85

149. Ritter MA, Berend ME, Meding JB, Keating EM, Faris PM, Crites BM (2001) Long-term followup of anatomic graduated components posterior cruciate-retaining total knee replacement. Clin Orthop Relat Res, pp 51–57

150. Ritter MA, Campbell E, Faris PM, Keating EM (1989) The AGC 2000 Total Knee Arthroplasty With and Without Cement. American Journal of Knee Surgery 2:160–163

151. Ritter MA, Siliski J, Worland R, Faris PM, Keating EM, Meding JB, Helphinstine JV (1995) Flat-on-flat, non-constrained, compression molded polyethylene total knee replacement: ten year survival analysis. Presented at the AAOS Knee Society Meeting, Orlando, FL

152. Ritter MA, Thong AE, Keating EM et al (2005) The effect of femoral notching during total knee arthroplasty on the prevalence of postoperative femoral fractures and on clinical outcome. J Bone Joint Surg Am 87:2411–2414

153. Robertsson O, Knutson K, Lewold S, Lidgren L (2001) The Swedish Knee Arthoplasty Register. Outcome with special emphasis on 1988–1997. Handout Scientific Exhibition AAOS, San Francisco

154. Robertsson O, Knutson K, Lewold S, Lidgren L (1999) Knee arthroplasty for osteoarthritis and rheumatoid arthritis 1986–1995: validation and outcome in the swedish national register. The Swedish Knee Arthroplasty Register

155. Robinson BJ, Rees JL, Price AJ et al (2002) Dislocation of the bearing of the Oxford lateral unicompartmental arthroplasty. A radiological assessment. J Bone Joint Surg Br 84:653–657

156. Rodriguez JA, Baez N, Rasquinha V, Ranawat CS (2001) Metal-backed and all polyethylene tibial componets in total kneereplacement. Ranawat Orthopaedic Center, Center for Total Joint Replacement, NY. Clin Orthop Nov 392:174–183

157. Rosenberg AG, Barden R (1989) A comparison of cementless fixation with the Miller-Galante total knee arthroplasty. Orthop Clin N Amer 20: 97–111

158. Rosenberg AG, Barden R (1990) Cemented ingrowth fixation of the Miller Galante prothesis. Clin. Orthop. 260:71–79

159. Röttger J, Heinert K (1984) Die Knieendoprothesensysteme St. Georg (Schlitten- und Scharniersystem). Z Orthop 122:818–826

160. Salzer M, Knahr K, Schmidt W, Wurm E (1991) Verlaufsanalysen von zementfrei implantierten PCA-Knieendoprothesen mit einer Nachbeobachtung von 5–8 Jahren. Z Orthop 129:209–284

161. Sathasivam S, Walker PS (1999) The conflicting requirements of laxity and conformity in total knee replacement. J Biomech 32:239–247

162. Schmalzried TP, Callaghan JJ (1999) Wear in total hip and knee replacements. J Bone Joint Surg Am 81:115–136

163. Schroder HM, Berthelsen A, Hassani G, Hansen EB, Solgaard S (2001) Cementless porous-coated total knee arthroplasty: 10-year results in a consecutive series. J Arthroplasty 16:559–567

164. Schroeder DW, Pozorski KM (1996) Hip simulator testing of isostatically molded UHMWPE effect of Et0 and gamma irridation. ORS, Atlanta, Georgia, p 478

165. Schulze W, Schlösser H-W (2001) Salvage Procedure in der Versorgung der suprakondylen Fraktur nach Knie-TEP. Z Orthop Praxis 2:72–76

166. Scott WN, Rubinstein M (1988) Results after knee replacement with a posterior crutiate-substituting prothesis. J. Bone Joint Surg 70A:1163–1173

167. Scuderi GR, Insall JN (1989) Survivorship of cemented knee replacement. J Bone Joint Surg 71B:798–803

168. Shakespeare D, Ledger M, Kinzel V (2005) The influence of the tibial sagittal cut on component position in the Oxford knee. Knee 12:169–176

169. Sheng PY, Konttinen L, Lehto M et al (2006) Revision total knee arthroplasty: 1990 through 2002. A review of the finnish arthroplasty registry. J Bone Joint Surg Am 88:1425–1430

170. Shrive NG, O'Connor JJ, Goodfellow JW (1978) Load-bearing in the knee joint. Clin Orthop Relat Res, pp 279–287

171. Solgaard S, Rechnagel K, Rasmussen M (1987) Total knee replacement with uncemented prosthesis (AGC 2000). A Preliminary Report. Orthopaedics Surgery, pp 53–55

172. Sosa MA, Wasielewski RC, Litsky AS (1996) Micromotion between the tibial tray and the polyethylene insert. Fifth World Biomaterials Congress, Toronto, Canada

173. Si Selmi TA, Jacquot L, Neyret Ph (2002) HLS Total Knee Arthroplasty, a report of 160 continuous cases. ISAKOS CONGRESS, paper number 134

174. Stockley I, Douglas DL (1990) Bicondylar St. Georg sledge knee arthroplasty. Clin Orthop 255:228–234

175. Sühler H, Hoch R (1981) Erfahrungen mit der Knieschlittenprothese St Georg. Orthop Prax 9: 729–733

176. Svard UC, Price AJ (2001) Oxford medial unicompartmental knee arthroplasty. A survival analysis of an independent series. J Bone Joint Surg Br 83:191–194

177. Tauro B, Ackroyd CE, Newman JH, Shah NA (2001) The Lubinus patellofemoral arthroplasty: a five to ten year prospective study. JBJS (BR) 83-b, No 5

178. Thabe H, Tillmann K (1983) Die Alloarthroplastik des Kniegelenks. Krankenhausarzt 56:516–522

179. Thomas W (1987) Entwicklung und Anwendung des anatomischen GT-Kniegelenkendoprothesensystems, Primar- und Revisionsalloarthroplastik. Springer, Heidelberg

180. Thomas W, Grundei H (1979) Die antomische GT-Schlittenendoprothese Lübeck. Z für Orthopädie und ihre Grenzgebiete, Band 117, Februar, 1:67–76

181. Thomas W, Grundei H (1982) Die anatomische GT-Gleitachsendoprothese des Kniegelenkes (Grundei-Thomas). Z Orthop 120:22–28

182. Thornhill TS, Scott RD (1989) Unicompartmental total knee arthroplasty. Orthop. Clin N Amer 20:249–256

183. Tibrewal SB, Grant KA, Goodfellow JW (1984) The radiolucent line beneath the tibial components of the Oxford meniscal knee. J Bone Joint Surg Br 66:523–528

184. Tönnis D (1979) Eine abgeänderte Schlittenprothese für den Aufsitz auf Kortikalisfläche. Z Orthop 117:833–836

185. Tönnis D (1985) Die Schlittenprothese (Modell nach Tönnis) Implantationstechnik, Indikationen, Ergebnisse. Med Orthop 2:49–53

186. Tönnis D, Gerstmann K (1986) Langzeiterfahrungen mit verschiedenen Schlittenprothesen (Zehnjahresergebnisse). In: Blauth W (Hrsg) Spätergebnisse in der Orthopädie. Springer, Berlin

187. Vazquez-Vela JG, Worland RL, Keenan J, Norambuena N (2003) Patient demographics as a predictor of the ten-year survival rate in primary total knee replacement. J Bone Joint Surg Br 85:52–56

188. Walker PS (1989) Requirements for successful total knee replacements. Orthop Clin N Amer 20

189. Walker PS (1991) Design of Kinemax total knee replacement bearing surfaces. Acta orthop belg 57

190. Weale AE, Murray DW, Crawford R et al (1999) Does arthritis progress in the retained compartments after Oxford medial unicompartmental arthroplasty? A clinical and radiological study with a minimum ten-year follow-up. J Bone Joint Surg Br 81:783–789

191. Weale AE, Feikes J, Prothero D, O'Connor JJ, Murray D, Goodfellow J (2002) In vitro evaluation of the resistance to dislocation of a meniscal-bearing total knee prosthesis between 30 degrees and 90 degrees of knee flexion. J Arthroplasty 17:475–483

192. Weber AB, Worland RL, Keenan J, Van BJ (2002) A study of polyethylene and modularity issues in >1000 posterior cruciate-retaining knees at 5 to 11 years. J Arthroplasty 17:987–991

193. Weller S, Ode A (1986) Die unilaterale Kniegelenkendoprothese zur Behandlung der Varus- oder Valgusgonarthrose. Z Orthop 124:655–661

194. White SH, Ludkowski PF, Goodfellow JW (1991) Anteromedial osteoarthritis of the knee. J Bone Joint Surg Br 73:582–586

195. Won CH, Rohatgi S, Kraay MJ, Goldberg VM, Rimnac CM (2000) Effect of resin type and manufacturing method on wear of polyethylene tibial components. Clin Orthop Relat Res 161–171

196. Wright RJ, Lima ChBJ (1990) Two-to four-year results of posterior cruciate-sparing condylar total knee arthroplasty with an uncemented femoral component. Clin Orthop 260:80–86

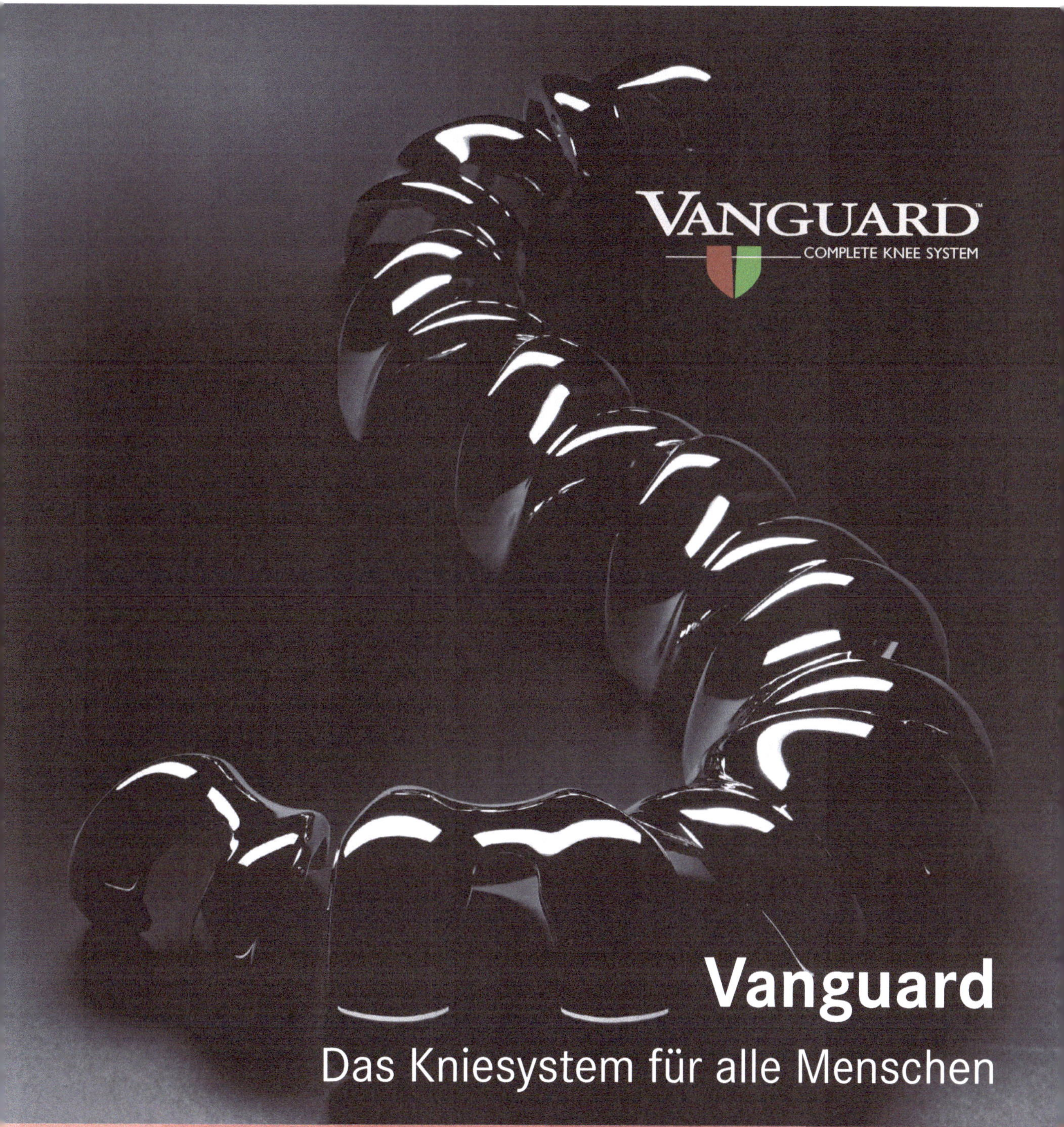

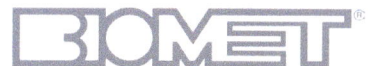

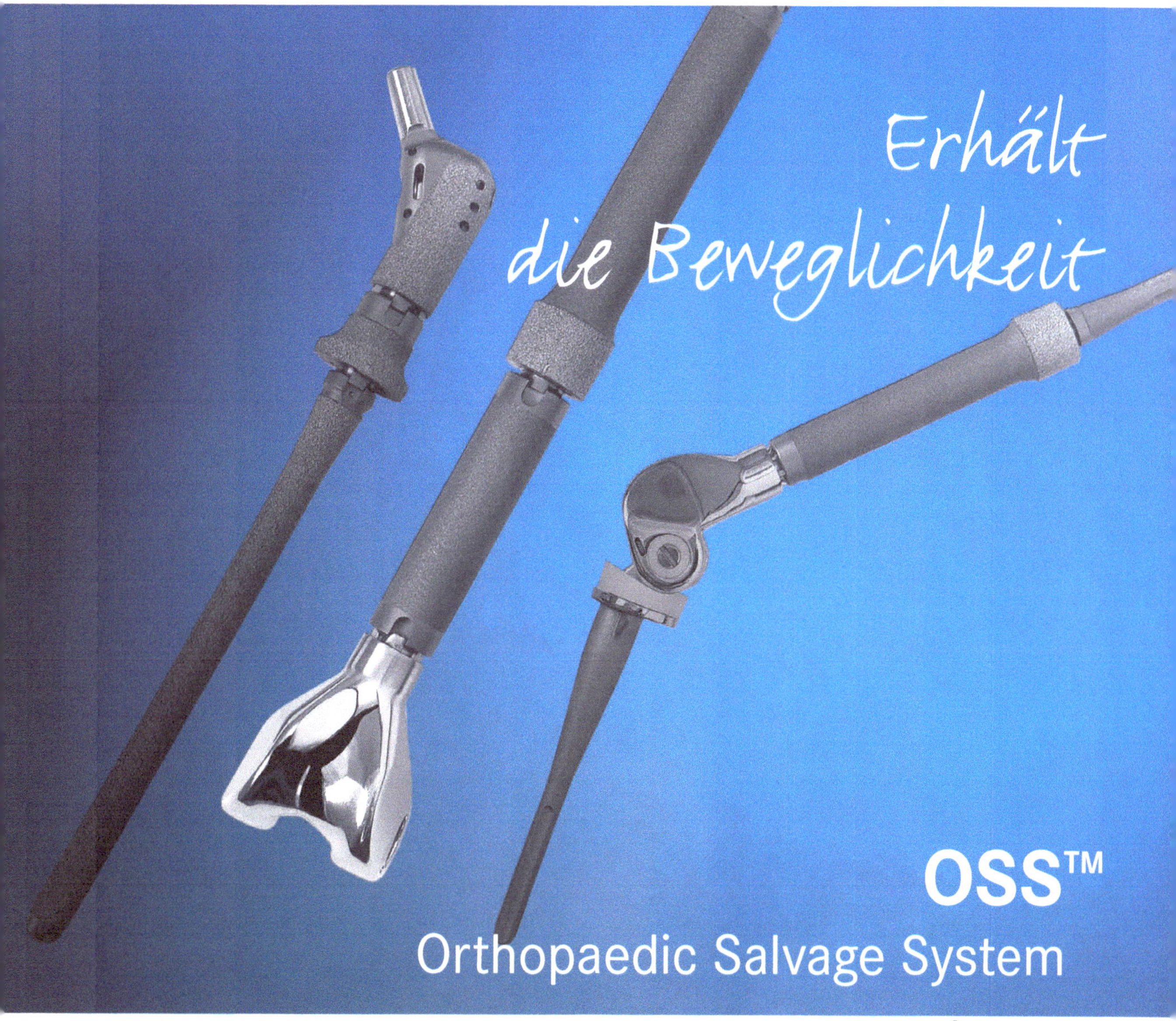

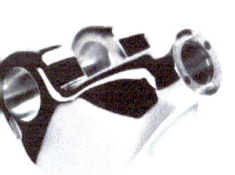 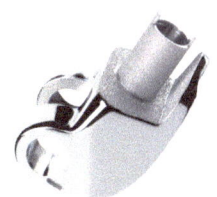 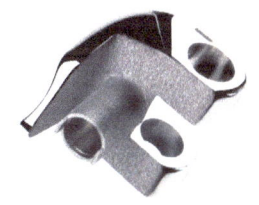 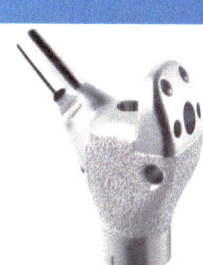
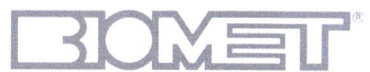

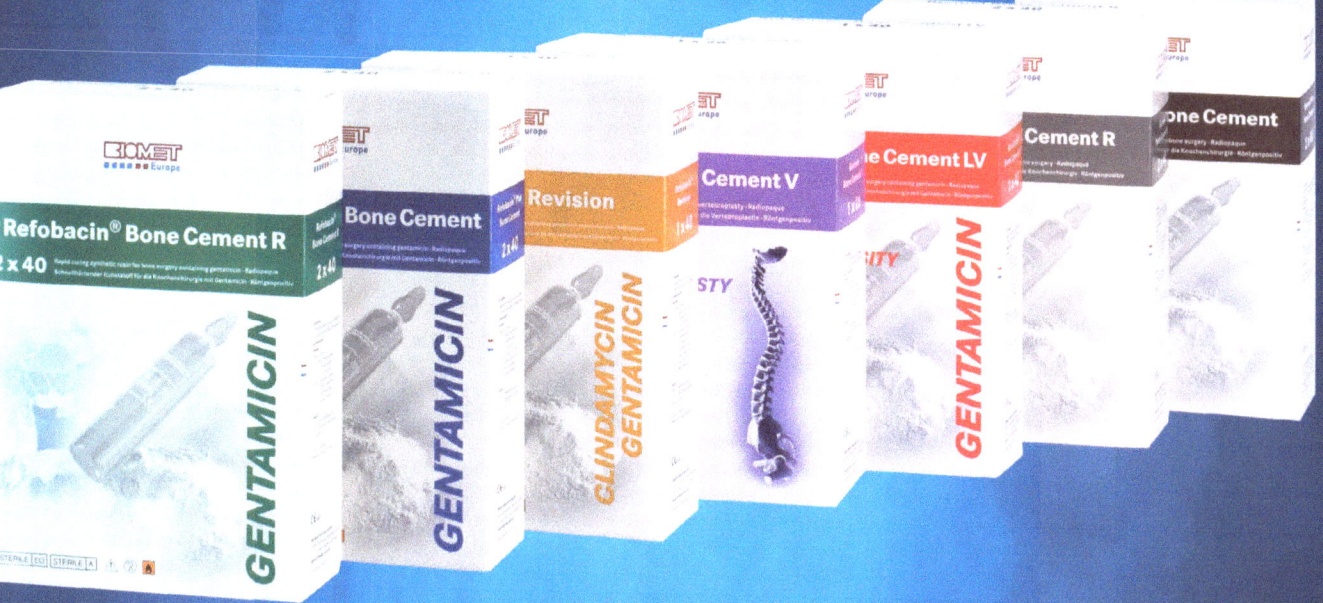
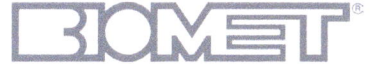

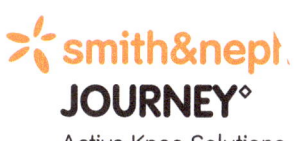
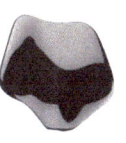
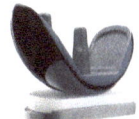
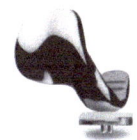
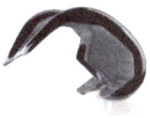

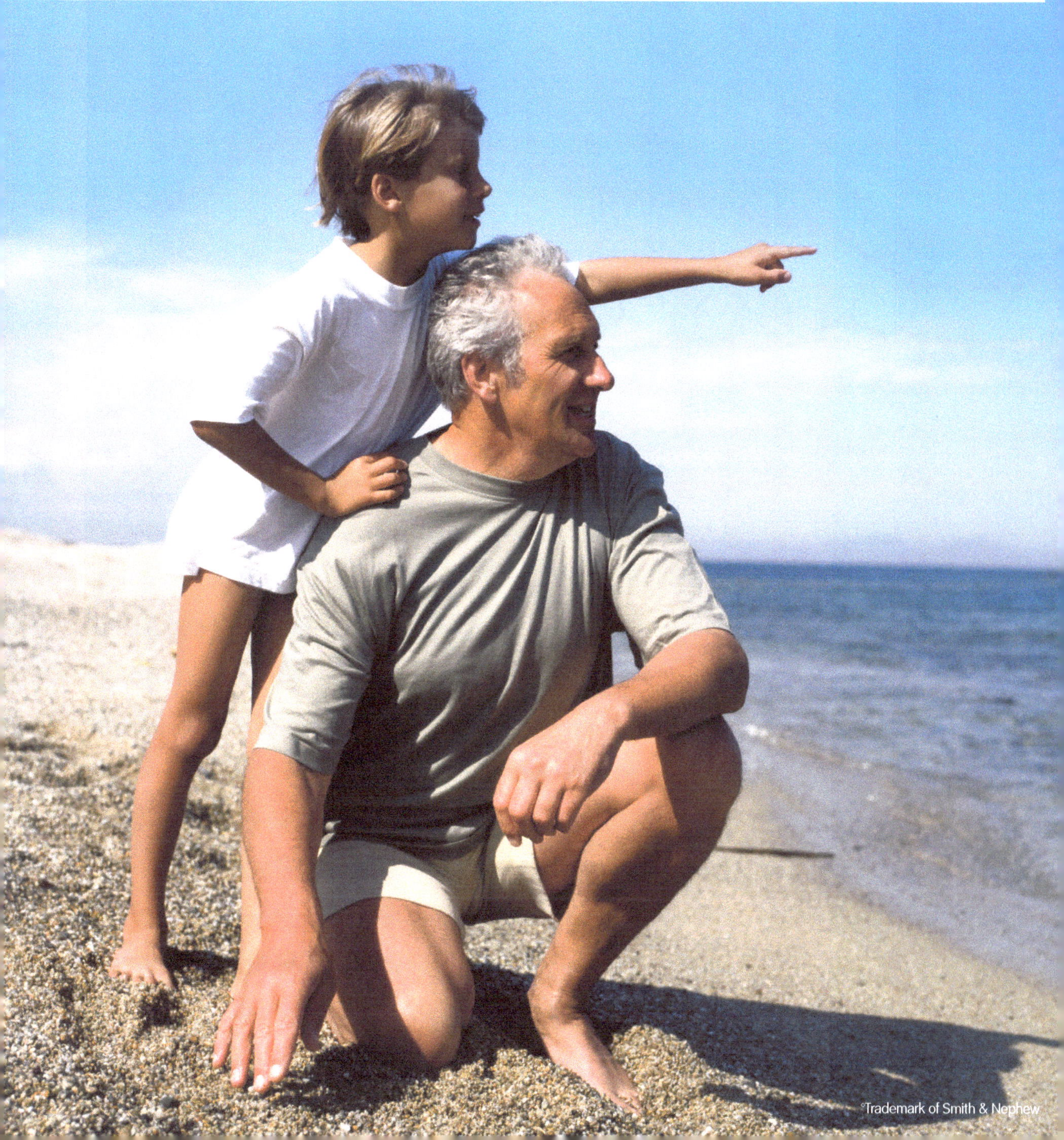

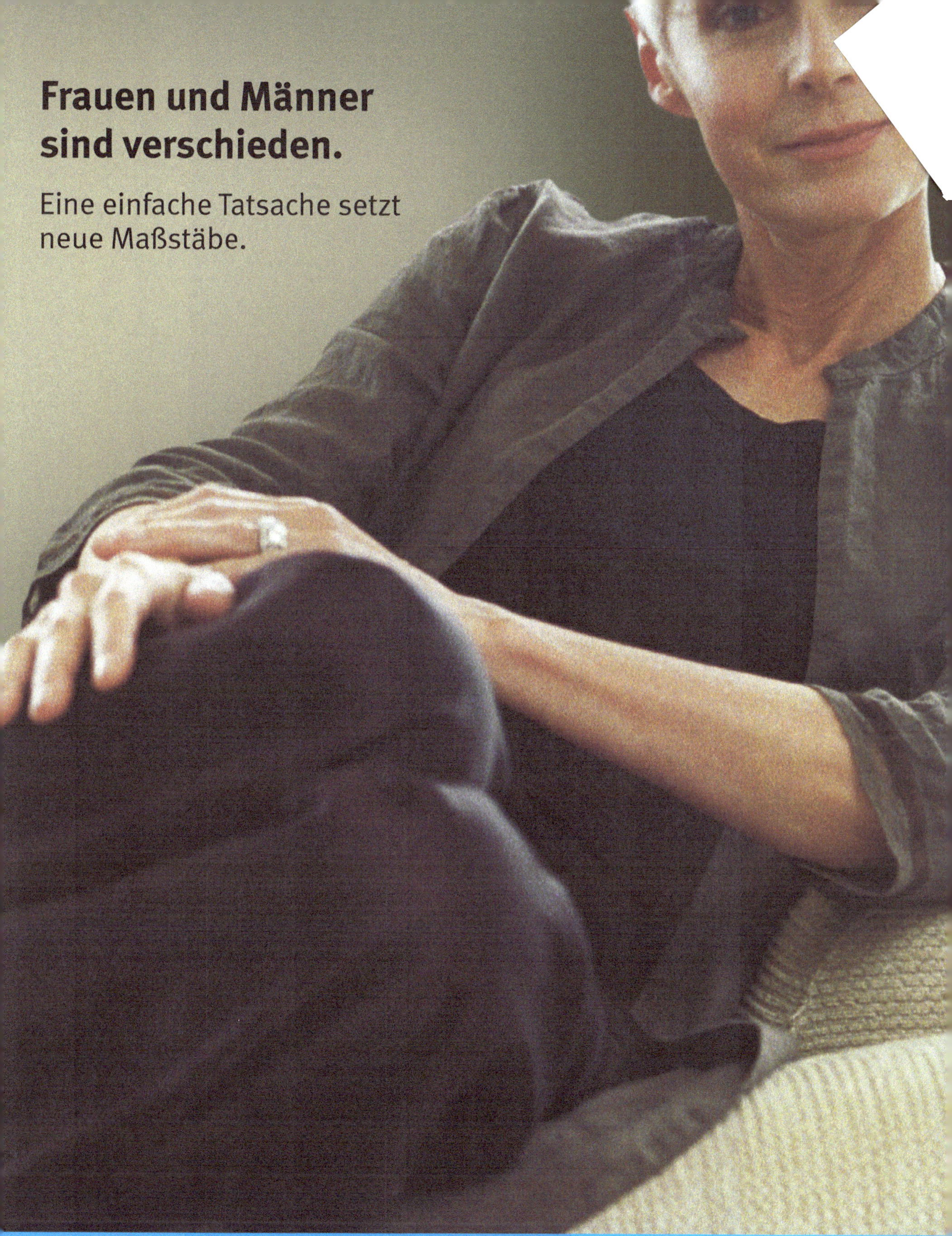

Frauen und Männer sind verschieden.

Eine einfache Tatsache setzt neue Maßstäbe.

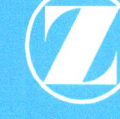

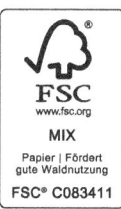

Zeitfracht Medien GmbH
Ferdinand-Jühlke-Straße 7
99095 Erfurt, Deutschland
produktsicherheit@kolibri360.de